MANUEL DE SANTÉ

DICTIONNAIRE

DE

MÉDECINE, D'HYGIÈNE

ET DE

PHARMACIE PRATIQUES

SUIVI DE CONSEILS

SUR L'EMPLOI DU ROB LAFFECTEUR.

Par le Dr GIRAUDEAU DE St-GERVAIS,

Chevalier de la Légion-d'Honneur.

━━━➤➤➤❍❍❍❅❅❅❅━━━

PARIS

CHEZ L'AUTEUR, RUE RICHER, 42,

et chez tous les Libraires.

MANUEL DE SANTÉ.

DICTIONNAIRE

DE

MÉDECINE, D'HYGIÈNE

ET DE

PHARMACIE PRATIQUES

SUIVI DE CONSEILS

SUR L'EMPLOI DU ROB LAFFECTEUR.

Par le Dr GIRAUDEAU DE St-GERVAIS,

Chevalier de la Légion-d'Honneur.

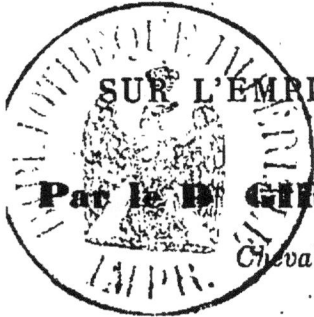

————→→→➔✦➔←←←————

PARIS

CHEZ L'AUTEUR, RUE RICHER, 12,

et chez tous les Libraires.

1856

DE LA

MÉDECINE USUELLE

Cette édition du *Manuel* contient beaucoup
d'articles nouveaux. Ils doivent être d'un intérêt
général, puisqu'un grand nombre est du ressort
de l'hygiène, tels que ceux qui traitent des *Cosmétiques,* c'est-à-dire des diverses substances employées pour la toilette. Dans les nombreuses addi-
tions dont nous parlons, nous avons cru devoir y
comprendre ce qui concerne les différents genres
d'empoisonnements, ainsi que les causes les plus
ordinaires d'asphyxie. Nous indiquons pour tous
ces cas les meilleurs remèdes à employer et reconnus le plus promptement efficaces. Nous donnons une simple définition et la partie purement
historique des sujets qui, de tout temps, ont constamment éveillé la curiosité et à la plupart desquels s'attache maintenant un intérêt réel d'actua-
lité. On aura donc, à cet égard, au moins des idées
arrêtées sur le *Camphre,* l'*Homœopathie,* l'*Hydrothérapie,* l'*Hygiène,* le *Magnétisme* et les *Maladies
contagieuses.* Enfin, une chose que nous croyons
sans précédents, au moins dans les ouvrages de
ce genre, et qui nous a paru une heureuse inno-

vation, est l'indication des prix de pharmacie relatifs aux formules les plus usuelles. L'ignorance où se trouve le public à cet égard le prive trop souvent de médications utiles ou agréables, par la crainte d'une dépense qu'on exagère communément faute de renseignements.

Quant à cette nouvelle publication, elle est, à coup sûr, en dehors de toute idée de spéculation. Nous donnons le *Manuel* au prix de revient : c'est un hommage que nous offrons au public auquel nous nous efforçons constamment d'être utile. Nous trouverons dans son suffrage la rémunération de nos travaux, quelque pénibles et difficiles qu'ils soient.

En médecine, rien ne doit être abandonné au hasard. Toute méthode de traitement doit être basée sur un principe. Ce principe n'est que le corollaire de l'expérimentation et de l'observation. Hors de là, il n'y a que foi aveugle d'une part et empirisme de l'autre. Le système que nous avons adopté repose sur un corps de doctrines qui s'appuient elles-mêmes sur les faits et qui se relient logiquement avec les lois de l'organisme.

Qu'est-ce que la médecine? L'homme du monde et le médecin répondent l'un et l'autre que la médecine est l'art de guérir. C'est qu'en effet cette science si vaste, si complexe, qui embrasse des connaissances si variées et si ardues, se résume par ce seul mot, guérir, qui consacre et exprime le but final, le dernier résultat des efforts et des recherches des hommes de génie de tous les temps. Cet art consiste dans l'application raisonnée de tous les moyens moraux, hygiéniques, pharmaceutiques et manuels, que la science, éclairée par l'expérience et l'observation, a mis entre les mains de l'homme pour rétablir la santé. Mais nul ne pourra faire cette application s'il n'a fait au préalable une étude approfondie des fonctions vitales de l'organisme, c'est-à-dire de l'homme à l'état sain et ensuite des causes, de la nature, du caractère et du siége des nombreux dérangements qui surviennent dans l'exercice régulier de ces mêmes fonctions; en d'autres termes, s'il n'a résolu ces deux problèmes intimement liés l'un à l'autre : Qu'est-ce que la santé? Qu'est-ce que la maladie?

Tous les êtres organisés sont composés de deux éléments généraux, et complexes, c'est-à-dire de parties solides et de parties liquides, qui, nécessaires les unes aux autres, se prêtent un appui réciproque, se vivifient et se régénèrent mutuellement. Aucune fonction vitale ne peut s'exécuter sans le concours de ces deux ordres de parties. Les solides sont le siége de la sensibilité et les instruments des sens externes par les nerfs, qui ne sont qu'une immense ramification du cerveau et de la moelle épinière. Ils président aux mouvements par les muscles et leurs annexes. Ils distribuent le sang dans toutes les régions du corps au moyen du système vasculaire, c'est-à-dire du cœur, des artères, des veines et des conduits dits lymphatiques. Ils remplissent les fonctions les plus nobles, comme les plus essentielles à l'existence, savoir : la vie intellectuelle par le cerveau, la respiration par les poumons, la digestion par l'estomac, le

foie et les intestins. Ils opèrent toutes les excrétions
par les reins, par la vessie, par une partie du canal
intestinal, par les vaisseaux exhalants de la peau,
et une foule d'autres organes secondaires. Enfin,
ils relient cette multitude d'organes entre eux par
ce qu'on appelle le tissu cellulaire, et donnent à
ce tout une configuration, un corps, au moyen
d'une charpente solide qui est composée d'un
nombre considérable d'os.

Mais les liquides jouent à leur tour un rôle des
plus importants. C'est le sang qui porte et répand
dans tous les solides, jusqu'aux extrémités les
plus ténues et les plus insaisissables de cette organisation si vaste et si compliquée, la chaleur, la
nourriture et la vie. Le sang reçoit lui-même la
chaleur et ses qualités vivifiantes de l'air avec lequel il est mis en contact dans les poumons par
l'acte de la respiration, et ses principes nutritifs
des matériaux extraits des aliments et des boissons
par l'acte de la digestion et qui sont versés dans
sa masse par les vaisseaux absorbants dits chili-
fères. Le sang est la source de tous les autres liquides du corps et forme avec eux ce qu'on appelle
les humeurs naturelles. C'est de lui aussi que proviennent tous les produits des excrétions, c'est-
à-dire les humeurs excrémentitielles dont la nature,
par un admirable mécanisme, opère l'expulsion,
comme résidus impropres à la nutrition et nuisibles à l'exercice régulier des fonctions physiologiques.

On comprend donc, d'après ce qui précède, que
le sang et les humeurs naturelles qui en sont une

émanation, présenteront nécessairement des qualités physiques et chimiques, variables suivant le régime que l'on suit, la nourriture et les boissons dont on fait habituellement usage, la qualité de l'air au milieu duquel on vit, le genre de vie que l'on a adopté, et, enfin, suivant la nature des agents extérieurs avec lesquels l'homme se trouve accidentellement en contact. Cette donnée, qui est basée sur les lois de la nature et constatée par les faits, nous conduirait de prime-abord et directement à des conclusions irréfutables en faveur des opinions médicales que nous professons.

Nous arriverons à une démonstration plus complète après avoir jeté un coup d'œil rapide sur le grand problème qui a partagé le monde médical en deux camps depuis deux mille ans, au sujet de l'étiologie des maladies.

Ce problème est celui-ci : les maladies consistent-elles en une altération primitive des parties solides, ou en une altération des fluides ? En d'autres termes, doivent-elles être attribuées aux lésions vitales, fonctionnelles des premiers, ou à des modifications survenues dans les qualités physiques et chimiques des seconds, c'est-à-dire du sang, de la bile, de la lymphe, de l'humeur muqueuse, etc. ? Ces deux systèmes se sont tour à tour emparés du sceptre de la science et ont été alternativement défendus par les médecins les plus éminents de tous les temps. La doctrine des *solidistes*, dont on trouve les premières traces vers le milieu du siècle qui a précédé l'ère chrétienne, fut délaissée deux cents ans plus tard pour faire place à l'école des *humoristes,* dont Galien fut le chef, qui régna seize siècles et qui fut à son tour dépossédée, dans le courant du xviiie siècle, par la théorie qui attribue l'étiologie des maladies à l'altération des solides. Celle-ci eut pour interprètes des médecins d'une grande renommée, tels que Hoffmann, Baglivi, Brown, Stoll, Bordeu, Corvisart, Pinel, et fut portée de nos jours à sa dernière expression par notre célèbre contemporain, le professeur Broussais. Mais, depuis quelques années, une réaction sensible s'est opérée dans les opinions médicales, et l'on remarque une tendance manifeste à formuler un système moins exclusif que ceux de nos devanciers. Mettant à profit les lumières écloses du progrès des sciences naturelles et des recherches incessantes des hommes de l'art, bientôt, nous l'espérons, on accordera aux solides et aux fluides dont se compose notre organisation, la part qui revient à chacun dans la production des maladies. Ces vœux, nous les avons formés; ces principes, nous les avons adoptés depuis longtemps, car ils nous paraissent les seuls vrais, les seuls d'après lesquels on puisse rationnellement expliquer les phénomènes morbides qui s'offrent chaque jour à notre observation. En effet, loin d'être hostile aux doctrines qui cherchent le principe des maladies dans les modifications que peut subir la force organique, nous nous sommes constamment attaché, ainsi que nos divers ouvrages le prouvent, à démontrer la nécessité de tenir compte, dans nos études et dans notre pratique, de l'action respective que les solides et les fluides exercent sur leur développement. Mais nier l'altération primitive des humeurs et refuser de considérer cette altération comme la cause d'une foule de symptômes morbides, c'est nier la clarté du jour. Il est certain que dans l'état de santé le sang, comme la lymphe, comme toutes les humeurs, contient des principes constitutifs dont les proportions varient chez chaque individu. Et n'est-il pas vrai que chacun est plus particulièrement prédisposé à tel ou tel genre de maladie, suivant la prédominance de tel ou tel élément dans le sang? Mais, dans l'ordre pathologique, comment expliquera-t-on, en dehors de cette doctrine humorale, ces fièvres typhoïdes formidables qui se développent sous l'influence d'une résorption de pus ou de matières en putréfaction dans l'intérieur du corps; ces crises réactionnaires par lesquelles la nature cherche à se débarrasser des principes morbides en formant sur diverses régions du corps des émonctoires, ici des clous ou furoncles, comme à la suite des sueurs rentrées; là des abcès ou des bubons, comme dans le typhus; la transmission des virus par incubation; l'inoculation de principes délétères par absorption; l'inoculation du vaccin ou du pus des boutons varioliques; les suites de l'introduction dans l'estomac d'un poison dont l'action ne se révèle que lorsqu'il a été transporté dans la circulation; les effets désastreux des émanations putrides et miasmatiques? L'étiolement des sujets privés d'air et de lumière, ou exposés à de dures privations et ne prenant qu'une nourriture insuffisante et malsaine, ne provient-il pas de l'appauvrissement

du sang qui est dépouillé de ses qualités nutritives
et vivifiantes? Combien d'individus, exempts de
toute espèce de maladies apparentes, exhalent une
transpiration fétide, rendent des urines d'une odeur
repoussante? Le sang qui coule d'une veine ou qui
est fourni par une hémorrhagie ne s'éloigne-t-il
pas souvent de l'état ordinaire à certains égards,
et les anomalies qu'il présente ne servent-elles pas
comme signes de maladies ou de prédisposition à
des maladies?

Il serait difficile, dans une foule d'affections de
la peau, d'expliquer d'une manière satisfaisante la
part que les solides prennent à leur développement.
Dira-t-on que la rougeole, la scarlatine, la petite
vérole, parmi les maladies aiguës, et, parmi les
maladies chroniques, les taches hépatiques, le
masque des femmes enceintes, la gourme, le favus,
la teigne et un grand nombre d'éruptions définies
ou anormales sont le produit d'altérations primitives des tissus ou des organes qui entrent dans la
composition du derme? A défaut d'arguments *a
priori*, la nécessité de traiter ces affections par des
moyens généraux et internes et le danger constant
qu'entraîne un traitement purement local, prouvent suffisamment qu'elles tiennent à d'autres
causes.

Telles sont donc nos doctrines : les causes
productrices des maladies agissent directement et
immédiatement sur les parties solides du corps
humain, rendent les organes impropres à remplir
normalement leurs fonctions; et, de là, une maladie qui peut déterminer une altération consécu-

tive des humeurs : ou bien ces mêmes causes
portent tout d'abord leur action délétère sur les
humeurs, en modifient les conditions naturelles,
et les solides se trouvent consécutivement affectés.
Cette théorie, qui n'est, nous le répétons, que l'expression d'une observation journalière, fait la base
des méthodes de traitement que nous avons adoptées. Que l'on ne s'étonne donc pas de l'application
que nous avons faite du *Rob Boyveau-Laffecteur*
à un si grand nombre d'affections. Ce que l'on acquiert de connaissances par le commerce et l'étude
de la nature, a dit un médecin célèbre, a plus de
valeur que tout ce que l'on peut imaginer ou ap-
prendre par les livres. Le médecin doit puiser ses
inspirations dans la nature et non dans les systèmes, et celui-là seul devient maître de l'art qui a
su pénétrer dans son intimité. Il ne doit jamais
oublier que c'est la nature qui opère les guérisons,
qu'il ne guérit que par elle, et que celui-là est le
plus habile qui sait le mieux lui venir en aide.
Dans beaucoup de cas, elle se suffit à elle-même,
car il n'est pas de maladies, depuis les plus graves
jusqu'aux plus légères, dont elle ne triomphe souvent par ses seuls efforts. Le grand art du médecin
consiste à aider, faciliter, provoquer même et développer le travail de la force médicatrice interne
toutes les fois que ce travail curatif manque de
l'énergie nécessaire pour obtenir la guérison; à le
diriger s'il paraît s'écarter de son but; à le modérer enfin lorsqu'une réaction trop forte menace de
produire des accidents aussi redoutables que la
maladie contre laquelle elle est dirigée. Ainsi donc,

détruire les causes génératrices des maladies ; fortifier les organes quand il y a faiblesse, relâchement, impuissance ; neutraliser, détruire ou expulser les principes morbifiques qui se sont introduits ou développés dans l'intérieur de notre organisation ; rétablir les solides et les fluides dans des conditions physiologiques, tels sont les principes qui nous dirigent dans notre pratique et tels sont les résultats ordinairement obtenus du traitement par le *Rob Boyveau-Laffecteur*, résultats sanctionnés par l'expérience de plus d'un demi-siècle et que des observations de chaque jour viennent encore confirmer.

GIRAUDEAU DE SAINT-GERVAIS.

AVIS.

Pour toutes les maladies décrites dans cet ouvrage et qui réclament l'emploi du *Rob*, on consultera l'instruction au mot *Rob Boyveau-Laffecteur*

DICTIONNAIRE USUEL

DE MÉDECINE, D'HYGIÈNE

ET DE

PHARMACIE PRATIQUES.

A

Abcès.

Un abcès est une collection de pus ou d'humeur qui se forme sur les différentes parties du corps, à la suite d'une inflammation très-aiguë, qui a produit une tuméfaction rouge et douloureuse, ou à la suite d'une inflammation à peine sensible, qui s'est développée lentement dans l'intérieur des tissus. Dans ce dernier cas, la partie malade ne se gonfle et ne forme tumeur que lorsqu'il y a déjà une certaine quantité de pus à l'intérieur.

Les abcès se divisent donc en aigus et en chroniques.

Dans les abcès aigus, il faut s'attacher à empêcher la formation du pus par l'application de cataplasmes émollients, de quelques sangsues si l'inflammation est considérable, par l'usage des bains, par des boissons rafraîchissantes, etc. Mais un abcès, qu'il soit aigu ou chronique, est toujours l'indication d'un mouvement d'humeurs, d'un échauffement du sang, auquel il est très-important de remédier. Lors donc que l'on n'a pu empêcher la collection de pus de se former, on doit faire usage de laxatifs, de dépuratifs, et c'est dans ce cas que le *Rob de Boyveau-Laffecteur* produit d'excellents effets.

Mais si ce médicament est d'une grande utilité dans

ces sortes de cas, il rend de bien plus grands services encore dans les abcès chroniques. Ces derniers, en effet, et surtout ceux qui se forment dans les glandes, ou ceux qu'on appelle abcès par congestion, ont presque toujours pour cause un principe scrofuleux, rachitique. On n'obtiendra alors une guérison radicale qu'en purifiant le sang, en expulsant le principe morbifique, en renouvelant la constitution du malade. Or, nul autre médicament n'atteindra aussi complétement le but que le *Rob Boyveau-Laffecteur.*

Pour prévenir le retour des abcès et des furoncles, il faut pendant deux ou trois printemps de suite employer 6 ou 8 bouteilles de *Rob de Boyveau-Laffecteur.*

Un des meilleurs cataplasmes pour faire aboutir les abcès, consiste en un mélange de mie de pain de seigle frais et de lait, ou de feuilles de poirée et d'oseille bien cuites et pétries avec du saindoux. Lorsque l'abcès est ouvert, il faut presser matin et soir la tumeur avec la main, pour en faire sortir l'humeur. Si la dureté qui en reste ne se fond pas facilement, on fait matin et soir des frictions avec la pommade suivante :

Hydriodate de potasse.	4 grammes.	Axonge.	30 grammes.

Mêlez. (Prix : 1 fr. 20 c.)

Accouchement. — Suites.

Rien n'est plus fréquent que de voir des femmes dont la grossesse a été bonne, l'accouchement heureux et les suites de couche régulières, ne pouvoir se rétablir complétement, rester faibles pendant fort longtemps, quelquefois plusieurs mois, comme à la suite d'une maladie des plus graves, n'avoir pas d'appétit, etc. Cet état, qu'il est d'ordinaire très-difficile d'expliquer, se rattache presque toujours à des circonstances qui ont passé inaperçues, telles qu'un échauffement continuel, une irritation d'estomac, une constipation opiniâtre qui persiste après l'accouchement ou bien encore des congestions dans les viscères, des engorgements légers que les suites de couche n'ont point dissipés.

Un régime dépuratif, suivi pendant un temps plus ou moins long, a pour heureux résultats, dans ces sortes de cas, de rendre l'appétit, ramener les forces, le bien-être et la santé. Le *Rob Boyveau-Laffecteur* convient surtout, parce qu'il peut être pris sous un petit volume, qu'il est d'un goût agréable, qu'il produit de jour en jour des effets dont on peut se rendre compte et qu'il dispense d'avoir recours aux tisanes toujours désagréables, aux sels et autres substances échauffantes.

Quelques bains généraux avec 150 grammes de carbonate de soude sont aussi fort utiles.

Acrimonie.

Il est essentiel de déterminer la signification réelle de ce mot fréquemment employé par les personnes du monde. L'acrimonie s'applique spécialement aux humeurs du corps humain, qu'on a longtemps regardées comme susceptibles de devenir *dures* ou *acrimonieuses*. Les anciens reconnaissaient l'acrimonie des premières voies, comme la faiblesse d'estomac, le vice des aliments, l'épaississement cachectique du sang, etc. ; l'acrimonie de la lymphe, comme dans la goutte, les rhumatismes, les dartres, etc. ; l'acrimonie des humeurs secondaires, comme celle de l'urine Quoique ces distinctions soient entièrement abandonnées aujourd'hui, les modernes admettent l'acrimonie, basée cependant sur d'autres idées. Ainsi, il est démontré que la composition du sang est altérée dans les maladies ; que celles de nature inflammatoire offrent, par exemple, une proportion de fibrine plus grande, d'où un caillot plus ferme dans le sang tiré de la veine. Dans toutes les maladies où l'acrimonie joue un grand rôle, on restituera au sang une partie de la richesse qu'il a perdue par les traitements dépuratifs qui s'adressent à l'ensemble des fluides de l'économie.

Age critique.

On appelle *âge critique* l'époque de la vie à laquelle la femme, d'après les lois de la nature, cesse d'être réglée. Elle a été ainsi désignée, parce qu'en effet elle est pleine de dangers pour la plupart des femmes qui y sont parvenues. Chez les unes, cette disparition des règles s'opère tout à. coup, sans transition et sans le moindre trouble dans l'état ordinaire de la santé ; mais c'est le plus petit nombre. Le plus grand nombre, au contraire, ne peut franchir cette ligne de démarcation des deux dernières périodes de la vie, qu'après avoir passé à travers des désordres nombreux, des dérangements considérables des fonctions organiques, auxquelles beaucoup d'entre elles succombent. Tantôt ce sont des engorgements des viscères, du foie, de la rate, des intestins, de la matrice, des poumons; tantôt des troubles du système nerveux, qui donnent lieu aux symptômes les plus bizarres et souvent les plus inexplicables.

C'est en vain qu'on espérerait quelques succès, dans ces sortes de cas, de l'emploi des moyens généralement usités. Il faut que les malades se soumettent résolûment à un traitement plus ou moins long, suivi avec constance et exactitude, et qui, par ses doses fractionnées autant que par la facilité et la simplicité de son usage, modifie insensiblement l'ébranlement profond qui s'est opéré dans la constitution individuelle à cette importante période de l'existence. Sous ce rapport, le *Rob Boyveau-Laffecteur* présente tous les avantages que l'on peut désirer, et nul autre médicament ne produira des effets aussi satisfaisants. On devra, en même temps, prendre fréquemment de grands bains tièdes, un exercice agréable, des distractions, et, si la personne était très-forte et très-sanguine, une petite saignée, pratiquée de loin en loin, serait parfaitement indiquée.

Aigreurs.

Les aigreurs d'estomac, qui consistent dans des renvois acides, quelquefois brûlants, sont dus au développement de liquides aigres, de gaz acides dans l'intérieur des premières voies. Ceux-ci annoncent toujours un état saburral de l'estomac ou des intestins, qui provient lui-même d'une digestion qui s'opère mal, soit parce qu'on prend une nourriture indigeste ou trop abondante, soit parce que l'estomac n'est pas dans des conditions normales et remplit mal ses fonctions.

Si cet état dépend d'une légère inflammation ou d'une faiblesse des organes, on devra, dans le premier cas, insister sur les boissons rafraîchissantes, les bains, quelques cataplasmes émollients; et, dans le second, faire usage, pendant quelque temps, d'un régime analeptique, c'est-à-dire légèrement tonique, de Pastilles de Vichy, etc. Mais, ensuite, pour arriver à la guérison définitive de cette affection quelquefois très-opiniâtre et toujours fort incommode, on sera obligé d'avoir recours aux dérivatifs et fortifiants, parmi lesquels le *Rob Boyveau-Laffecteur* tient incontestablement le premier rang.

On calme les aigreurs en prenant trois prises par jour de la poudre suivante :

| Carbonate de magnésie. | 30 gram. | Poudre de cannelle. | 4 gram. |
| Poudre de rhubarbe. | 8 — | | |

Mêlez intimement. (Prix : 1 fr. 50 c.)

Amaurose. — Goutte sereine.

On appelle ainsi la paralysie de la rétine, d'où résulte la perte totale ou incomplète de la vue, suivant que la paralysie est elle-même incomplète ou absolue.

La paralysie peut affecter non-seulement la rétine, mais encore le nerf optique ou la partie du cerveau dans laquelle celui-ci prend naissance.

La perte ou l'affaiblissement de la vue qui en est nécessairement la suite, survient tantôt graduellement, à la longue, tantôt brusquement et au moment où l'on s'y attend le moins.

Si l'on a affaire à des personnes fortes, robustes, et que l'on ait des motifs de penser qu'il y a surabondance de sang, on aura recours à la saignée, aux sangsues à l'anus, aux ventouses scarifiées au front, aux tempes, à la nuque; s'il y a suppression des règes, on cherchera à les rappeler. Mais, ensuite, il faudra, d'une part, réveiller la sensibilité éteinte des parties malades, au moyen de poudres, de pilules ou de pommades excitantes, et, d'autre part, faire un usage prolongé de dépuratifs propres à détruire la cause du mal, des principes morbides qui infectent l'économie. Le *Rob Boyveau-Laffecteur* est un des meilleurs dépuratifs que l'on puisse conseiller en pareil cas, et on devra en faire usage au printemps et à l'automne trois ou quatre ans de suite. Son action sera puissamment secondée par les bains de Barèges, pris tous les deux jours, et par le collyre dont voici la formule :

Strychnine.	0,10 cent.	Eau dist. de clématite.	30 gram.
Acide acétique.	4 gram.		

Mêlez ensemble.   (Prix : 1 fr. 50 c.)

On fait tomber, deux ou trois fois par jour, quelques gouttes de ce mélange dans les yeux dont on referme aussitôt les paupières, et, en outre, on applique sur les yeux des compresses imbibées de ce liquide.

Un des moyens les plus puissants pour remédier aux maladies du nerf optique, est l'emploi du séton à la nuque.

Ampoules.

On donne ce nom à une petite tumeur remplie d'une sérosité limpide, accumulée entre le derme et l'épiderme soulevé. Ce mot est synonyme de *cloche* ou *phlyctène*, mais il se dit particulièrement de celles qui viennent aux pieds ou aux mains après une marche forcée ou des travaux rudes.

On ouvrira l'épiderme avec une lancette ou de petits ciseaux pour faire évacuer le liquide, et l'on pansera avec des compresses trempées dans le mélange suivant :

Eau commune. 125 grammes. | Sous-acétate de plomb
Alcool camphré. 10 — | soluble. 6 ou 8 gouttes.

Mêlez. (Prix : 60 c.)

Anévrisme du cœur.

Les personnes atteintes d'*anévrisme du cœur* éprouvent des battements violents et très-fréquents de cet organe contre la paroi de la poitrine, que l'on sent se soulever lorsqu'on y applique la main : les femmes ne peuvent supporter ni corset, ni cordons, ni ceinture.

Le teint est d'un pâle terne, les joues sont creuses, la respiration est courte ; on ne peut ni marcher vite, ni monter une pente un peu rapide ou un escalier, ni porter un fardeau, même léger. Il existe une toux sèche, fréquente, provenant de la trop grande rapidité avec laquelle le sang traverse les poumons. Si la maladie est ancienne et par conséquent avancée, les chevilles se prennent d'enflure lorsqu'on s'est fatigué par la marche, le travail ou une station trop prolongée.

Il est plusieurs espèces d'anévrismes. Mais nous devons dire que, quelle qu'en soit l'ancienneté ou le degré, quels que soient les accidents auxquels elles ont pu donner lieu, tels que des hydropisies de poitrine, du ventre ou des membres, des engorgements du foie, etc., nous avons la confiance la plus entière au *Rob Boyveau-Laffecteur*, comme à l'un des moyens les plus capables d'y remédier, surtout si l'anévrisme provient d'un vice héréditaire et de la répercussion de dartres, scrofules, etc.

Cependant il ne faudrait pas négliger d'en seconder l'effet par l'application de quelques sangsues, de temps à autre, à l'anus, ou même par une saignée moyenne répétée de loin en loin, par des cataplasmes synapisés, par des frictions sédatives sur la région du cœur, et par des purgatifs répétés.

Le malade doit être soumis à une diète sévère, habiter un appartement bien aéré et se soumettre à l'emploi du *Rob Laffecteur* quatre ou cinq années de suite au printemps et à l'automne.

Apoplexie. — Coups de sang.

Transport du sang à la tête : menace d'apoplexie. Épanchement de sang dans le cerveau, apoplexie complète, perte de la connaissance, du sentiment, du mouvement, paralysie de la moitié droite ou gauche du corps.

Apoplexie de la moelle épinière : dans ce cas, la moitié inférieure du corps est tout à coup paralysée ; le malade n'urine point ou ses urines coulent continuellement sans qu'il puisse les retenir ; les selles sont supprimées, et on est obligé de les provoquer par des boissons ou des lavements irritants.

Dans tous ces cas, tous plus graves les uns que les autres, après avoir pratiqué une ou même plusieurs saignées coup sur coup aux pieds ou aux bras, appliqué des sangsues derrière les oreilles, à la nuque, le long de la colonne vertébrale ou à l'anus aussitôt que les accidents se déclarent, on a recours immédiatement au *Rob Boyveau-Laffecteur*, que l'on emploie à doses plus fortes et plus souvent réitérées que dans d'autres circonstances, afin que son action soit plus prompte et détourne aussi rapidement que possible les effets si souvent mortels du coup de sang.

L'usage du *Rob* devra être continué pendant fort longtemps à la suite de ces attaques redoutables, parce qu'il ne s'agit pas seulement de guérir le malade de celle qu'il vient d'éprouver, mais de prévenir, d'empêcher le retour d'attaques nouvelles, car chacun sait que si l'on échappe à une première, il est rare que la troisième ne soit pas mortelle. On fera bien aussi de faire pratiquer une petite saignée de loin en loin, ou, ce qui est mieux encore, d'appliquer quelques sangsues à l'anus d'abord tous les mois, puis tous les deux mois, et enfin trois ou quatre fois par an seulement. C'est par ce traitement combiné du *Rob* et des sangsues que nous avons conduit à 98 ans un ancien colonel très-robuste et très-sanguin, qui à l'âge de 90 fut atteint de deux attaques d'apoplexie en moins de deux mois.

Quand un individu est frappé d'un coup de sang il faut, en attendant un médecin, placer le malade dans une position presque assise ; — asperger la tête avec de l'eau vinaigrée froide, glacée, s'il est possible ; — appliquer des compresses trempées dans de l'eau éthérée (une ou deux cuillerées à bouche d'éther dans une tasse d'eau) ; — appliquer très-promptement des sangsues à l'anus et derrière les oreilles, et des sinapismes purs aux bras, entre les deux épaules, sur les cuisses ; — donner un lavement purgatif avec 2 onces (65 grammes) de sulfate de soude dans un demi-litre d'eau.

Ardeur d'urine.

On prendra souvent de grands bains frais et habituellement une tisane d'orge et de chiendent, ou de la limonade avec addition de 15 décigrammes de sel de nitre par litre.

| Extrait de jusquiame. | 1 gram. | Camphre en poudre. | 2 gram. |
| Extrait de ciguë. | 0,10 cent. | | |

Mêlez pour 18 pilules. On en prendra 3 par jour.
(Prix : 1 fr.)

Difficulté d'uriner. La difficulté d'uriner est une maladie dans laquelle on rend l'urine avec douleur et une sensation d'ardeur, c'est ce qu'on appelle *dysurie*. *La dysurie* se distingue de la *strangurie*, en ce que dans celle-ci l'urine ne vient que goutte à goutte ; elle diffère aussi de *l'ischurie*, qui est la suppression totale des urines.

Grands bains tièdes de trois ou quatre heures tous les jours ou même deux fois par jour, suivant l'urgence. —

Boissons avec de l'eau d'orge et de chiendent nitrée
(15 décigrammes de sel de nitre par litre). — Cataplasme, sur le bas-ventre, de farine de lin, arrosée de
quelques gouttes de teinture de belladone. — Frictions
au périnée avec la pommade suivante :

Extrait de belladone et de jusquiame, de chaque.	2 grammes.
Axonge.	32 —

Mêlez. (Prix : 1 fr.)

Si les symptômes ci-dessus annoncent une maladie de
la prostate, et sont souvent le résultat d'affections contagieuses ou dartreuses, dans ce cas on aura recours aux
dépuratifs et surtout au *Rob de Laffecteur*.

Asphyxie.

Par submersion (les noyés) ; par strangulation (les pendus) ; par les gaz
non respirables (les fosses d'aisances) ; par le charbon de bois
(sa vapeur).

On appelle asphyxie la suspension des phénomènes de
la respiration, et par suite celle des fonctions cérébrales,
de la circulation et de toutes les autres fonctions. On
distingue plusieurs variétés d'asphyxie :

1° Asphyxie par *submersion*, telle est celle des noyés,
qui ne périssent en effet que parce que la respiration ne
peut plus avoir lieu dans le liquide où ils sont plongés ;

2° Asphyxie par *strangulation* ou *suffocation*. Elle
s'effectue lorsqu'une cause interne ou externe s'oppose
au libre accès de l'air, soit qu'une tumeur ou une
fausse membrane, comme dans le croup, ou une constriction extérieure, comme dans le supplice de la corde,
détermine l'occlusion des voies respiratoires ;

3° Asphyxie par des gaz non respirables, gaz azote,
hydrogène, protoxyde d'azote, oxyde de carbone, air
atmosphérique non renouvelé, hydrogène carboné. Ces
gaz ne font périr que parce qu'ils sont impropres à entretenir la respiration ; mais ils n'ont aucune action délétère ;

4° Asphyxie par des gaz délétères, c'est-à-dire, espèce

d'asphyxie qui se rapporte à celle qui a lieu dans les fosses d'aisances. L'asphyxie des nouveau-nés est un état de mort apparente et imminente, dû souvent à l'extrême faiblesse de l'enfant, chez qui la respiration nécessaire à son nouveau mode de vie ne peut s'accomplir.

Noyés. Étendre le noyé horizontalement, un peu sur le côté droit et la tête un peu élevée. — Le déshabiller très-rapidement et en se servant des ciseaux. — Faire des frictions sur tout le corps, et surtout sur la poitrine et le ventre, avec des flanelles sèches ou trempées dans de l'alcool. — Réchauffer le noyé par tous les moyens, fers chauds ou briques chaudes aux pieds, sous les aisselles, vessies d'eau chaude sur le ventre, flanelles chaudes sur la poitrine. — Irriter les narines et la gorge avec les barbes d'une plume trempées dans de l'alcali volatil ou du vinaigre. — Souffler de l'air dans la bouche du noyé avec la bouche à défaut d'autre moyen, ou avec un tube en gomme élastique.

Pendus. Lorsqu'on trouve une personne pendue, on doit aussitôt couper la corde, et ne pas imiter la plupart des gens du peuple qui, par un scrupule basé sur l'ignorance et la bêtise, n'osent pas toucher à un pendu avant qu'un agent de l'autorité ne soit présent. Pour rappeler un pendu à la vie, on se comporte exactement comme pour les noyés. (Voir *Asphyxie par l'eau.*)

Fosses d'aisances. Frictions stimulantes sur tout le corps.

Sinapismes aux bras et aux jambes. Entretenir sous le nez des compresses trempées dans du vinaigre ou un petit sachet de chlorure de chaux. — Bains froids.

Vapeur du charbon de bois. Mettre de suite le malade au grand air, le coucher la tête et la poitrine un peu hautes. — Asperger la face et la poitrine avec de l'eau froide vinaigrée. — Faire longtemps des frictions avec des flanelles imbibées d'eau-de-vie, d'eau de Cologne ou de vinaigre des quatre voleurs. — Souffler de l'air dans les poumons comme pour les *noyés*.

Asthme.

Difficulté de respirer, étouffement, oppression de la poitrine, respiration plus ou moins courte, toux sèche, râpeuse, très-fatigante (asthme sec), ou bien très-grasse, accompagnée d'une expectoration extrêmement abondante (asthme humide).

Ces symptômes caractéristiques de l'asthme sont permanents, mais ils augmentent au commencement de l'automne, aussitôt que le temps devient pluvieux, froid et brumeux, prennent un haut degré de gravité en hiver, donnent lieu à une oppression très-considérable, à une toux continuelle, à une expectoration des plus copieuses, à une fièvre plus ou moins forte, qui paraissent mettre le malade dans le plus grand danger ; puis, aussitôt les premiers rayons d'un soleil printanier, ces symptômes diminuent graduellement, et, à l'exception d'une toux peu fréquente et d'une oppression insupportable, les malades passent le printemps et l'été dans un état de santé assez satisfaisant.

Pour favoriser l'expulsion des mucosités et des crachats, on prendra toutes les demi-heures une cuillerée à bouche du looch suivant : racine de polygala, 8 grammes ; faites infuser un quart-d'heure dans 200 grammes d'eau ; passez et ajoutez 4 grammes de gomme ammoniaque et 60 grammes de sirop de baume de Tolu.

L'usage du *Rob Boyveau-Laffecteur* est donc indispensable, non-seulement pendant les accès et lorsque la maladie prend un caractère grave, comme en hiver et dans les saisons pluvieuses, mais plus encore lorsque le malade éprouve du calme et est rendu à une existence supportable. C'est surtout pendant la belle saison que les asthmatiques doivent se soumettre à un traitement régulier et continu par le *Rob*, afin de prévenir le retour d'accès violents et d'améliorer leur position pour l'hiver suivant. C'est par la persistance dans l'emploi de ce moyen, aussi efficace qu'inoffensif, qu'ils pourront juger des résultats remarquables qu'il produit.

Asthme nerveux. Fumer des cigares de feuilles de jusquiame noire ou de datura stramonium, et prendre chaque jour 3 des pilules suivantes :

Masse pilulaire de cynoglosse. 2 grammes.
Extrait de jusquiame noire. 1 —

Mêlez pour 20 pilules. (Prix : 1 fr.)

Asthme humide ou catarrhal. Se purger souvent ; faire usage du *Rob Boyveau-Laffecteur* et prendre chaque jour 3 ou 4 tasses de la tisane suivante :

Infusion d'hysope sucrée.
Sirop d'ipécacuanha. 32 grammes pour 1 litre.

(Prix : 30 c.)

Attaques de nerfs. — Vapeurs. — Hystérie.

L'hystérie est une affection particulière aux femmes, qui prend sa source dans un état anormal de la sensibilité des organes du bas-ventre. La matrice, organe creux, dans lequel est contenu l'enfant pendant la grossesse, exerce une influence prodigieuse, en santé comme en maladie, sur le physique et le moral de la femme. Cette influence nerveuse donne lieu aux symptômes les plus bizarres, les plus extraordinaires et souvent les plus inexplicables. L'action sympathique de sa vitalité spéciale imprime à certaines femmes un caractère exceptionnel, leur inspire les idées les plus singulières, les excentricités d'humeur, de sensations et de langage les plus curieuses. Tantôt c'est une joie habituellement folle, extravagante, que rien ne justifie ; tantôt une tristesse, une mélancolie, ou une irritabilité de caractère qu'on ne sait expliquer, et auxquelles on ne peut assigner aucune cause appréciable.

Pour calmer des attaques hystériques ou vapeurs, on

2

peut employer la tisane de valériane, 2 ou 3 tasses par jour et les pilules suivantes :

| Valérianate de zinc. | 25 décigr. | Musc. | 1 gramme. |
| Assa fœtida. | 12 — | Castoreum. | 25 décigr. |

Mêlez pour 50 pilules. On en prendra 3 par jour.

(Prix : 5 fr.)

Crises nerveuses. On fera des aspersions d'eau froide vinaigrée sur la figure et la poitrine. — Appliquer des sinapismes aux jambes. Lorsque la crise commencera à se passer, on donnera, toutes les cinq minutes, une cuillerée à bouche de la potion suivante :

Eau distillée de laitue.	125 grammes.
Liqueur anodine d'Hoffmann.	15 ou 20 gouttes.
Sirop de fleurs d'oranger.	30 grammes.

(Prix : 1 fr. 25 c.)

B

Bains.

On distingue les bains en froids ou frais, en tièdes et en chauds. Le bain est froid quand l'eau ne fait pas monter la liqueur du thermomètre de Réaumur au delà du 10ᵉ degré. Il est frais lorsque cette liqueur monte depuis le 10ᵉ jusqu'au 21ᵉ, jusqu'au 26, 28 à 30ᵉ. Il est chaud lorsqu'elle monte depuis le 30ᵉ jusqu'au 36 ou 40ᵉ.

Les bains froids sont d'excellents toniques qui, en augmentant l'action des organes, donnent beaucoup de chaleur et de force. Ils conviennent dans quelques maladies aiguës non inflammatoires; dans certaines maladies nerveuses; dans quelques pertes, comme les hémorrhagies de matrice ; dans les langueurs d'estomac, l'onanisme, etc.

Le bain tiède détend considérablement par sa continuité, alors les téguments s'infiltrent, et les parties intérieures s'abreuvent d'humidité. Ainsi il détend, délaie et augmente la sérosité des humeurs. Il convient dans quelques maladies aiguës ; dans beaucoup de maladies éruptives, comme dans la petite vérole, lorsqu'elle a de la peine à parcourir les différentes périodes ; dans quelques espèces de fièvres malignes. Le bain tiède entre pour beaucoup dans le traitement de la syphilis. Il s'oppose aux mauvais effets du mercure, il arrête la salivation et la rend moins prompte, etc.

Le *bain chaud* augmente la transpiration, détermine une excitation générale, bientôt suivie d'une faiblesse d'autant plus grande que la température est plus élevée. Ce bain n'est applicable que dans des cas particuliers, et sous la surveillance du médecin.

Les *bains composés*, c'est-à-dire ceux qu'on appelle *médicamenteux*, agissent en raison des propriétés dévolues aux diverses substances qu'on y introduit. Il y a donc des *bains émollients*, des *bains narcotiques*, des *bains calmants*, comme ceux au tilleul, des *bains aromatiques*, des *bains toniques et excitants*, etc.

Berlue. — Amblyopie.

Dans cette infirmité la vue est faible, plus ou moins courte ; les yeux sont sensibles et pleurent facilement, soit à une grande lumière, soit à un air très-vif. Les individus aperçoivent continuellement des points noirs mobiles, de petits fantômes bruns et bizarres s'agiter, monter et descendre à deux ou trois pouces de leurs yeux ; ou bien encore des bleuettes, des scintillations de feu, comme s'ils étaient éblouis par un éclair ; ils voient quelquefois des choses qui n'existent pas. C'est ce qu'on appelle avoir des *hallucinations*, avoir la *berlue*.

Suivant les tempéraments auxquels on a affaire, il est quelquefois nécessaire de pratiquer une saignée ou de faire une application de sangsues à l'anus. Dans tous les cas, quelques bains de pieds à la moutarde, au sel, au vinaigre ; des applications d'eau froide et de vinaigre sur les yeux, sur les tempes et le front, sont toujours utiles. Si l'infirmité dépend d'une faiblesse des yeux, on se trouvera bien de l'emploi du baume aromatique, dont voici la composition.

Prenez :

Mixture oléo - balsa-		Huile essentielle de	
mique.	30 gram.	camomille.	20 gouttes.
Ammoniaque liquide.	4 —	Alcool rectifié	15 —

Mêlez ensemble pour frictions légères matin et soir sur les paupières.   (Prix : 1 fr. 50 c.)

Mais la partie essentielle du traitement consiste à détourner le sang qui se porte sur l'organe malade, à détruire la congestion qui s'y forme, et de plus à corriger l'acrimonie des humeurs lorsqu'on soupçonne que l'affection dépend de quelque dartre qui aurait disparu, d'une gale ou de toute autre maladie de la peau qui n'aurait pas été convenablement traitée. On aura donc recours au *Rob Boyveau-Laffecteur*, dont l'action puissante remplira efficacement ce double but.

Bourdonnements d'oreille. — Perversion de l'ouïe.

On rencontre quelquefois des personnes chez lesquelles il s'est opéré une singulière aberration de la faculté d'entendre. L'ouïe est pervertie, chez elles, à la manière du goût et de l'appétit chez d'autres. Elles entendent quelque chose ou du moins elles croient entendre, lorsqu'il n'y a rien qui produise un son, et que tout est parfaitement calme. Elles perçoivent les sons autrement qu'ils ne sont. Enfin, il y en a qui éprouvent un tintement continuel et des plus incommodes, un bourdonnement fatigant qui va jusqu'à la douleur, et qui acquiert quelquefois assez de violence et d'opiniâtreté pour troubler leur repos et même les réduire au désespoir.

Il est rare que la médecine ordinaire amène quelque

modification dans cet état qui entretient les malades dans un profond chagrin. C'est encore un de ces cas où l'on est obligé de reconnaître la puissance et l'efficacité des médicaments spéciaux, et d'y avoir recours, bon gré malgré, après avoir épuisé toutes les ressources de la routine scientifique. Quant à nous, nous nous gardons bien d'entretenir les malades dans l'illusion, par des prescriptions dont l'inefficacité nous est démontrée, et nous conseillons toujours, de prime-abord et avec des succès constants, l'usage du *Rob Boyveau-Laffecteur* pour dépurer le sang et les humeurs, laissant à la nature le soin de guérir localement les désordres acoustiques.

Localement on peut tenter des vésicatoires derrière les oreilles, des fumigations de guimauve, dont on dirige la vapeur par un entonnoir dans l'oreille, des tampons de coton imbibés dans un liniment composé de :

Huile d'amandes douces.	10 grammes.
Laudanum de Rousseau.	2 —

(Prix : 1 fr. 25.)

Brûlures.

Les brûlures sont produites par les corps chauds ou enflammés. Certaines substances irritantes ou caustiques produisent les mêmes effets. D'après l'intensité des lésions qui résultent des brûlures, on les divise en trois degrés.

Premier degré. Il y a seulement rougeur de la peau sans gonflement apparent, douleur cuisante plus ou moins vive.

Deuxième degré. La rougeur est accompagnée d'un léger gonflement. Il se forme, sur la peau, des ampoules plus ou moins larges, contenant un liquide clair, trouble ou même sanguinolent. La douleur est très-cuisante, surtout quand les ampoules ont été déchirées.

Troisième degré. La brûlure étant violente et prolon-

2.

gée, les tissus sont frappés de mort à une profondeur variable. Il y a gangrène de la peau seule, ou de la peau et des tissus plus profondément situés.

TRAITEMENT. — *Premier degré.* L'eau froide, soit en aspersions, ou sous forme de bain local, est le premier secours à employer, et que l'on a toujours sous la main. Aussitôt qu'on le pourra on additionnera l'eau de vinaigre, d'eau blanche, d'une décoction de noix de galle, ou de tout autre astringent. Des compresses imbibées de ces liquides seront maintenues constamment sur les parties affectées.

Deuxième degré. On piquera les ampoules pour évacuer le liquide qu'elles contiennent. Les applications froides et astringentes seront également employées. On mettra surtout les brûlures à l'abri du contact de l'air. On se servira du liniment dont la formule suit :

Huile d'amandes douces.	30 grammes.
Eau de chaux.	250 —

(Prix : 1 fr.)

Troisième degré. Au début, on se sert encore des réfrigérants et des astringents. Au bout de 24 ou 48 heures, lorsque la douleur est calmée, on a recours aux larges cataplasmes émollients, mais seulement allant jusqu'au niveau des *escharres*, c'est-à-dire des parties mortifiées. Les parties moins brûlées sont pansées avec du cérat simple ou *saturné* et recouvertes de plumaceaux de charpie imbibés dans une solution affaiblie de *liqueur de Labarraque* (chlorure d'oxyde de sodium).

C

Camphre. — Méthode Raspail.

Le camphre est un suc concret que les anciens ne connaissaient pas, et que les modernes ont beaucoup em-

ployé, depuis que les Arabes l'ont accrédité. On le retire
d'une espèce de laurier qui croît à la Chine, au Japon, à
Bornéo, à Sumatra, etc. Presque tous les lauriers en
fournissent aussi, surtout le laurier-cannelle et le laurier
sassafras. On en trouve encore dans les plantes labiées,
comme le thym, la lavande, le romarin, etc.

Les auteurs s'accordent à reconnaître au camphre des
propriétés à l'égard desquelles ils diffèrent peu de sentiment. Ainsi le camphre est très-employé comme antispasmodique, comme stimulant diffusible, comme sudo-
rifique et comme antiputride.

On le donne à l'intérieur sous forme de bol, uni à d'autres substances. On le fait entrer dans des émulsions et à
l'intérieur on s'en sert mêlé à l'huile, à l'alcool, ou incor-
poré aux corps gras sous forme de pommades.

Les principales affections dans lesquelles le camphre
est le plus généralement employé, sont les fièvres putrides
qui tendent à changer de caractère ; certaines fièvres
éruptives comme la petite vérole. Cette substance est
très-utile dans les douleurs rhumatismales. Quelques
praticiens l'ont recommandée dans les maladies syphilitiques, mais l'expérience a appris qu'elle en augmente
les douleurs. Elle augmente aussi les douleurs laiteuses. Enfin, le camphre calme spécifiquement les douleurs des voies urinaires occasionnées par l'âcreté des
cantharides.

De nos jours, M. Raspail a donné aux propriétés du
camphre une extension à peu près illimitée. D'après sa
méthode, on l'emploie en cigarette; mêlé à l'huile et à
l'axonge; à l'eau. Sous ces différentes formes, il prend
le nom d'*huile et de pommade camphrées, d'eau séda-
tive.*

Il faut laisser au temps le soin de démontrer les résultats de cette méthode qui jouit d'une grande faveur
parmi les classes pauvres, mais pour laquelle le public a
déjà beaucoup perdu de ses illusions.

Cancer. — Ulcères rongeants. — Squirrhe.

Le squirrhe n'est autre que le cancer qui n'est point encore ulcéré, mais qui forme une tumeur plus ou moins volumineuse, très-dure, présentant des inégalités à sa surface, en général peu sensible au toucher, et ne donnant lieu à un changement de couleur à la peau que lorsqu'elle commence à se ramollir, et que le malade y éprouve des douleurs lancinantes. Bientôt alors, il se forme un ulcère dont les bords sont durs, saignent facilement, et dont le fond est fongueux, livide et laisse écouler un pus fétide et mêlé de sang. Ces sortes d'ulcères tendent incessamment à s'élargir et ils détruisent successivement des organes tout entiers.

La médecine est souvent impuissante pour guérir ces terribles maladies, et c'est un bonheur pour l'humanité que des hommes hardis et opiniâtres dans leurs recherches soient parvenus à découvrir des remèdes énergiques qui triomphent du mal lorsque toutes les médications ordinaires ont échoué. De ce nombre se trouve le *Rob Boyveau-Laffecteur,* qui obtient, dans ces sortes de cas, des succès vraiment remarquables, si on l'emploie avec persistance pendant deux ou trois ans de suite. C'est un des plus puissants spécifiques que l'on puisse employer pour combattre l'altération des humeurs, calmer l'inflammation et les douleurs cruelles que les malades éprouvent, et s'opposer à l'accroissement des dégénérescences et à la destruction des tissus. Si l'on se décide pour l'opération chirurgicale, il est indispensable de continuer le *Rob* longtemps après l'ablation, la cautérisation, afin de préserver de toute récidive. Les moyens externes, c'est-à-dire que l'on applique sur les parties malades, ne doivent pas être négligés; mais on doit se rappeler qu'ils ne constituent qu'une médication accessoire, très-propre à apporter quelque soulagement, mais complétement inefficace pour obtenir une guérison radicale.

Quand une femme sent un engorgement squirrheux dans le sein, elle doit y appliquer quelques cataplasmes de fécule de pommes de terre, de l'ouate de coton, et employer en frictions la pommade suivante :

Iodure de potassium.	4 gramm.	Axonge.	30 gramm.
Iode pur.	30 centigr.		

Mêlez. (Prix : 1 fr. 50 c.)

Si la tumeur est ulcérée, on la panse matin et soir avec la pommade suivante étendue sur de la charpie :

Extrait de jusquiame.	4 gramm.	Lupuline.	4 gramm.
Extrait de ciguë.	2 —	Axonge.	65 —

Mêlez. (Prix : 2 fr.)

Carreau.

Le carreau est une maladie fréquente chez les enfants, plus rare chez les adultes. Chez les premiers, elle est presque toujours le produit d'un vice scrofuleux, dartreux, ou de la succion d'un mauvais lait. Chez les seconds, elle est souvent le résultat d'une inflammation du bas-ventre.

Les personnes atteintes du carreau, et surtout les enfants, ont le ventre volumineux, dur, les membres très-maigres, la peau terne et flétrie, la figure un peu bouffie et ridée et les traits souffrants.

Parmi les maladies alarmantes, il n'en est peut-être pas qui réclament plus impérieusement l'emploi du *Rob Boyveau-Laffecteur* que le carreau.

1° Si l'enfant n'a pas de diarrhée, on le purgera légèrement deux ou trois fois par mois avec 3 ou 4 grains de calomel dans du miel ou un peu d'eau sucrée.

2° On fera prendre chaque jour à l'enfant 4 ou 5 pastilles d'iodure de fer.

3° Deux fois par jour des frictions sur le ventre avec la pommade ci-après :

Calomel à la vapeur.	2 grammes.
Axonge.	30 —

Mêlez. (Prix : 1 fr. 20 c.)

Carie des dents.

Appliquer sur la dent cariée une petite boulette de coton imbibée de laudanum de Sydenham, ou de la solution suivante :

Créosote.	1 gramme.
Alcool rectifié.	15 —

Mêlez. (*Voir* MAUX DE DENTS.) (Prix : 50 c.)

Si ces moyens ne suffisent pas, il faut faire plomber la dent ou la faire arracher.

Cataracte.

Cette maladie consiste dans l'opacité du cristallin ; les causes déterminantes sont : une congestion de sang dans les infiniment petits vaisseaux qui parcourent la capsule qui l'enveloppe, une inflammation légère chronique de cette même capsule, un vice scrofuleux, rachitique, dartreux ou rhumatismal, ou bien encore la suppression d'écoulements habituels, etc.

On devra employer des médicaments qui, en même temps qu'ils seront d'une efficacité certaine pour détruire les vices constitutionnels, la dégénérescence des humeurs, les effets d'une affection dartreuse, rachitique ou scrofuleuse, neutraliseront l'action de ces causes sur les organes de la vue. Le *Rob Boyveau-Laffecteur* est appelé à rendre, dans ces sortes de cas, d'éminents services par sa double propriété dépurative et révulsive. Les succès qu'il a déjà obtenus sont un sûr garant de ceux qu'il obtiendra à l'avenir.

Si la cataracte ne fait que commencer, on devra appliquer un large vésicatoire entre les deux épaules, et frictionner matin et soir le pourtour de l'œil avec gros comme un petit pois de la pommade suivante :

Pommade hydrargire double.	15 grammes.
Extrait de belladone.	15 centigr.

Mêlez. (Prix : 75 c.)

Catarrhe de la vessie.

On appelle catarrhe l'inflammation de la surface interne d'un organe creux, d'un canal ou d'un conduit quelconque, laquelle donne lieu à la sécrétion de mucosités ou d'humeurs de nature différente, suivant le lieu d'où elles proviennent.

Ainsi le catarrhe des poumons produit une sécrétion de crachats. (*Voir* BRONCHITE.)

Nous ne voulons nous occuper en ce moment que du *catarrhe de la vessie*. Cette affection, caractérisée par une perversion de la sécrétion des urines, fait généralement le désespoir du malade et du médecin, car c'est une des maladies contre lesquelles la science a épuisé, presque sans succès, toutes ses ressources. Aussi a t-on compris qu'il fallait nécessairement sortir des voies battues et recourir à des moyens exceptionnels pour en obtenir la guérison. Depuis plusieurs années le *Rob Boyveau-Laffecteur*, que quelques médecins ont employé en désespoir de cause et dont ils ont obtenu des effets inespérés, a acquis une réputation justement méritée dans le traitement de ces maladies.

On prendra, en outre, tous les jours 3 ou 4 tasses de l'infusion suivante :

Baies de genièvre.	15 grammes.	Eau bouillante.	1 litre.
Uva-ursi.	15 —	Sucre.	quant. suffis.

Quand l'inflammation est passée on prendra les pilules suivantes :

Térébenthine.	8 grammes.	Magnésie.	quant. suffis.
Copahu.	8 —		

(Prix : 2 fr.)

Faites des pilules de 25 centigrammes, on en prendra 2 le matin, 2 dans la journée et 2 le soir.

Cauchemar.

Le cauchemar est la sensation cruelle que l'on éprouve, pendant le sommeil, d'un poids énorme sur la poitrine et l'estomac, qui détermine une grande gène de respiration, une anxiété profonde, et que l'on croit être un animal dangereux, un homme malintentionné, tel qu'un voleur ou un assassin, un monstre ou un être imaginaire que l'on ne saurait définir.

Il est des personnes qui y sont sujettes par le fait de leur tempérament et de leur constitution. Le *Rob Boyveau-Laffecteur*, dont la propriété particulière consiste à modifier la sensibilité nerveuse, à imprimer aux humeurs et au sang une libre circulation, à favoriser la digestion et les excrétions naturelles, produira d'excellents effets dans le traitement de cette fâcheuse infirmité. En détruisant la cause on détruit le mal.

On devra prendre, en outre, des bains avec addition d'un kilo de cendre de bois, ou 200 grammes de carbonate de soude.

Chancres.

(*Voir* MALADIES CONTAGIEUSES.)

Charbon. — Anthrax. — Pustule maligne.

L'anthrax et le charbon sont la même maladie. Elle se déclare par une fièvre caractérisée par une sécheresse et une chaleur brûlante à la peau, un accablement extrême, des vertiges, de l'anxiété, de la sécheresse à la langue, une soif vive, souvent par le vomissement et la diarrhée.

La pustule maligne diffère du charbon en ce qu'elle est due à une cause externe et qu'elle est contagieuse ; elle consiste en des taches livides, bleuâtres ou noires, fort étendues, causant de vives douleurs et finissant par se convertir en phlyctènes gangreneuses.

On doit faire appeler le médecin le plus promptement possible. En attendant on donnera au malade la tisane suivante :

Eau simple.	1 litre.
Acide sulfurique ou nitrique.	4 grammes.
Sucre.	quantité suffisante.

(Prix : 75 c.)

Quand les symptômes aigus sont calmés, on pourra avoir recours au *Rob Boyveau-Laffecteur*, l'un des médicaments spécifiques les plus propres à combattre la dégénérescence des humeurs, la putridité qui se propage avec tant de rapidité et l'anéantissement profond qui s'empare du malade. Les forces vitales sont profondément altérées par ces maladies, la convalescence est longue et difficile. On en abrégera d'autant plus la durée, la constitution du malade se rétablira d'autant plus promptement, qu'on fera un usage plus régulier du *Rob*.

Choléra-morbus.

Malaise général, survenant instantanément, quelques frissons fugaces, puis pesanteur, douleur à l'estomac, qui augmente incessamment, coliques d'abord légères, devenant bientôt plus intenses, crampes aux mollets, croissant rapidement en violence et s'emparant du corps tout entier, envies de vomir, puis vomissements et déjections par le bas d'un liquide semblable à une décoction d'orge ou de gruau, voix rauque, pectorale, froid glacial de la langue, des pieds et des mains, coloration bleuâtre des ongles d'abord, puis de toute la peau, yeux enfoncés, paupières entourées d'un cercle noir, traits crispés de la figure exprimant l'anxiété, suppression complète de l'urine, pouls petit, à peine perceptible, intermittent.

Aussitôt que les premiers symptômes se déclarent, si le malade a la langue mollasse, sale, chargée de mucosités saburrales, il faut s'empresser, en attendant le médecin, de le faire vomir abondamment, en lui administrant toutes les cinq minutes une tasse du vomitif dont voici la formule :

Tartre stibié, de 5 à 15 centigrammes, suivant l'âge du malade;
Eau distillée, un demi-litre ou un litre, suivant la dose du tartre stibié;
Sirop d'ipécacuanha,   30 grammes.

Mêlez ensemble.   (Prix : 1 fr. 25 c.)

Lorsque le malade a vomi très-abondamment, on lui donne de la limonade sulfurique, ou bien on lui fait prendre tous les quarts d'heure une tasse très-chaude d'infusion de feuilles d'oranger, de mélisse, de camomille et de menthe poivrée ; on lui donne dans l'intervalle toutes les 5 minutes une cuillerée à bouche de potion antispasmodique, on fait sur le ventre des frictions narcotiques toutes les heures, et on entretient sur les membres des cataplasmes fortement sinapisés.

Dès que les symptômes aigus ont cessé, on remplace les potions par l'usage du *Rob Boyveau-Laffecteur*, qui, par son effet perturbateur, modifie puissamment le principe épidémique, prévient l'affaiblissement général et hâte la convalescence.

Chute des cheveux.

Dans cette affection les cheveux se dessèchent, se fendent et tombent. Elle a pour cause tout ce qui arrête la nutrition des cheveux ou des poils, tels qu'une maladie de la peau, les fièvres graves et longues, les érysipèles, les excès, les chagrins violents, la frayeur, les travaux d'esprit trop rudes et trop prolongés, les maux de tête fréquents, l'âge, etc.

Le public ignore que si les traitements, ordinairement employés en pareils cas, ont si peu de succès, c'est que l'on considère l'affection uniquement comme une affection locale et qu'on ne la combat que par des moyens *externes,* sans tenir compte de la cause du mal. On a pu remarquer que les causes que nous avons énumérées plus haut, sont toutes de nature à altérer plus ou moins profondément la constitution individuelle. C'est donc cette constitution qu'il faut avant tout restaurer, fortifier, ramener à son type normal, but que l'on ne peut atteindre que par un traitement *interne*, dans lequel le *Rob Boyveau-Laffecteur* tient l'un des premiers rangs.

On doit d'abord faire couper les cheveux très-courts ou même les raser entièrement, si la chute en est très-considérable. Dans le cas contraire, il suffira de les faire *rafraîchir* tous les huit jours. Dans l'un et l'autre cas, on a soin de brosser vigoureusement la peau de la tête avec une brosse de crin, et de la frictionner matin et soir avec la pommade suivante :

Rhum de la Jamaïque.	4 grammes.
Camphre en poudre.	30 centigr.
Teinture alcoolique de quinquina.	2 grammes.
Moelle de bœuf fraîche.	65 —

Mêlez par une douce chaleur au bain marie.

(Prix : 1 fr. 50 c.)

Clous. — Furoncles.

Les clous forment une grosseur à large base, d'un rouge foncé, très-chaude et très-douloureuse, présentant un petit point blanc à son sommet, et dans l'intérieur de laquelle il se développe une collection de pus qu'on appelle le bourbillon.

Mais ce qu'il importe de faire connaître au public, c'est que l'apparition des clous est constamment liée à un mouvement général des humeurs. De là la nécessité d'attaquer la cause interne par des dépuratifs, et sous ce rapport le *Rob Boyveau-Laffecteur* est un des meilleurs remèdes que l'on puisse employer en pareil cas.

Les personnes sujettes aux clous doivent prendre des bains de vapeur et boire de la limonade. Quant au traitement extérieur, voir ce qui a été dit à l'article ABCÈS.

Coliques.

C'est l'effet d'un développement continuel de gaz ou de *vents* dans l'estomac et les intestins, qui se manifestent par la tension et le gonflement de la région épigastrique et du ventre tout entier, et par une émission fréquente de gaz dont l'expulsion soulage beaucoup le malade.

Cette affection se rencontre presque exclusivement

chez les personnes qui font usage d'une nourriture gros-
sière, de choux, de navets, de haricots, de lentilles, de
boissons fermentables. Les toniques, les aliments de facile digestion, les analeptiques, les spécifiques fortifiants,
parmi lesquels le *Rob Boyveau-Laffecteur* occupe le premier rang, tout ce qui en un mot est de nature à tonifier
les organes digestifs, constituent le traitement radical de
cette désagréable affection. On peut aussi avec avantage
manger des pastilles de Vichy, et boire de l'eau de Vichy
naturelle à ses repas.

Vents intestinaux. Pour boisson, une infusion d'anis,
d'angélique et de fenouil.

Coliques des enfants. Pour les tranchées des enfants
on leur donne des petits lavements composés d'un verre
d'infusion de laitue verte. — Flanelles bien chaudes sur
le ventre. — Une cuillerée à café du mélange suivant,
tous les quarts d'heure, jusqu'à ce que les coliques
cessent :

Huile d'amandes douces.   30 grammes.
Sirop de pavot blanc.   10   —
Eau de fleurs d'oranger.   4   —

Mêlez.   (Prix : 60 c.)

Si les coliques sont occasionnées par des vers, on donne
de la mousse de Corse en décoction.

Coliques de plomb ou des peintres. Pour tisane, une
décoction de racine de guimauve sucrée avec du sucre ou
du sirop de gomme.

Potion :

Alun.	8 grammes.	Sirop de gomme ou	
Eau simple.	125 —	sucre.	60 grammes.

(Prix : 1 fr. 20 c.)

A prendre par cuillerées à bouche, toutes les demi-
heures, dans la journée.

Ce traitement doit être continué jusqu'à guérison complète.

En général, pour toutes les douleurs du ventre on doit s'empresser d'avoir recours au médecin.

Constipation.

La règle de l'état normal et de la santé est d'avoir chaque jour une déjection alvine. Lorsque les matières fécales séjournent plus longtemps dans le corps, elles s'épaississent, se durcissent, distendent les intestins et déterminent des malaises, des pesanteurs ou des douleurs de tête, des étourdissements ou des vertiges, des obstructions du ventre, des hémorroïdes et des *humeurs noires* que les Anglais appellent le spleen.

Il est rare qu'une constipation habituelle n'accuse pas un mauvais état des voies digestives.

Pour guérir cette pénible incommodité, rien n'est plus facile, plus commode et plus sûr que le *Rob Boyveau-Laffecteur*. On en prend quelques cuillerées le matin à jeun et autant le soir en se couchant. Quand on en aura pris régulièrement matin et soir pendant quelques jours, si l'effet désiré est obtenu, on n'en prend plus que tous les deux jours. Après un temps plus ou moins long de l'usage du *Rob*, la nature contracte l'habitude imprimée aux organes par le médicament, et les selles deviennent régulières. On aura soin d'en seconder l'action par des boissons rafraîchissantes et plus abondantes aux repas, par une nourriture plutôt végétale qu'animale, et en s'appliquant à bien triturer les aliments par la mastication, en évitant les aliments secs et lourds. L'effet dérivatif produit par le *Rob* aura encore pour résultat de débarrasser l'estomac de l'irritation dont il serait le siége.

On peut aussi, de temps en temps, prendre à dîner 2 ou 3 pilules écossaises, qu'on trouve chez tous les pharmaciens.

Constitution.

On entend par la constitution la manière d'être de tous les organes du corps humain, considérée sous le rapport de leur force et de leurs dispositions particulières et respectives. Une *bonne constitution* est celle où tous les viscères, tous les systèmes, tous les appareils, également développés et doués d'une égale énergie, remplissent leurs fonctions avec aisance et activité. Le défaut d'équilibre dans leur développement et leur force, établit la différence des *constitutions*, de même que le défaut d'équilibre dans les humeurs établit la diversité des *tempéraments*, et les fait distinguer en *bilieux, sanguins,* etc. Le mot tempérament n'est point synonyme du mot constitution, puisqu'avec le même tempérament deux individus peuvent avoir, l'un, une constitution robuste, l'autre, une constitution chétive.

Convulsions. — Convulsions des enfants.

Les convulsions sont le produit d'une maladie qui a son siége dans le cerveau, ou d'une inflammation dans le canal digestif, ou de la présence des vers dans les intestins. Quelquefois elles sont purement nerveuses, ou occasionnées par une alimentation qui n'est point en rapport avec la faculté digestive de l'enfant.

Les convulsions constituent une maladie fort grave, à laquelle succombent un grand nombre d'enfants. Par son action dérivative, calmante et tonique, le *Rob Boyveau-Laffecteur* est appelé à de nombreux succès dans leur traitement, chaque fois qu'elles dépendront, ce qui a lieu le plus ordinairement, d'une irritation du cerveau, de la présence de vers, d'une digestion difficile, d'un état de faiblesse du système nerveux, ou d'une affection qui aurait son siége dans les organes de la poitrine ou dans le foie et la rate. Les enfants d'une constitution scrofuleuse, qui sont noués et dont le ventre est gros, sont très-sujets aux convulsions. Le *Rob*, dans ces cas, est l'un des spécifiques les plus efficaces que l'on puisse employer. Les doses du médicament devront être prudemment graduées, d'après les instructions imprimées du docteur Giraudeau de Saint-Gervais, suivant l'âge et la force des enfants. Il sera prudent de prolonger le traitement par le *Rob* longtemps après la guérison, afin d'éviter le retour si fréquent de cette dangereuse maladie.

Si les convulsions provenaient d'une indigestion, on ferait vomir l'enfant avec le sirop d'ipécacuanha.

Dans le cas contraire, on se gardera bien de faire vomir, mais on le purgera au moyen du calomel (20 ou 30 centigrammes en deux doses, à la distance d'une heure, dans un peu de sirop ou d'eau sucrée).

Convulsions des muscles. — Danse de Saint-Guy.

Cette maladie bizarre consiste, quant à ses symptômes apparents, dans des mouvements involontaires et presque continuels de quelques parties du corps ou du corps tout entier, pendant lesquels les malades agitent d'une manière singulière les bras, les jambes, la tête, les traits de la face, les lèvres, les paupières, font des contorsions bizarres et se livrent quelquefois aux efforts musculaires les plus violents.

Cette maladie, qui est le résultat d'une lésion des principaux centres nerveux, du cervelet et de la moelle cervicale, est d'une guérison très-difficile. Les médicaments les plus renommés échouent dans le plus grand nombre des cas. Aussi n'hésitons-nous pas à recommander spécialement l'emploi du *Rob Boyveau-Laffecteur*, comme un des moyens de traitement qui offrent le plus de chances de succès. On devra seconder l'usage du *Rob* par la prescription des moyens extérieurs dont l'expérience a sanctionné les bons effets. De ce nombre sont des applications répétées de quelques sangsues, dans le principe de la maladie, à la nuque et le long de la colonne vertébrale, puis des frictions révulsives avec la pommade de Gondret ou l'huile de croton-tiglium sur la même région, l'application même successive de plusieurs vésicatoires volants, et des bains froids.

On a aussi préconisé les pilules suivantes :

| Strychnine. | 15 centigr. | Sirop de pavot. | quant. suffis. |
| Valérianate de zinc. | 1 gramme. | | |

Mêlez pour 32 pilules.   (Prix : 2 fr.)

On en donne 2 par jour pendant deux jours, puis 3 par jour pendant trois jours, et 4 par jour pendant quatre jours, sans aller au delà. Après une suspension de deux ou trois jours on peut recommencer la même gradation.

Copahu (BAUME DE).

Le baume de Copahu est une espèce de térébenthine qui découle d'incisions faites au tronc d'un arbre qui croît au Pérou et au Mexique. Le copahu est très-fluide, presque incolore lorsqu'il est récent ; il prend ensuite de la consistance et une teinte jaune. Son odeur est forte, et il a une saveur âcre, amère, très-désagréable. C'est un stimulant très-actif, dont l'action se porte principalement sur les membranes muqueuses. On en fait surtout usage pour arrêter les écoulements benins. On l'administre en le versant sur du sucre, ou en l'étendant d'eau sucrée, de vin, ou dans une potion ; ou sous forme de pilules, au moyen d'un mucilage, ou en sirop. On associe un peu d'opium au Copahu, lorsque, employé seul, il détermine des coliques ou de la diarrhée. On y ajoute quelques gouttes d'acide sulfurique, s'il cause du trouble dans les digestions.

Les capsules de Mothes ou de Raquin sont des médicaments trop connus pour que je m'étende sur leurs propriétés médicales.

Coqueluche.

Bien que la coqueluche ne soit pas mortelle par elle-même, elle fait périr beaucoup d'enfants par ses suites. Quand en effet elle a duré longtemps, elle laisse après elle un profond épuisement, un marasme général, des engorgements partiels des poumons, et les jeunes malades meurent phthisiques, c'est-à-dire poitrinaires.

On distingue deux périodes principales dans la coqueluche. Pendant la première, elle ressemble à un rhume ordinaire, à une bronchite plus ou moins forte, mais avec cette différence qu'il se manifeste bientôt de la difficulté dans la respiration et des douleurs de poitrine. Dans ce cas il est quelquefois nécessaire d'appliquer quelques sangsues sur la poitrine, des cataplasmes émollients. Des bains de pieds au savon produisent d'excellents effets.

Dans la *coqueluche* les trois choses principales à faire sont :

1° Pour tisane, une infusion de capillaire ou d'hysope sucrée avec du sirop de Tolu pur, ou coupé avec moitié sirop capillaire.

2° Faire vomir assez souvent et purger par le bas.

3° Employer le *Rob* pour sucrer les tisanes et en prendre 1 ou 2 cuillerées à café matin et soir.

Cors aux pieds.

On enlève d'abord la partie saillante du cors par petites écailles, au moyen d'un canif ou d'un rasoir bien affilé, puis on applique dessus une boulette de coton imbibée de la solution suivante, et maintenue par une petite bande :

Sulfate de cuivre.	50 centigrammes.
Eau.	30 grammes.

On renouvelle cette application plusieurs jours de suite.

On peut aussi avec avantage les cautériser légèrement avec un crayon de pierre infernale.

Cosmétique (DE LA).

La cosmétique est la partie de l'hygiène qui enseigne à faire usage des cosmétiques pour conserver la beauté naturelle, et faire disparaître ou diminuer la laideur et les difformités du corps. On cite deux traités fort anciens sur la cosmétique, l'un de Criton d'Athènes, l'autre

3.

de la reine Cléopâtre. Nous ne relatons le titre de ces deux ouvrages que pour démontrer qu'à toutes les époques, les procédés de la cosmétique ont été indiqués à l'homme par une sorte d'instinct, et l'on peut invoquer à ce sujet les coutumes des peuples sauvages. On voit, en effet, que la plupart des nations de l'Asie et de l'Afrique, sont encore dans l'usage de se peindre, de différentes couleurs, diverses parties du corps, d'après les idées qu'elles se sont formées de la beauté. Avant que les Moscovites eussent été policés par le czar Pierre Iᵉʳ, les femmes russes faisaient déjà usage du rouge, s'arrachaient les sourcils, se les peignaient, ou s'en formaient d'artificiels. Enfin le blanc et le rouge ont fait fortune en France. Cette mode y fut apportée par les Italiens qui vinrent à la cour de Catherine de Médicis.

Il est d'une grande importance de ne pas confondre l'emploi aveugle ou empirique des cosmétiques, avec la cosmétique qui, nous le répétons, est une partie de l'hygiène destinée à donner d'utiles préceptes pour toutes les choses qui s'appliquent au corps. Les véritables cosmétiques, aussi utiles qu'agréables, ont en général pour bases les substances émulsives, l'huile récente, le blanc de baleine, le beurre de cacao, etc. Les composés où entrent les oxydes de plomb, de bismuth, de mercure, etc., ne peuvent qu'amener des accidents plus ou moins graves.

Nous réunissons ici les divers cosmétiques dont il est permis de se servir hygiéniquement, soit comme préservatif de certaines affections, ou dans l'intention de conserver les attributs de la beauté, inséparables d'une santé régulière.

Crème pour blanchir la peau et détruire les rides.

Prenez :

Térébenthine de la la Mecque.	15 centigr.	Blanc de baleine.	8 grammes.
		Fleurs de zinc.	4 —
Huile d'amandes douces.	125 grammes.	Cire blanche.	8 —
		Eau de roses.	24 —

Mêlez, mettez au bain-marie pendant quelques instants et agitez jusqu'à refroidissement.

(Prix : 2 fr. 50 c.)

Crème de Ninon de Lenclos.

Huile d'amandes douces.	125 gramm.	Axonge bien lavée.	90 gramm.
		Suc de joubarbe.	90 —

Mêlez. Ce mélange est très-adoucissant et rafraîchissant.

(Prix : 3 fr.)

Eau de Cologne à la minute.

Essence de Bergamote.	12 gramm.	Essence de lavande.	6 gramm.
Essence de cédrat.	12 —	Essence de néroli.	4 —
Essence de citron.	15 —	Teinture de benjoin.	8 —
Essence de romarin.	6 —	Alcool à 36 degrés.	2 kilogr.

Ajoutez :

Musc.   30 centigrammes.

ou :

Alcoolat de jasmin.   6 grammes.

Autre. Ajoutez à la précédente :

Essence de Portugal.	2 gramm.	Eau de mélisse.	30 gramm.
Essence de thym.	10 gouttes.		

(3 bouteilles pour 12 fr.)

Huile pour les cheveux. — Huile de mille fleurs.

Pour 500 grammes (1 livre), prenez :

Huile au jasmin.	60 gramm.	Huile à la jonquille.	15 gramm.
Huile à la rose.	60 —	Huile à la jacinthe.	15 —
Huile à la fleur d'oranger.	32 —	Huile à la vanille	15 —
Huile à la tubéreuse.	32 —	Huile essentielle de girofle.	2 —

Si l'on veut donner une odeur plus forte, on y met encore 15 grammes d'huile ambrée et musquée.

Prix : 8 fr.

Lait d'amandes de Sévigné (Bain au).

Amandes en poudre.   1 kilogramme.

Délayez dans 2 litres de décoction légère d'orge perlé passé à travers un linge.

Ajoutez :

Alcoolat d'orange. 20 grammes.

Mêlez au bain. (Prix : 4 fr. le kilo.)

Lait virginal.

Eau de roses doubles. 250 grammes.
Teinture de benjoin. 15 —
Baume de la Mecque. 15 —

Agitez ensemble. Très-suave. (Prix : 4 fr.)

Autre. Prenez :

Teinture de benjoin. 8 grammes.
Eau de fleurs d'oranger. 220 —

Mêlez. (Prix : 2 fr. 50 c.)

Pâte pour nettoyer et blanchir la peau à la sortie du bain.

Pâte d'amandes bise. 1 kilogramme.
Fécule de pommes de terre. 500 grammes.

Mêlez exactement et ajoutez :

Essence de Bergamote. 15 grammes.

Au moment de sortir du bain, on se fait bien frotter le corps avec cette pâte et ensuite on se replonge dans le bain pour se laver. (Prix : 5 fr.)

Pommade pour noircir les cheveux.

Faites fondre au bain-marie : 65 grammes de cire vierge; 180 grammes de pommade impériale, ou à la rose, ou à la bergamote, ou de toute autre, suivant les goûts; et 30 grammes de très-beau noir de fumée porphyrisé.

Mêlez et remuez jusqu'à refroidissement.
(Prix : 3 fr.)

Pommade pour les gerçures des lèvres.

Oxyde de zinc sublimé. 4 gramm. | Poudre de lycopode. 4 gramm.
| Pommade rosat. 30 —

Mélangez exactement. (Prix : 1 fr. 20 c.)

Pommade de beauté pour le teint et les gerçures de la peau.

Faites fondre ensemble au bain-marie :

Cire vierge.	6 gramm.	Huile d'olive vierge.	15 gramm.
Blanc de baleine.	8 —	Huile de pavot.	15 —
Huile d'amandes douces.	15 —	Baume de Pérou liquide.	4 gouttes.

Vous ne mettrez le baume qu'après avoir bien battu le mélange. (Prix : 1 fr. 50 c.)

Pommade pour faire repousser les cheveux.

Savon médicinal.	30 grammes.	Sulfate de fer.	8 grammes.
Cendres de cuir.	30 —	Sel ammoniac.	8 —
Sel gemme.	30 —	Coloquinte.	8 —
Tartre rouge.	30 —	Cachou.	8 —
Poudre à poudrer.	30 —		

Mêlez et ajoutez la quantité nécessaire d'axonge pour faire une pommade de consistance ordinaire (environ 500 grammes). (Prix : 3 fr. 50 c.)

Poudre pour blanchir la peau et enlever les taches de rousseur.

Amandes douces mondées et réduites en farine.	500 grammes.	Sel de tartre.	6 grammes.
Farine de riz.	64 —	Huile volatile de bois de Rhodes.	15 ou 18 gouttes.
Iris de Florence.	64 —	Huile volatile de lavande.	15 ou 18 gouttes.
Benjoin.	64 —	Huile volatile de girofle.	15 ou 18 gouttes.
Blanc de baleine.	6 —		

Mêlez et tamisez. On s'en sert comme de la pâte d'amandes, mais en plus petite quantité.

(Prix : 4 fr.)

Poudre dentifrice.

Charbon en poudre fine.	30 grammes.	Sucre tamisé.	12 grammes.
Kina rouge en poudre fine.	30 —	Huile volatile de menthe.	4 gouttes.

Mêlez exactement. (Prix : 3 fr.)

Poudre pour les faux toupets.

Prenez : parties égales de gomme arabique et de gomme adragante en poudre très-fine ; ajoutez un quart de poudre d'iris et un tiers de sucre candi. Au moment de s'en servir, on en délaye quelques pincées dans un peu d'eau.

Poudre astringente pour bains.

Prenez : 500 grammes d'alun en poudre ; 187 grammes d'iris ; 60 grammes de poudre au jasmin, ou 30 grammes de poudre au musc parfumée à la lavande ou au thym ; 60 grammes de mousse de chêne ; 250 grammes d'amidon.

Mêlez le tout exactement et conservez dans des boîtes bien fermées et dans un endroit bien sec. Cette quantité peut servir pour dix bains.

Cette poudre fortifie la peau, la resserre, modère les transpirations trop abondantes, fait disparaître les efflorescences et les gerçures, et rend l'eau du bain très-salutaire en injections répétées dans les cas de flueurs blanches.   (Prix : 5 fr.)

Vinaigre pour bains. — Vinaigre aux parfums composés.

Essence de lavande.	45 gramm.	Essence de girofle.	4 gramm.
Essence de cannelle.	4 —	Alcool à 32 degrés.	8 litres.

Mêlez, agitez le mélange et ajoutez :

Vinaigre blanc d'Orléans.	2 litres.	Extrait de storax.	60 gramm.
		Eau de cologne.	1 demi-lit.
Vinaigre pur.	125 gramm.	Alcali volatil.	4 gramm.
Extrait de benjoin.	60 —		

Donnez de la couleur avec un peu d'orseille et filtrez.

On peut en faire, bien entendu, une quantité moindre en observant les proportions indiquées.

(Prix : 5 fr. le litre.)

Coups. — Contusions.

Si le coup est très-violent il peut s'ensuivre une inflammation de l'organe. On mettra 10 ou 12 sangsues sur la région contuse, et on appliquera ensuite des cataplasmes de farine de lin. Dans le cas contraire, des compresses trempées dans de l'eau froide vinaigrée et appliquées immédiatement suffiront pour empêcher l'ecchymose et la douleur. On fera usage de la solution suivante, si le cas présente quelque gravité :

| Eau simple. | 1 litre. | Alcool camphré. | 30 gramm. |
| Sous-acétate de plomb liquide. | 4 gramm. | Laudanum. | 4 — |

Mêlez.   (Prix : 1 fr. 50 c.)

Coupures.

Le premier soin dans toutes les coupures doit être de réunir, rapprocher les bords de la plaie, afin d'éviter une trop grande perte de sang et d'obtenir la cicatrisation immédiate. On maintient cette réunion au moyen de bandes de linge convenablement serrées ou de bandelettes d'une toile gommée qu'on appelle *sparadrap*. Lorsque la plaie ne se ferme pas de suite et que la suppuration s'établit, on panse matin et soir avec du cérat légèrement saturné.

Crachement de sang. — Hémoptysie.

Le crachement de sang dont nous voulons parler, et qu'on appelle hémoptysie, consiste en une expectoration habituelle de sang provenant des poumons. Cette espèce d'expectoration a lieu souvent sans fièvre, sans toux et sans gêne de la respiration. Il arrive que ces crachements si bénins, si inoffensifs en apparence, déterminent des ulcérations dans les bronches, des engorgements dans les tissus des poumons, et que les individus deviennent à la longue poitrinaires. On doit donc bien se garder de se négliger dans ces sortes de cas. Le *Rob Boyveau-Laffecteur* est le médicament le plus avantageux, le plus efficace et le plus commode dont on puisse faire usage.

Quand un crachement de sang se déclare avec violence, il faut recourir au ministère d'un médecin. En attendant, on mettra des sinapismes aux jambes, aux cuisses et sur le dos et l'on fera boire au malade de la limonade froide, et toutes les 10 minutes une cuillerée à bouche de la potion suivante :

| Eau sucrée. | 1 demi-bouteille. | Eau de Rabel. | 2 grammes. |

Mêlez.   (Prix : 60 c.)

Crampes. — Crampes d'estomac.

Les *crampes des membres* sont de deux espèces; les unes, occasionnées par la compression d'un nerf ou d'une artère dans une fausse position du corps, produisent un engourdissement très-douloureux, un fourmillement des plus insupportables, l'impossibilité de faire le moindre mouvement, et sont purement accidentelles, n'ont qu'une durée de quelques minutes.

L'autre espèce de crampes des membres qui peut se faire sentir aux bras, aux avant-bras et aux cuisses, mais qui est beaucoup plus commune aux mollets, consiste en une contraction violente, instantanée des muscles, qui produit une douleur atroce, rend les chairs très-sensibles au toucher, raccourcit le membre sur lui-même, rend tout mouvement impossible et dure quelquefois plusieurs jours. Elles constituent une véritable maladie qu'aucun moyen ne combattra avec plus d'avantages que le *Rob Boyveau-Laffecteur.* Dans le moment des crampes, outre l'emploi du *Rob*, on appliquera sur le membre des cataplasmes chauds et arrosés avec le mélange suivant :

Camphre.	4 grammes.
Huile d'amandes douces.	60 —
Laudanum de Sydenham.	2 —
Teinture de jusquiame.	4 —

Mêlez ensemble et secouez la bouteille chaque fois que vous vous en servirez.

Les *crampes d'estomac,* et des *intestins,* désignées en médecine sous les noms de gastralgie et d'entéralgie, constituent souvent une maladie des plus graves. Ce sont des douleurs atroces, un resserrement affreux au creux de l'estomac et au ventre, qui se communique aux muscles de la poitrine, produit un sentiment désespérant de suffocation et arrache aux malades des cris déchirants.

Après avoir fait une ou deux applications de quinze ou vingt sangsues, on fait toutes les heures des frictions légères, mais continuées pendant six ou huit minutes sur l'estomac ou sur le ventre, avec le liniment dont nous donnons plus bas la formule, et on met un cataplasme de farine de lin bien chaud après chaque friction. Les sinapismes aux extrémités inférieures et sur le bas-ventre produisent aussi de très-bons effets. Mais aussitôt que les douleurs sont calmées, on met le malade à l'usage du *Rob Boyveau-Laffecteur*, dont on augmente progressivement la dose de jour en jour.

Liniment pour frictions :

Camphre en poudre.	4 gramm.	Laudanum de Rousseau.		4 gramm.
Huile de camomille.	15 —			
Huile d'amandes douces.	75 —	Teinture éthérée de digitale.		4 —

Mêlez ensemble.   (Prix : 2 fr.)

Croup.

Voix voilée, toux rauque, grosse, sèche, râpeuse, respiration courte, pénible, sifflante, bruyante, sentiment de suffocation, anxiété peinte sur la physionomie du malade, chaleur sèche de tout le corps, pouls fort et extrêmement fréquent, tels sont les symptômes du croup.

Cette terrible maladie, qui tue assez fréquemment en vingt-quatre ou trente-six heures et dont la plus longue durée n'est jamais de plus de cinq ou six jours, consiste en une inflammation d'une nature particulière du larynx, de la trachée-artère et des premières ramifications des bronches.

Aussitôt qu'on s'aperçoit, à la nature de la toux, qu'un enfant est menacé du croup, il faut, sans perdre un instant, 1° faire vomir abondamment et à plusieurs reprises avec :

Tartre stibié.	27 milligrammes.
Eau distillée.	125 grammes.
Sirop d'ipécacuanha.	32 —

Mêlez.   (Prix : 1 fr.)

2° Une heure après les vomissements donner en 3 doses, à un quart-d'heure d'intervalle chacune, le looch suivant :

Calomel à la vapeur.	20 à 30 centigrammes.
Huile de ricin.	8 à 10 grammes.
Émulsion de gomme.	65 —

Mêlez. (Prix : 1 fr. 20 c.)

3° Continuer l'administration alternative du vomitif et du purgatif, de la manière indiquée, jusqu'à disparition complète des symptômes.

Cubèbe.

Le *poivre a queue* ou Cubèbe est le fruit desséché du poivre désigné en botanique sous le nom de *piper cubeba*. Il donne à l'analyse quelques substances salines, une résine colorée, et une autre plus abondante, analogue à celle du Copahu : c'est à cette dernière résine que sont dues ses propriétés. Elles agissent surtout sur les membranes muqueuses, principalement sur celle de l'appareil génito-urinaire. Le Cubèbe, dans ce cas, paraît se comporter d'une manière spéciale. On l'administre en poudre, sous forme de pilules, de bols ou de capsules, en électuaire associé au baume du Pérou, de Tolu, etc. On l'administre encore en lavements et en injections. Il convient surtout à la fin des écoulements déjà anciens, et qui se prolongent surtout par atonie de la muqueuse.

D

Dartres. — Maladie de la peau. — Urticaire. Couperose.

Le mot *dartre* est une expression générique servant à désigner une multitude d'affections de la peau, caractérisées par des éruptions de forme, d'aspect et de nature divers, tendant à s'agrandir, ayant leur siége dans les différents tissus de la peau et tenant généralement à la constitution particulière de l'individu ou à un vice organique spécial.

Les dartres consistent dans une irritation chronique de la peau, qui se présente sous une multitude de formes différentes. Quand elles commencent à se développer, on aperçoit sur la peau un assemblage de petits boutons réunis ou épars, dont l'apparition est annoncée par une tension et une légère démangeaison. Bientôt ces boutons se rompent et laissent échapper un liquide qui, en se desséchant, forme des écailles farineuses ou croûteuses, qui corrode la peau et forme des ulcères douloureux et rongeant, si l'art ne parvient pas à en arrêter la marche. Ces maladies attaquent tous les âges et toutes les classes de la société : leur marche insidieuse trompe toujours celui qui en est atteint : car elles augmentent ou diminuent selon les saisons ; elles disparaissent, reviennent encore, ou se changent en d'autres affections qui semblent n'avoir avec elles aucune corrélation. Ce qui rend surtout ces maladies fort dangereuses, c'est que, quand elles sont parvenues à un certain degré, elles deviennent contagieuses ; alors le malade devient un objet de crainte et d'horreur pour tous ceux qui l'environnent. L'aspect des dartres est si repoussant que, même à leur début, chacun s'en occupe avec inquiétude ; et malgré toutes les précautions dont le malade s'entoure, cette infirmité est toujours connue, et la société frappe d'excommunication morale tous ceux qui sont présumés en être atteints.

La peau se couvre souvent de tubercules et de pustules dures, calleuses, rondes, peu élevées à leur sommité ; communément elles sont sèches et ne rendent point de pus ; quelquefois elles se trouvent en grand nombre aux commissures des lèvres, aux ailes du nez ; elles se placent au front, aux tempes et derrière les oreilles : elles forment alors le chapelet. Ensuite elles s'étendent dans toute la chevelure et sur les autres parties du corps, principalement sur celles qui sont garnies de poils.

Les maladies chroniques de la peau, c'est-à-dire les dartres, se déclarent sans aucun symptôme précurseur pour la plupart, à l'insu, pour ainsi dire, du malade, et ne sont accompagnées de fièvres que lorsqu'elles ont fait des progrès considérables et attaqué profondément la constitution du sujet. Elles tendent constamment à s'aggraver et à s'étendre, soit en surface, soit en profondeur, et ne disparaissent presque jamais d'elles-mêmes, sans le secours de l'art et sans l'emploi de moyens énergiques.

Quels que soient la forme, le caractère ou la nature des dartres, leur principe est toujours un vice constitutionnel, une altération particulière des solides et des humeurs, produites par des causes diverses. Au nombre de ces causes, il faut placer une disposition héréditaire par suite de laquelle le principe herpétique est transmis de père en fils ; l'habitation dans les lieux humides, sales et privés d'air et de lumière ; la suppression d'écoulements habituels, des règles ou des hémorroïdes ; le mauvais état des organes internes, du foie, de l'estomac ou des intestins ; la constitution scrofuleuse ou un virus syphilitique latent ; le contact prolongé de certaines dartres qui se communiquent ; enfin, une foule de causes internes ou externes qui altèrent les fonctions de la peau.

Il résulte de ce qui précède une conséquence importante, savoir, la nécessité de ne jamais traiter les maladies de la peau par des moyens *externes* seulement et avant de les avoir combattues par un traitement *interne*, pendant un temps plus ou moins long, suivant la nature et la gravité des cas. Une pratique contraire peut donner les résultats les plus funestes, reporter le vice dartreux, la maladie elle-même sur les organes internes, y déterminer des affections mortelles.

C'est sur le vaste champ des maladies dartreuses que l'on pourra constater par des preuves irrécusables et saisissantes les heureux effets, la puissante efficacité du *Rob Boyveau-Laffecteur*. L'action de ce médicament est d'autant plus remarquable que, bien différent de toutes les compositions réputées comme spécifiques, son emploi n'est jamais suivi d'aucun accident. Aussi ne doit-on pas être surpris si des médecins du plus haut mérite, des chirurgiens des plus célèbres l'ont prescrit dans des cas qui avaient résisté à toutes les ressources de leur vaste savoir.

Personne n'ignore combien les affections dartreuses sont opiniâtres et difficiles à guérir, ni combien elles deviennent dangereuses lorsque étant très-répandues elles amènent la dégénérescence des fonctions de la peau, corrompent le sang et les humeurs et entraînent à leur suite une consomption mortelle.

Ce traitement interne et radical par le *Rob* devra être secondé par des mesures hygiéniques appropriées, savoir : habiter un lieu sain, respirer un air vif et pur, modifier son régime et prendre une nourriture de bonne qualité, donner de grands soins de propreté à sa personne, à ses vêtements et à son habitation, prendre souvent de grands bains, simples ou médicamentés, et enfin traiter avant tout les maladies des organes internes qui pourraient exister, rétablir les fonctions naturelles qui pourraient être suspendues.

Lorsqu'on aura fait usage du *Rob Boyveau-Laffecteur* pendant un temps dont la durée sera calculée d'après la nature de la maladie et sa gravité, on pourra lui associer sans craintes les moyens externes ou locaux qui conviendront le mieux à chaque cas spécial. Dans les taches de rousseur, comme pour le prurigo, on se trouvera bien de frictions légères avec la pommade suivante :

Borax en poudre.   5 grammes. | Axonge.   30 grammes.

Dans les *dartres croûteuses* et les *pustules,* si la maladie est aiguë, on appliquera des cataplasmes de farine de pommes de terre, et on fera des lotions avec du lait d'amandes ou de l'eau de cerfeuil. Si elle est ancienne, on emploiera le mélange suivant :

Goudron.   4 grammes. | Laudanum de Sydenham.
Cérat soufré.   25   — | nham.   20 gouttes.

Généralement, dans les cas de taches, rousseurs, boutons, pustules, prurigo ou prurit, croûtes, éruptions de diverses espèces, définies ou non caractérisées par la science, on retirera de très-bons effets des grands bains alcalins ou sulfureux, tièdes, dans lesquels on aura soin de rester pendant au moins deux heures.

Dartres rongeantes. Enlever l'inflammation au moyen de quelques sangsues. — Faire détacher les croûtes par des cataplasmes ou la vapeur de plantes aromatiques. — Puis cautériser plusieurs fois la place en appliquant dessus des boulettes de charpie trempées dans le liquide suivant :

Nitrate d'argent.	25 centigram.	Eau distillée.	125 grammes.

Enfin, on panse tous les jours avec la pommade ci-après, étendue sur de la charpie :

Iodure d'arsenic.	15 centigram.	Axonge.	32 grammes.

A l'intérieur : *Rob Boyveau-Laffecteur.*

Démangeaison à la vulve et à l'anus. Se bassiner plusieurs fois par jour avec l'eau suivante :

Eau blanche.	150 grammes.	Laudanum liquide.	15 gouttes.
Alcool camphré.	15 —		

Graisser la partie matin et soir avec la pommade suivante :

Extrait de belladone.	2 gramm.	Laudanum liquide.	10 gouttes.
Camphre en poudre.	30 centigr.	Cérat.	32 gramm.

Matin et soir on graissera la partie malade avec la pommade suivante :

Sulfate jaune d'hydrargire.	12 décigrammes.
Laudanum de Sydenham.	15 gouttes.
Axonge.	32 grammes.

Toutes les formules ci-dessus peuvent être exécutées au prix de 1 fr. 50 c.

Le traitement des dartres exige l'emploi consécutif de 10 à 12 grandes bouteilles de *Rob Boyveau-Laffecteur*, et il faut reprendre le traitement au printemps et à l'automne, quatre ou cinq années de suite, quoique la maladie ait disparu dès la première saison, on doit aussi insister sur l'emploi des bains dits de barèges factices, composés de 150 grammes de sulfure de potasse pour un bain ordinaire. — On en prend généralement 1 ou 2 par semaine.

Couperose. Cette affection consiste en de grandes taches, au visage, de couleur pourpre, souvent aussi d'un rouge brun ou d'une teinte cuivrée, lesquelles produisent un sentiment de chaleur et de cuisson. Tantôt la peau est unie, tantôt elle est un peu tuméfiée et s'élève au-dessus du niveau de la partie qui est saine. Souvent ces taches sont parsemées de boutons qui ont la forme d'un cône, s'ouvrent à leur sommet et suintent un liquide blanc ou jaunâtre, mêlé quelquefois de sang.

La couperose est assez souvent héréditaire, mais elle se développe particulièrement chez les personnes qui font abus des liqueurs spiritueuses et d'aliments très-échauffants.

Il faut bien se garder de traiter cette maladie par des moyens appliqués extérieurement et directement sur les parties malades. C'est une recommandation que nous ferons d'ailleurs pour toutes les maladies de la peau. On s'exposerait à répercuter, c'est-à-dire à faire rentrer le mal et à le faire se porter sur des parties internes. On doit d'abord faire un traitement interne plus ou moins long. Il est reconnu par les hommes de l'art que la médecine ordinaire obtient fort peu de succès contre cette maladie. C'est donc encore au *Rob Boyveau-Laffecteur* qu'il appartiendra de triompher de cette affection si opiniâtre. On en fera usage journalièrement, suivant les instructions de M. Giraudeau de Saint-Gervais, pendant deux mois. Au bout de ce temps, il sera permis d'employer, sans aucun danger, tout en continuant le *Rob*, des moyens convenables qu'on appliquera sur les parties de la peau frappées de couperose. Parmi ces moyens, nous recommandons la composition suivante ;

Sulfate de zinc. 1 gramme. | Eau distillée. 500 grammes.

Mêlez ensemble. (Prix : 75 c.)

On imbibe bien les parties malades avec cette eau tous les soirs, on les couvre de linge fin trempé dans cette eau pour passer la nuit, et le matin on lave la place avec de l'eau distillée de roses.

On peut aussi avec avantage employer la pommade suivante :

Proto-sulfate d'hydrargire. 4 grammes.
Axonge. 60 —

Mêlez. (Prix : 1 fr. 50 c.)

Pour adoucir ensuite la peau qui reste généralement rugueuse, on se sert de mucilage de coings ou de cold-cream.

Défaillance. — Syncopes.

La défaillance ou syncope consiste en une suspension ordinairement, mais momentanée et plus ou moins complète, du sentiment, du mouvement, de la circulation du sang et de la respiration. On l'appelle aussi évanouissement. La défaillance est précédée de tintements d'oreille, d'éblouissements et de l'obscurcissement de la vue.

Quelle qu'en soit la cause, il faut s'appliquer à la détruire. Lorsqu'il y a plénitude sanguine, une saignée modérée ou des sangsues à l'anus sont indispensables. Mais toutes les fois que la syncope présente un caractère nerveux, ces moyens seraient très-dangereux. Qu'il s'agisse de détourner une irritation qui se porterait sur le cerveau, ou de tempérer l'activité de la circulation du sang, ou de débarrasser les intestins des saburres dont ils sont surchargés, ou enfin de neutraliser une influence hystérique, le *Rob Boyveau-Laffecteur* produira constamment les meilleurs effets. La durée du traitement par le *Rob* ne peut être déterminée d'avance, car elle dépend entièrement de la nature de la cause qui donne lieu aux défaillances dont il est ici question.

10 à 12 bouteilles sont généralement indispensables.

Dépuratifs.

Les dépuratifs sont des médicaments qui ont la propriété d'enlever à la masse des humeurs, les principes qui en altèrent la pureté, et de les porter au dehors par quelques-uns des émonctoires naturels, tels sont les antiscorbutiques. La médication dépurative s'opère souvent par l'intervention pure et simple de la nature. Parmi nos diverses sécrétions, il en est quelques-unes, la sécrétion urinaire entre autres, qui ne constituent autre chose qu'une vraie dépuration naturelle. Dans ce cas, ce genre de terminaison est regardé comme une *crise ;* ce qui, en général, suppose que cette crise est survenue sans le secours de l'art. Par l'administration des dépuratifs, on cherche donc à imiter la nature, c'est-à-dire à favoriser la tendance qu'elle montre souvent de la manière la plus évidente, pour se débarrasser des produits d'un principe morbide quelconque. On conçoit d'après cela que la dépuration s'opère à l'aide de procédés divers, selon la nature du mal. Il pourra même y avoir des médications fort opposées, selon que l'on voudra, par exemple, dépurer le sang d'un hydropique, ou celui d'un syphilitique. La dépuration est tantôt simplement l'accessoire d'un traitement, et tantôt elle est seule le traitement lui-même.

Descente de matrice.

La descente de matrice se révèle par des pertes en blanc, par une pesanteur sur le bas-ventre et au fondement, par des tiraillements à l'estomac, aux cuisses, dans les aines et sur les hanches, par une faiblesse générale et une diminution très-notable de l'appétit, par l'impossibilité de marcher longtemps ou de rester debout, par une constipation habituelle et des besoins d'uriner très-fréquents, et par l'apparition d'hémorroïdes lorsqu'elle est un peu ancienne. Cette descente tend sans cesse à augmenter, et elle finit par donner lieu à l'infirmité la plus déplorable.

Elle est généralement l'effet d'une faiblesse constitutionnelle et en particulier des ligaments de l'organe.

Il y a donc, indépendamment des moyens chirurgicaux dont cette infirmité réclame quelquefois l'emploi, nécessité de fortifier la constitution générale, de tonifier les ligaments et autres tissus de la matrice, d'entretenir la liberté du ventre. Le *Rob Boyveau-Laffecteur* est, par conséquent, l'un des meilleurs médicaments spéciaux auxquels on puisse avoir recours. Non-seulement il rétablit les forces générales et locales, mais il tarit en outre la source des pertes blanches, rappelle l'appétit et fait cesser les inquiétudes, les tiraillements et les malaises que les femmes éprouvent autour du bas-ventre.

On doit en outre faire des injections avec des décoctions de cerfeuil, de feuilles de noyer, et porter une ceinture hypogastrique ou un pessaire, selon la gravité des accidents.

Diarrhée. — Dévoiement.

Diarrhée et dévoiement sont synonymes. Chacun sait qu'on donne ces noms à des évacuations alvines, abondantes, liquides, et plus ou moins nombreuses chaque jour.

Si la maladie dépend d'un refroidissement, d'une digestion habituellement imparfaite, d'une faiblesse des organes, d'une suppression de la transpiration, d'une constitution vicieuse, lymphatique, scrofuleuse ou rachitique, il importe de changer les conditions dans lesquelles le sujet se trouve, de modifier son tempérament, de donner du ton et de l'énergie aux organes qui remplissent mal leurs fonctions, enfin de favoriser la digestion. Aucun médicament ne remplira mieux ces indications que le *Rob Boyveau-Laffecteur.*

Diarrhée chronique. Pour *boisson :*

| Alun en poudre. | 4 grammes. | Eau. | 1 litre. |

Mêlez et sucrez.

Pilules :

| Gomme kino. | 4 grammes. | Extrait thébaïque. | 25 centigr. |
| Extrait de ratanhia. | 4 — | | |

Mêlez pour 36 pilules. On en prend 6 par jour.

(Prix : 1 fr. 80 c.)

Lavements :

| Blancs d'œufs. | N° 3. |
| Eau de graine de lin. | 1 demi-litre. |

On en prend 2 ou 3 par jour, qu'on garde le plus long-temps possible.

Diarrhée des enfants. Crème de riz sucrée pour toute nourriture, s'ils sont encore à la mamelle. — Bains tièdes fréquents. — Cataplasmes de fécule de riz et de farine de lin sur le ventre. — Deux petits lavements par jour de riz, de pavot et d'amidon.

Pour 4 lavements : Une cuillerée à bouche de riz, la moitié d'une tête de pavot moyenne ; faire bouillir vingt minutes au plus, et ajouter à chaque lavement 2 ou 3 petits globules d'amidon.

Potion :

Sirop de gomme.	30 grammes.
Sirop de pavot blanc.	10 —
Blanc d'œuf bien battu.	N° 1.
Gomme kino en poudre.	60 centigr.
Eau distillée.	125 grammes.

Une cuillerée à café toutes les heures.

(Prix : 1 fr. 20 c.)

Digestion.

Une bonne digestion habituelle annonce une nature vigoureuse, peu d'aptitude aux maladies, et une prédisposition à vivre longtemps.

Les effets d'une mauvaise digestion sont de donner des aigreurs, des renvois, des vents et une mauvaise bouche, surtout le matin ; d'occasionner des envies de dormir après le repas, de rendre les membres lourds et le sommeil agité, de déterminer de la sensibilité et même de la douleur à la région épigastrique, de produire un état saburral, des palpitations, des céphalalgies, une chaleur incommode. Les personnes qui digèrent mal sont toutes dans deux conditions opposées, ou habituellement constipées ou sujettes à des dérangements de ventre très-fréquents.

Une modification bien entendue dans le régime est de première nécessité dans ces sortes de cas ; mais l'expérience a prouvé que l'usage du *Rob Boyveau-Laffecteur* était un précieux auxiliaire pour ramener les fonctions digestives à leur état normal.

On doit aussi avoir recours à 2 ou 3 purgations légères avec l'eau de Sedlitz, de quinze en quinze jours.

Douleurs d'oreilles. — Otite.

Les douleurs d'oreilles proviennent d'une inflammation de la membrane muqueuse de l'oreille, caractérisée par une douleur aiguë, un bourdonnement insupportable, un écoulement de mucus par le conduit auditif externe, ou par la *trompe d'Eustache*, conduit guttural de l'oreille qui s'ouvre dans l'arrière-gorge.

Pour calmer les douleurs d'oreilles, on doit commencer par faire quelques fumigations d'eau de guimauve et de têtes de pavot, dont on dirige la vapeur par un entonnoir dans le conduit auditif; ensuite on introduit quelques gouttes du mélange suivant :

Huiles d'amandes douces.	30 grammes.
Laudanum liquide.	10 gouttes.

(Prix : 60 c.)

Maintenir le liquide avec un tampon de coton. — Si les douleurs sont très-vives, on mettra 6 ou 8 sangsues derrière l'oreille.

Écoulement par les oreilles. Mouches cantharides derrière les oreilles, ou frictions avec l'huile de croton. — Purgatifs répétés, et, au besoin, vésicatoire derrière le cou.

Pommade :

Proto-iodure d'hydrargire.	1 gramme.
Hydro-chlorate de morphine.	5 centigr.
Pommade de concombre.	20 grammes.

Frictionner l'intérieur de l'oreille avec un bourdonnet de coton enduit de cette pommade.

(Prix : 1 fr. 50 c.)

Si on pense que les maux d'oreilles proviennent d'un vice du sang, on aura recours au *Rob Boyveau-Laffecteur*.

Douleurs nocturnes. — Douleurs ostéocopes.

On a donné ces noms à des douleurs qui, nulles ou très-supportables pendant le jour, se développent périodiquement ou augmentent progressivement dès que le malade est couché et sous l'influence de la chaleur du lit. Ces douleurs sont le produit de maladies actuellement existantes, telles que le rhumatisme fibreux ou aponévrotique, ou le résultat de maladies anciennes dont la guérison n'a pas été radicale, telles que les maladies secrètes.

Il est évident, d'après cette description, que le traitement devra avoir pour but de détruire la cause, le principe morbide qui engendre et entretient ces douleurs, et que parmi les moyens proposés les dépuratifs obtiendront le premier rang. Les causes les plus ordinaires de ces tristes affections étant un principe rhumatismal ou la présence d'un virus contagieux dans le sang, on se rendra facilement compte des avantages et des succès du *Rob Boyveau-Laffecteur*. Les bains de vapeur sont souvent utiles.

On peut aussi faire quelques frictions avec le *Baume nerval*.

4.

Dyssenterie.

La dyssenterie ressemble beaucoup, dans le début, à la diarrhée ; mais bientôt elle présente d'autres symptômes, et elle est caractérisée par un ténesme douloureux du fondement, par des besoins continuels d'aller à la selle sans qu'il y ait de véritables déjections. Le malade éprouve des coliques violentes, de la fièvre, et il ne rend qu'un peu de liquide ou quelques mucosités mêlées de sang et de glaires.

Le but fondamental du traitement doit être de calmer l'état d'irritation du gros intestin, de faire cesser l'excès d'irritabilité dans lequel il se trouve, et de rétablir les fonctions de la peau ou de les activer. Après avoir obtenu une amélioration par des moyens adoucissants mucilagineux, calmants, légèrement astringents, et par l'usage surtout de grands bains très-chauds, qu'on fait prendre chaque jour au malade, si la dyssenterie devient chronique, on le soumet à l'usage du *Rob Boyveau-Laffecteur.* Ce médicament remplit merveilleusement les indications, abrége le traitement et la durée de la maladie, accélère la convalescence, en relevant les forces et les fonctions digestives.

Quand la dyssenterie commence on donnera pour boisson de l'eau albumineuse, 3 ou 4 blancs d'œufs bien battus, dans un demi-litre d'eau convenablement sucrée, ou une décoction de riz avec addition de 4 grammes de cachou et 60 grammes de sirop de coing par litre.

Lavement :

Extrait de ratanhia.	4 grammes.	Jaune d'œuf.		N° **1.**
Extrait de quinquina.	2 —	Eau distillée de laitue.		150 grammes..
Extrait thébaïque.	5 centigr.			

Mêlez. (Prix : 1 fr. 60 c.)

On en prendra deux par jour que l'on gardera aussi longtemps que possible.

E

Écoulement.

(*Voir* MALADIES CONTAGIEUSES.)

Ecrouelles. — Scrofules.

La maladie scrofuleuse se manifeste par une foule d'affections diverses. La plus commune est un engorgement des glandes qui existent autour du cou, sous la mâchoire et à la nuque, et qui forment alors des tumeurs plus ou moins volumineuses, disposées en forme de chapelet. Tantôt elles sont molles, indolentes, mobiles et peuvent rester telles pendant plusieurs années ; tantôt elles durcissent, prennent du volume, deviennent douloureuses, puis du pus se forme dans leur intérieur, la peau rougit et s'abcède, et des plaies s'établissent, dont la guérison ne s'obtient qu'au moyen de cicatrices déprimées à leur centre, plissées à leur pourtour et d'un aspect très-désagréable. C'est ce qu'on appelle les *écrouelles*.

Il est rare que les jeunes gens des deux sexes atteints de cette forme de la scrofule, ne soient pas en même temps affectés de tubercules des organes internes, du foie, des poumons et du mésentère. Aussi en voit-on un nombre considérable succomber à la phthisie pulmonaire.

Une autre forme de la maladie scrofuleuse consiste : 1° en des ophthalmies aiguës qui revêtent promptement le caractère chronique, sont toujours accompagnées de suppurations des paupières et donnent lieu à la formation de taies sur l'œil très-difficiles à guérir ; 2° en des écoulements continuels d'humeur par les oreilles ; 3° chez les jeunes filles, en des pertes blanches et des irritations de la partie, que l'on n'observe d'ordinaire que chez les femmes.

Enfin, chacun sait que la déviation des os et particulièrement de la colonne vertébrale est due aussi à cette constitution scrofuleuse que l'on a désignée sous le nom de rachitisme.

Outre les fâcheuses maladies dont nous venons de parler, la scrofule est encore la cause d'autres maladies plus redoutables, telles que la consomption ou atrophie des organes, la phthisie tuberculeuse, l'hydropisie du ventre et du corps tout entier, l'hydrocéphale ou hydropisie du cerveau, et enfin le cancer des seins, de la matrice, et surtout du nez, des lèvres et de la face, et les dartres rongeantes.

Les scrofules étant constamment une maladie constitutionnelle, inhérente au tempérament et à l'organisation de l'individu, le traitement est long et difficile, car pour obtenir une guérison radicale, il faut agir sur la nutrition, il faut modifier entièrement les fonctions digestives, ramener le système lymphatique à l'état normal, corriger l'altération des humeurs, les mauvaises qualités du sang et de la lymphe, fortifier les organes, changer le cours des humeurs, détruire les engorgements qui se sont déjà produits, remédier aux lésions des organes internes, *refaire* pour ainsi dire l'individu. Nulle autre maladie n'exige autant de patience, de courage et de persévérance de la part du malade. Le printemps et l'été sont les saisons les plus propices au succès d'un traitement bien entendu. C'est dans le traitement de ces tristes et cruelles maladies qui déciment les populations des grandes villes et des contrées malsaines, que l'on reconnaîtra la puissante efficacité du *Rob Boyveau-Laffecteur*. Le *Rob Boyveau* remplira d'autant mieux les conditions voulues dans le traitement de ces maladies, que par sa composition il répond parfaitement aux indications établies par les maîtres de l'art. Mais il ne faut pas oublier que le régime est ici un objet capital, et par régime nous n'entendons pas seulement les aliments et les boissons, mais bien toutes les actions de la vie. Ainsi, nourriture saine et tonique, boissons fortifiantes, air pur, grande propreté de sa personne et de son habitation, exercice journalier en plein air et en plein soleil, lavages du corps, bains, frictions sèches ou aromatiques, etc.

Les ulcères scrofuleux doivent être pansés avec du cérat opiacé, et lavés avec du vin aromatique.

On peut aussi frictionner les glandes engorgées avec la pommade suivante :

Iodure de potassium.	5 grammes.
Axonge.	40 —

Depuis quelques années on a préconisé l'huile de foie de morue, mais pour guérir la diathèse scrofuleuse, l'expérimentation n'a pas confirmé les espérances des partisans de cette nouvelle médication.

Empoisonnements.

Dans toutes les espèces d'empoisonnements, il faut se hâter de faire vomir très-abondamment le malade et de le purger. (*Voir* les diverses espèces d'empoisonnements.) Du reste, on doit s'empresser de faire appeler un médecin.

Dans les *empoisonnements par les champignons*, on fera vomir de suite en donnant toutes les cinq minutes une tasse de :

Émétique.	20 centigr.	Eau simple.	1 litre.
Sulfate de soude.	16 grammes.		

Mêlez. (Prix : 1 fr.)

On donnera ensuite un purgatif composé de :

Huile de ricin.	65 grammes.
Sirop de fleurs de pêcher.	65 —

à prendre en quatre parties de quart d'heure en quart d'heure.

Ensuite on fait boire de l'eau de riz ou de gomme coupée avec du lait.

(Prix : 1 fr. 90 c.)

Dans les *empoisonnements par les moules*, faire vomir et évacuer comme pour les champignons, puis donner par cuillerées à bouche toutes les dix minutes la potion suivante :

Liqueur anodine d'Hoffmann.	4 grammes.
Laudanum de Sydenham	20 gouttes.
Sirop simple.	32 grammes.
Eau distillée.	125 —

Mêlez. (Prix : 1 fr. 50 c.)

Dans les *empoisonnements par l'acide nitrique* ou *sulfurique*, ces acides donnant lieu par eux-mêmes à de violents vomissements, on n'aura pas besoin d'employer les vomitifs, mais on administrera de suite le mélange suivant en une seule dose, qu'on répétera plusieurs fois de quart d'heure en quart d'heure jusqu'à la cessation des accidents :

| Magnésie calcinée. 15 grammes. | Eau. 125 grammes. |

(Prix : 1 fr. 50 c.)

Ensuite : eau de graines de lin très-concentrée pour boisson ; lavements émollients ; cataplasmes sur le ventre.

Dans les *empoisonnements par l'eau de javelle*, faire vomir de suite (Voir *Champignons*). — Donner ensuite du jus de citron ou du vinaigre en boisson (une cuillerée à bouche par verre d'eau). — Faire boire beaucoup d'eau chaude ou du blanc d'œuf dans de l'eau (4 blancs d'œufs par litre).

Dans les *empoisonnements par l'arsenic et ses composés*, faire vomir de suite et à plusieurs reprises :

| Sirop d'ipécacuanha. | 65 grammes. |
| Eau distillée ou simple. | 125 — |

qu'on prend en une seule fois.

(Prix : 90 c.)

— Purger immédiatement après avec :

| Huile de ricin. | 65 grammes. |

— On donne ensuite une tasse toutes les cinq minutes de l'eau suivante :

| Hydrate de peroxyde de fer. | 500 grammes. |
| Eau sucrée. | 1,500 — |

Mêlez. (Prix : 4 fr.)

— Puis on fait vomir de nouveau.

Dans les *empoisonnements par le phosphore et les allumettes chimiques*, même traitement que pour les *acides*. Mais s'il n'y avait pas de vomissements, on aurait soin de faire vomir avec :

Tartre stibié.	27 milligr.	Sirop d'ipécacua-	
Eau distillée.	125 grammes.	nha.	30 grammes.

Mêlez. (Prix : 90 c.)

Dans les *empoisonnements par le vert-de-gris*, faire vomir s'il n'y a pas de vomissements ; puis faire boire en abondance de l'eau avec de la magnésie calcinée, ou de la craie avec de l'eau albumineuse (3 ou 4 blancs ou jaunes d'œufs par verre d'eau). (*Voir* ACIDES.)

Dans les *empoisonnements par les cantharides*, provoquer les vomissements en faisant boire de l'eau tiède en très-grande quantité et en introduisant le doigt dans la gorge ; donner ensuite en abondance une décoction concentrée de graines de lin ou de guimauve ; faire prendre de grands bains tièdes très-prolongés et mettre des cataplasmes émollients sur le bas-ventre.

Dans les *empoisonnements par l'opium*, faire vomir avec :

Sulfate de zinc.	1 gramme.	Sirop simple.	40 grammes.
Eau distillée.	100 —		

Mêlez. (Prix : 75 c.)

— Faire boire ensuite une grande quantité de café noir, ou de l'eau vinaigrée sucrée, limonade de citron concentrée.

Enflure. — Emphysème.

Lorsque l'emphysème est le résultat d'une blessure qui a pénétré dans le poumon, c'est à l'art chirurgical qu'il faut d'abord avoir recours, et le *Rob* ne peut être administré que plus tard pour consolider la guérison.

Quand l'enflure provient d'une infiltration d'eau dans les tissus, cela constitue une hydropisie dont les noms varient selon les organes qui en sont atteints. (*Voir* HYDROPYSIE, ANÉVRISME, HYDROCITE.)

Engelures.

Envelopper les parties frappées d'engelures avec des linges trempés dans le mélange suivant :

Huile d'olive camphrée.	65 grammes.
Sous-acétate de plomb liquide.	4 —
Essence de térébenthine.	30 —

Mêlez. (Prix : 90 c.)

Outre le liniment précédent, qu'on appliquera sur les parties non ulcérées, on pansera les plaies avec la pommade suivante, étendue sur de la charpie :

Cérat saturné.	65 grammes.	Alcool.	6 grammes.
Camphre pulvérisé.	40 centigr.		

Mêlez. (Prix : 90 c.)

Les engelures annoncent un tempérament lymphatique et il faut s'efforcer de modifier la constitution des enfants par un bon régime, des bains salés, et dans l'été des bains de mer.

Engorgement des glandes.

L'engorgement présente des caractères divers suivant l'organe qui en est le siége. Les organes qui en sont le plus ordinairement frappés sont les glandes du cou, des aisselles et des aines, le foie, la rate, les seins, etc.

L'engorgement des glandes du cou est presque toujours le signe d'une disposition scrofuleuse constitutionnelle, qui conduit aux *écrouelles* (*Voir* ce mot).

Celui du foie est caractérisé par la perte de l'appétit, un gonflement habituel au creux de l'estomac, un teint jaunâtre, une digestion difficile, une soif fréquente, des urines rougeâtres et des selles d'un gris cendré.

Nous croyons devoir dire quelques mots des engorgements de la matrice et des testicules, maladies extrêmement communes et toujours fort graves. Le premier, celui de la matrice, est toujours accompagné de pertes blanches, de pesanteur sur le bas-ventre ou sur le fondement, de tiraillements dans les aines, de douleurs sur les cuisses, de fatigues dans les hanches, etc. S'il n'affecte que le col et qu'il soit au début, il est facilement guérissable ; mais si l'organe entier en est frappé, il mérite la plus sérieuse attention et exige un traitement fort long.

L'engorgement des testicules, qu'il soit spontané, ou dû à un vice scrofuleux, à un virus contagieux, ou qu'il soit le résultat d'une chute sur la partie ou d'un coup, ne guérit jamais par les seuls efforts de la nature ; et, de plus, il acquiert constamment, après un temps plus ou moins long, un caractère squirrheux.

On sait déjà par expérience combien le *Rob Boyveau-Laffecteur* obtient de succès par son action spécifique toutes les fois qu'il est question d'affections chroniques et de maladies engendrées par des causes spéciales, des virus contagieux ou des affections de la peau répercutées. Sa puissance dissolvante et dérivative sera d'autant plus assurée dans les engorgements, qu'ils se seront montrés plus rebelles aux médicaments ordinaires.

On ne doit pas négliger les préparations d'iode, soit à l'intérieur, soit à l'extérieur.

Chez les enfants, légers purgatifs de temps à autre. — Grands bains frais tous les deux jours. Les adultes feront usage du *Rob Boyveau-Laffecteur*. Frictions matin et soir avec la pommade suivante :

Iodure de baryum. — 20 centigrammes.
Axonge. — 32 grammes.

Mêlez. (Prix : 75 cent.)

Tumeurs des seins. Lorsqu'il existe dans les seins des grosseurs, sensibles ou non quand on les touche, mais sans inflammation, sans enflure de l'organe, et qui proviennent soit de coups reçus, soit d'une cause inconnue, on s'appliquera à les faire fondre par des purgatifs répétés et par des frictions avec la pommade ci-après :

Iodure de potassium. — 4 grammes. | Iode pur. — 3 décigr.
| Axonge. — 30 grammes.

Mêlez. (Prix : 1 fr. 20 c.)

5

Engorgement laiteux des seins

On donne vulgairement le nom de poil dans le public aux inflammations qui surviennent aux seins des femmes accouchées, et qui sont accompagnées de tuméfactions considérables, de rougeur intense, de douleurs violentes.

La cause la plus ordinaire de cette maladie est un refroidissement, un courant d'air, une suppression de la transpiration : d'autres fois, elle se développe par le seul effet d'une congestion laiteuse dans les diverses glandes dont le sein se compose. Il convient, par conséquent, de la combattre par l'administration à hautes doses et prolongées du *Rob Boyveau-Laffecteur,* car la base du traitement doit consister à exciter fortement les excrétions par la peau, les urines et les déjections alvines, et à combattre l'obstruction locale.

Le traitement consistera donc à cesser l'allaitement. — Purger plusieurs jours de suite. — Diète. — Tisane de chiendent avec 4 décigrammes de sel de nitre par litre. — Grands cataplasmes avec un quart de fécule de riz et trois quarts de farine de lin. — Soutenir et comprimer légèrement les mamelles avec un bandage relevé par une bande en bretelles.

Engourdissements.

L'engourdissement soit des membres, soit du corps entier, est généralement considéré comme une indisposition légère, à laquelle on ne prête que fort peu d'attention. Cependant cette indisposition tient quelquefois à une cause fort grave. L'engourdissement d'une moitié du corps est presque toujours le signe d'une attaque imminente d'apoplexie, et par suite de paralysie, surtout s'il est accompagné d'un certain embarras dans les mouvements de la langue.

On doit comprendre que des moyens spéciaux sont applicables à chaque cas à raison de la spécialité de la cause qui la produit. Mais il est un caractère commun à tous, qui exige un traitement radical, propre à satisfaire à l'indication générale, et cette indication se trouve merveilleusement remplie par l'usage du *Rob Boyveau-Laffecteur*. En effet, ce spécifique réunit les qualités requises pour activer la circulation du sang, neutraliser l'effet des causes morbides qui entretiennent la faiblesse dans le système nerveux, révulser l'irritation qui se fixerait sur le cerveau ou sur la colonne épinière, rétablir les fonctions de la peau dans le cas où elles auraient été supprimées, corriger les humeurs altérées.

On doit en outre faire des frictions sèches avec une brosse, et prendre 3 ou 4 purgatifs de 15 en 15 jours. — La limonade au citrate de magnésie convient parfaitement pour cette indication.

Enrouements.

Rien n'est plus commun que les enrouements et rien n'est plus généralement négligé, parce que le public n'en connaît ni les suites si souvent funestes, ni la difficulté que l'on éprouve à les guérir lorsqu'ils sont anciens. Une des causes les plus dangereuses de cette infirmité est la répercussion de quelque affection de la peau. Beaucoup de personnes enrouées sont atteintes d'une toux fréquente, sèche, râpeuse, sifflante, et d'oppression. Il y a beaucoup à craindre dans ces cas l'existence de tubercules dans la partie supérieure des poumons.

D'après ce qui précède, chacun comprendra l'importance de faire usage du *Rob Boyveau-Laffecteur* le plus promptement possible, pour combattre une affection qui peut avoir des conséquences si fâcheuses. Par le *Rob* on arrivera non-seulement à détruire la maladie ou l'infirmité elle-même, mais aussi les causes qui lui ont donné lieu.

On devra en outre faire de l'eau de goudron, et sucrer quelques boissons avec le sirop de Tolu et le sirop de mou de veau.

Entorse.

Pour guérir l'entorse on doit plonger de suite le bas de la jambe dans de l'eau froide vinaigrée, de l'eau glacée s'il se peut, pendant fort longtemps et à plusieurs reprises. — Couvrir ensuite la partie de linges trempés dans :

Eau blanche. 150 grammes.	Alcool camphré. 30 grammes.

Garder le repos le plus absolu. (Prix : 80 c.)

Épreinte.

L'épreinte ou ténesme se manifeste par une envie continuelle, douloureuse, et presque inutile, d'aller à la selle, accompagnée de tension au fondement. C'est un symptôme commun dans la dyssenterie. Le ténesme vésical est une envie continuelle d'uriner.

TRAITEMENT : Bains de siége fréquents. — Lavements émollients. — Onction avec la pommade suivante :

Extait de belladone. 4 à 6 grammes.	Lupuline. 4 grammes.
Extrait d'opium. 25 centigr.	Axonge. 60 —

Mêlez. (Prix : 1 fr. 60 c.)

Erysipèle.

L'érysipèle est une rougeur superficielle de la peau accompagnée de chaleur, de cuissons, d'une sensation de brûlure, et dont le développement est précédé de frissons, de fièvre et presque toujours d'envies de vomir ou même de vomissements.

Cette affection est le produit d'embarras gastriques et bilieux, d'un grand échauffement du sang et des humeurs. Aussi ne doit-on pas se contenter d'employer les moyens propres à en arrêter la marche et à obtenir la guérison.

Il faut encore s'appliquer à en prévenir le retour, car il est rare que ceux qui en ont été atteints une fois, n'éprouvent pas dans un délai quelconque, et surtout au renouvellement des saisons, une ou même plusieurs nouvelles attaques de la maladie. Les dépuratifs sont les moyens les plus convenables pour atteindre le but. Nous engageons donc les personnes qui en auront été affectées à faire usage du *Rob Boyveau-Laffecteur* : d'abord aussitôt que la convalescence se déclarera, et ensuite pendant un temps assez long après que la guérison sera complète. Cet excellent médicament rétablira les fonctions digestives, débarrassera l'estomac et les intestins des saburres qui les obstruent et les soustraira aux dangers d'une récidive.

Les maladies érysipélateuses réclament au début les soins d'un médecin. — Il faut appliquer des sangsues à l'anus. — Faire diète et garder la chambre.

Etouffements.

Les étouffements qu'éprouvent certaines personnes sans cause apparente et sans maladie caractérisée, sont de nature diverse. Chez les unes, ils sont occasionnés par une surabondance d'embonpoint, ou une surabondance de graisse sur le cœur et les poumons ; chez d'autres, par une affection du cœur (*Voir* ANÉVRISME) ; chez d'autres encore par une digestion difficile, une influence nerveuse des organes du bas-ventre, un état anormal des organes digestifs, une accumulation d'humeur sur la poitrine ou une affection dartreuse dont le développement à l'extérieur est resté incomplet ou dont la guérison est imparfaite.

Dans toutes ces circonstances et une foule d'autres qu'il est inutile d'énumérer, il est évident que l'étouffement n'est que l'effet d'une cause inaperçue, et que l'effet ne disparaîtra que lorsqu'on aura détruit la cause. C'est donc contre celle-ci que le traitement doit être dirigé. Or, tel est l'avantage du *Rob Boyveau-Laffecteur* que l'homme du monde, l'habitant des villes, comme l'habitant des campagnes, l'homme instruit comme le moins lettré, qui n'a pas les connaissances médicales nécessaires pour remonter à la source de son affection, peut employer ce spécifique sans s'en préoccuper autrement : il doit être persuadé qu'il en retirera de bons effets et ne s'exposera jamais à aucun inconvénient. Bien plus, ces infirmités sont quelquefois d'une nature si obscure, qu'elles échappent au médecin le plus habile, et que par suite elles résistent aux médications les plus variées. Le malade peut encore se soumettre au traitement par le *Rob*, soit spontanément et de lui-même, soit après avoir pris l'avis d'un médecin consciencieux.

Les malades se trouvent bien aussi des cigarettes de datura stramonium, du sirop et des globules de digitale.

F

Faiblesse générale. — Débilité.

Beaucoup de personnes ne sont pas malades et pourtant elles ne se portent pas bien. Elles ont peu ou point d'appétit, de l'inaptitude à un travail quelconque ; la marche les fatigue de suite ; elles sont incapables d'une attention soutenue ; il y a chez elles indolence, nonchalance, paresse, propension au sommeil. Cet état indique constamment la souffrance de quelque organe important, tel que le cerveau, le foie ou l'estomac.

Dans tous les exemples de faiblesse générale, accidentelle, acquise ou constitutionnelle, que nous venons de décrire, la première condition à laquelle il faut souscrire, c'est le changement d'air, l'adoption d'un régime fortifiant par l'usage des viandes rôties et du vin de Bordeaux. Toutes les médications possibles seront inefficaces si elles ne sont secondées par cette double mesure. Mais, dans aucun cas peut-être, le *Rob Boyveau-Laffecteur* n'aura un succès plus certain et plus facile à constater. Son emploi devra être prolongé fort longtemps, il est vrai, car on ne refait pas un tempérament (qu'on me permette l'expression) en quelques semaines ; mais, sous son influence, on verra bientôt l'appétit se développer, la menstruation devenir plus régulière et plus riche, les forces se développer, la gaieté renaître, le teint s'animer, une coloration rosée de la peau se manifester, et les facultés physiques et morales, en un mot, acquérir une aptitude jusqu'alors inconnue.

Fétidité de la bouche. — Mauvaise haleine.

Les uns exhalent une haleine d'une acidité particulière qui a quelque chose de *piquant*, affecte vivement l'odorat des personnes voisines et soulève le cœur ; d'autres ont une haleine d'une fadeur nauséabonde, *puante*, qu'on ne pourrait supporter longtemps sans vomir ou sans avoir une défaillance.

Les causes de cette maladie sont très-variées et proviennent ordinairement de l'érosion dartreuse de la membrane pituitaire ou de la carie des os du nez.

D'après ces indications, personne ne contestera que le *Rob Boyveau-Laffecteur* ne doive fournir un moyen précieux de détruire cette détestable infirmité chez les personnes qui ont le malheur d'en être atteintes. Il est évident, en effet, qu'en régularisant les fonctions digestives, en modifiant la nature des sécrétions muqueuses, en produisant sur d'autres organes une révulsion de l'afflux d'humeurs qui avait lieu sur l'estomac, les bronches ou les cavités nasales, on supprimera la cause de cette fétidité repoussante.

Les personnes affectées de mauvaise haleine seront heureuses de faire usage des pastilles de *cachou de Bologne* et de renifler de l'eau chlorurée légèrement.

Fièvres intermittentes.

Personne n'ignore que les fièvres intermittentes sont caractérisées par des accès qui reviennent périodique-

ment à des jours et des heures fixes, ou à des intervalles
irréguliers ; que ces accès se composent, lorsque la fièvre
est franche, de trois périodes : celle du *froid* ou de la
compression, dont la durée et l'intensité varient à l'infini ; celle de la réaction ou de la *chaleur*, dont le degré
est en rapport direct avec la violence de la première ; et,
enfin, celle de la *sueur*, ou de terminaison, qui n'est
qu'une crise favorable obtenue par la nature pour triompher des causes du mal.

Les accès se reproduisent tous les jours (fièvre quoti-
dienne), ou tous les deux jours (fièvre tierce), ou toutes
les 72 heures (fièvre quarte).

Beaucoup d'affections présentent aussi le caractère
périodique sans que les symptômes décrits plus haut
existent. La migraine revient assez fréquemment à des
époques déterminées. Les névralgies et les névroses sont
très-fréquemmeut intermittentes, n'importe l'organe où
elles siégent.

Toutes les fièvres intermittentes sont accompagnées ou
suivies d'engorgements, d'obstructions des organes internes, du foie, de la rate, du poumon, des intestins. Le
traitement ne doit donc pas consister seulement à *couper*
les accès, à supprimer la fièvre, par l'emploi du sulfate
de quinine. Le point le plus important est de détruire
les lésions organiques qui l'ont produite ou qui en ont
été la suite, et de rétablir la constitution, toujours profondément ébranlée, du malade. Après avoir fait prendre
à celui-ci les médicaments reconnus les plus efficaces
pour couper la fièvre, tel que le sulfate de quinine, on le
soumettra à l'usage prolongé du *Rob Boyveau-Laffecteur*. La durée du traitement par le *Rob* dépendra de
l'ancienneté de la fièvre, de l'opiniâtreté qu'elle aura
montrée, et de l'état général du sujet.

Fièvre de lait des accouchées.

Repos au lit ; tenir les seins chaudement ; ne pas manger ; grande propreté dans les linges de corps et de lit ;

pour boisson, du chiendent ou du petit-lait nitré (12 déci-grammes de nitre par litre). (Prix : 1 fr.)

Fistules.

Les fistules sont des plaies en forme de canal cylindri-que, de la grandeur ordinairement d'un tuyau de plumes pénétrant plus ou moins profondément dans les chairs et ayant une ouverture à leurs deux extrémités ou se ter-minant par un cul-de-sac. Elles peuvent se former sur toutes les parties du corps, à la suite d'abcès, mais elles sont surtout communes à l'anus, aux parties sexuelles, autour du cou, dans le voisinage des articulations, sous les aisselles et dans les aines. Rien n'est plus difficile à guérir que les fistules, surtout lorsqu'elles sont le produit d'abcès scrofuleux ou d'un principe contagieux.

La base du traitement consiste à fortifier l'organisme tout entier par l'usage du *Rob Boyveau-Laffecteur*, à relever la vitalité générale et locale, à donner une autre direction aux humeurs qui tendent sans cesse à se por-ter vers l'organe labouré par les fistules, à rétablir les fonctions digestives ordinairement troublées, à rendre au sang et aux autres fluides les principes vivifiants qu'ils ont perdus. L'usage du *Rob* est d'autant plus nécessaire dans ces sortes d'affections, quoiqu'elles paraissent n'être qu'un mal local dans beaucoup de cas, qu'un traitement externe est tout à fait insuffisant. C'est surtout dans la fistule lacrymale qu'on en obtiendra des effets précieux.

Localement, on doit employer des lotions et des injec-tions émollientes ou astringentes selon qu'il y a plus ou moins d'irritation.

L'emploi des dépuratifs doit toujours précéder et suivre l'opération chirurgicale que l'homme de l'art est souvent obligé de pratiquer, car alors l'adhésion des tissus se fait avec la plus grande facilité.

Flueurs blanches. — Pertes en blanc.

Ces sortes d'écoulements, que nous ne croyons pas

devoir décrire d'une manière spéciale, sont tantôt blancs, laiteux, tantôt jaunâtres, verdâtres, quelquefois épais, d'autres fois aqueux, et dans beaucoup de cas, tellement âcres, qu'ils exercent une action corrosive sur les parties voisines. Chez beaucoup de femmes, ils sont permanents et augmentent en abondance à certaines époques ; chez d'autres, ils reviennent périodiquement.

Toutes les fois que les flueurs blanches sont anciennes, abondantes et douées d'âcreté, elles ne manquent jamais d'exercer une influence nuisible sur l'organisme en général et sur certains organes en particulier. Elles donnent lieu à la pâleur du teint, à une susceptibilité nerveuse et hystérique, à des douleurs, des tiraillements d'estomac, à des digestions difficiles, à la perte de l'appétit, à une maigreur plus ou mois considérable. Quelquefois, elles entretiennent un malaise général, une fièvre lente, plus sensible vers le soir. Elles sont occasionnées par une faiblesse des parties, un relâchement des tissus de l'organe, ou par une fluxion permanente sur le bas-ventre ou par une inflammation, par un engorgement. Enfin, il est des pertes blanches d'une nature toute spéciale et qui ont pour cause l'existence d'un virus contagieux. Quoi qu'il en soit, il serait à désirer que toutes les femmes fussent bien convaincues de l'extrême importance de ne jamais reculer devant la nécessité de traiter cette grave incommodité. Dans le principe, on en obtient facilement la prompte guérison ; plus tard, un traitement long et compliqué ne réussit pas toujours à en arrêter le cours, et beaucoup de femmes perdent par cette affection l'amour de leurs maris en devenant un objet de dégoût. On ne doit jamais oublier aussi que c'est ainsi que débutent toutes ces terribles maladies connues dans le monde sous le nom d'*ulcères de la matrice,* qui sont un des plus grands fléaux de l'espèce humaine.

Les flueurs blanches sont, dans leur principe, un véritable catarrhe de la partie ou de la matrice. Le *Rob Boyveau-Laffecteur* obtiendra des succès assurés toutes

les fois qu'il sera pris en temps opportun et continué
aussi longtemps que l'exigent la cause et l'ancienneté de
la maladie. Si elle est le produit d'un virus contagieux,
le traitement devra être beaucoup plus prolongé. On aura
soin de seconder l'action du *Rob* par des injections d'eau
froide et de vinaigre, d'une solution d'alun ou de sous-
acétate de plomb; lorsqu'il y a douleurs, cuissons,
échauffement, on commencera par des injections avec
une décoction de têtes de pavot et de racine de guimauve qu'on emploiera pendant 10 ou 15 jours. Les
fumigations de benjoin, les bains salés ou soufrés sont
aussi de précieux adjuvants du *Rob Boyveau-Laffecteur*.

On doit ajouter aux dépuratifs l'action des pilules
ci-après :

Gomme kino en poudre.	4 grammes.	Sulfate de fer.	8 grammes.
Baume du Canada.	8 —	Conserve de roses.	quant. suffis.

(Prix : 2 fr.)

Faites 80 pilules de 25 centigrammes. On en prend
4 par jour.

Frictions à la partie interne des cuisses avec :

Hydriodate de fer.	8 grammes.	Axonge.	60 grammes.

Mêlez. (Prix : 1 fr.)

Flux.

On distingue un certain nombre de flux d'espèce différente. Le *flux cœliaque,* qui consiste en des évacuations par le bas, de couleur blanche, ressemblant à du
lait, parfois mêlées d'excréments ou de sang; le teint du
malade est pâle; la maladie finit par amener l'amaigrissement, une fièvre lente et souvent la mort. Il est très-
important de le combattre de bonne heure par le *Rob.*
Le *flux hépatique* n'est pas moins dangereux. Il se distingue par la qualité aqueuse des déjections qui ressemblent à du petit-lait, qui sont tantôt plus, tantôt moins
abondantes, qui se répètent dans certains cas jusqu'à
cinq ou six fois par jour. La maladie se maintient opiniâ-

trement à l'état chronique, dure des années, épuise les forces et amène la consomption. C'est encore un de ces cas où le *Rob Boyveau-Laffecteur* doit être administré dès le principe de la maladie, et continué avec persévérance jusqu'à la guérison complète.

On doit employer en outre la tisane de consoude, le sirop de coings, les lavements de ratanhia.

Fluxions.

On voit en effet chaque jour des personnes atteintes de fluxions, lorsque d'autres, placées dans les mêmes conditions, en sont toujours exemptes. C'est que, chez les premières, les fonctions digestives ne se font pas avec toute la régularité désirable ; elles sont habituellement échauffées, resserrées ; on remarque qu'elles ont souvent des éruptions sur la figure ou sur les membres, des rousseurs de la peau sur différentes parties du corps, qu'elles sont prédisposées aux érysipèles légers et ambulants, aux échauboulures ; c'est le sang, dit-on dans le monde, *qui les travaille,* expression juste au fond, mais qui rend une idée fausse. Ce n'est pas par une surabondance de ce fluide précieux qu'elles sont incommodées, mais par une trop grande activité de la circulation, par une altération des qualités du sang qui est trop échauffé, par une direction vicieuse des humeurs sur les diverses parties du corps. Aussi les dépuratifs sont-ils très-utiles à ces sortes de personnes. Le *Rob Boyveau-Laffecteur* surtout produit d'excellents effets. C'est au printemps et à l'automne qu'il convient particulièrement d'en faire usage en y ajoutant quelques purgatifs.

Folie. — Démence.

Le cadre des maladies mentales est fort étendu et il renferme un nombre considérable d'affections de nature et de caractères divers ; mais toutes sont le résultat d'une altération du cerveau. La folie est celle qui est permanente, et dans laquelle le malade déraisonne sur un ou plusieurs ordres d'idées. Elle n'indique pas toujours une lésion physique ; quelquefois, elle est le résultat d'un état nerveux du cerveau, dont la cause agit directement sur lui, ou d'un état nerveux de quelque organe éloigné, comme dans les cas de nymphomanie ou d'hystérie.

Les causes sont morales ou physiques : morales, telles que les passions violentes, la peur, la joie, la colère, ou les chagrins, la jalousie, la haine, un ressentiment profond, l'ambition ou l'espérance déçues, l'amour non satisfait ; physiques, telles que des coups, des chutes, des blessures, l'abus des boissons alcooliques et des substances narcotiques, la répercussion des maladies de la peau, la suppression d'écoulements naturels, des habitudes contre nature, etc.

Le côté moral du traitement des malades est de la plus haute importance. Il ne faut jamais les heurter de front ni en appeler par la violence morale à une raison qui les a abandonnés.

Quant au traitement physique, il devra être basé sur la connaissance exacte du tempérament du malade et sur l'appréciation des causes de la maladie. Au début, une saignée ou des sangsues à l'anus, des bains généraux, des émonctoires au bras ou à la nuque, un régime rafraîchissant, conviendront dans la plupart des cas, surtout si l'on a affaire à une personne d'une constitution sanguine. Mais, après que l'on aura appliqué ce traitement préparatoire, ou si la maladie est déjà quelque peu ancienne, les dépuratifs donneront des résultats inespérés. Aussi croyons-nous devoir recommander l'emploi du *Rob Boyveau-Laffecteur* comme un des spécifiques les mieux appropriés. En effet, les principales indications, que l'on aura à remplir sont de dériver l'irritation du cerveau malade par une contre-irritation artificielle déterminée sur des organes qui ont avec lui le plus de sympathie, de modifier la sensibilité physique générale, et de produire une modification dans le cerveau par des moyens qui agissent sur lui d'une manière directe et spécifique. Le *Rob*, par la nature de sa composition, remplit nécessairement ce triple but. Des douches et des purgatifs répétés sont aussi d'une grande efficacité.

Furoncles (*voir* CLOUS).

G

Gale.

La gale est une éruption contagieuse, c'est-à-dire qui se communique par le contact immédiat d'une personne malade, et par le contact de ses vêtements ou d'autres objets qu'elle aurait touchés. Cette éruption consiste en de petites pustules, à bords rougeâtres contenant une sérosité limpide, qui paraissent d'abord et de préférence entre les doigts et aux mains, et causent de vives démangeaisons, surtout quand on les gratte et sous l'influence de la chaleur du lit.

Les pustules ou boutons de la gale correspondent entre eux par des traces linéaires qu'on distingue parfaitement à la surface de la peau, et qui ne sont que l'indice d'espèces de sillons sous-cutanés allant d'une pustule à l'autre, formant des ramifications nombreuses, et attestant le travail d'un insecte, d'un ver qu'on a appelé *acarus scabiei*, ver de la gale, et dont l'existence est aujourd'hui parfaitement démontrée.

Nous avons adopté pour le traitement de cette éruption contagieuse une méthode facile à employer. Elle consiste à faire usage, à l'intérieur, du *Rob Boyveau-Laffecteur*, pendant un ou deux mois après avoir détruit l'acarus.

TRAITEMENT EXTERNE. — *Premier jour*. Un grand bain et frictions après, avec :

Fleurs de soufre.	20 grammes.	Carbonate de potasse.	
Axonge.	80 —		10 grammes.

(Prix : 90 c.)

Deuxième jour. Nouveau bain et nouvelle friction.

Troisième jour. Troisième bain. — Guérison.

Ou bien :

Grand bain avec addition de 300 grammes de carbonate de soude.

(Prix : 60 c.)

Puis, au sortir du bain, frictions sur tout le corps, pendant un quart d'heure, avec :

Huile de térébenthine.	40 gram.	Axonge.	40 gram.
Huile d'amandes dou-		Essence de citron.	4 —
ces.	40 —		

Guérison immédiate. (Prix : 1 fr. 25 c.)

Galvanisme.

On a donné ce nom à un mode particulier d'électricité. Dans ce cas, l'électricité est développée par la simple superposition de corps métalliques de nature différente, sans le secours ni du frottement, ni de la percussion ou de la chaleur. *Galvani,* professeur de physique à Bologne, est le premier qui ait fixé l'attention sur ces phénomènes observés avant lui. Ayant remarqué que cette électricité se développait toutes les fois que l'on établit, au moyen d'un arc métallique formé de deux métaux différents, une communication directe entre un nerf et un organe musculaire d'un animal, il crut voir dans ces expériences le développement d'une *électricité animale* particulière ; mais ces phénomènes trouvent facilement leur explication dans la théorie des fluides électriques vitré et résineux. *Volta* mit cette vérité hors de doute, démontra que cette électricité, qui se manifeste par le simple contact de corps métalliques hétérogènes, ne diffère nullement de l'électricité ordinaire. Il imagina un appareil qui porte son nom et qu'on appelle *pile de Volta ;* voici en quoi il consiste : c'est une série de paires de plaques de cuivre et de zinc superposées dans le même ordre et présentant entre chaque paire un liquide conducteur, c'est-à-dire une dissolution de sel marin, ou un mélange d'eau et d'acide nitrique, de manière que ce liquide se trouve toujours entre une plaque de cuivre et une de zinc, et que l'espèce de colonne qui résulte de cet assemblage ait une plaque de zinc à une de ses extrémités et une plaque de cuivre à l'autre. L'appareil étant monté, donne spontanément de l'électricité positive ou vitrée par son extrémité zinc, qui a été en conséquence appelée *pôle positif* ou *vitré,* et de l'électricité négative ou résineuse par son extrémité cuivre, qui a été nommée *pôle négatif* ou *résineux*. Lorsqu'on établit une communication entre les pôles en y interposant un animal vivant, celui-ci reçoit une commotion plus ou moins forte qui se renouvelle à chaque contact.

Le galvanisme est employé comme moyen thérapeutique dans les mêmes cas que l'électricité ordinaire, principalement dans les maladies nerveuses, et certaines paralysies.

Les chaînes de Goldberger et de Pulvermacher sont des applications ingénieuses du fluide galvanique ; mais, jusqu'à présent, les effets thérapeutiques n'en sont pas clairement démontrés par l'expérimentation clinique.

Gangrène.

La gangrène est la mort des tissus. Privés de vie, ils tombent en décomposition, en putréfaction, et sont remplacés par une plaie hideuse qui gagne incessamment en largeur et en profondeur, au point de détruire un membre tout entier.

Dans tous ces cas, la gangrène est le signe d'une profonde décomposition du sang et des humeurs, d'une altération grave des fonctions, d'un ébranlement funeste du principe vital. Et, en effet, le malade est aussitôt jeté dans une grande faiblesse, le pouls devient extrêmement petit, la chaleur naturelle l'abandonne. Il faut se hâter de relever ses forces, de combattre le principe gangréneux, de fortifier les organes essentiels à la vie. Le *Rob Boyveau-Laffecteur* est d'un grand secours dans de telles circonstances. On l'administrera à doses fractionnées et souvent répétées. Comme moyen interne, il rendra de grands services; mais il n'exclut pas, bien entendu, l'emploi des moyens externes ou chirurgicaux que le cas peut exiger.

Gangrène des plaies. Décoction de quinquina; limonade sulfurique ou nitrique pour boisson; saupoudrer les plaies avec un mélange par égales parts de poudre de quinquina jaune et de charbon et un cinquième de camphre.

Gastrite

Voici quels sont les symptômes les plus ordinaires de la gastrite chronique, dont l'existence n'exclut pas une apparence de santé chez les personnes qui en sont atteintes : une sécheresse vraie ou simulée à la bouche, rougeur à la pointe de la langue, soif habituelle, peu ou point d'appétit, sensibilité prononcée au creux de l'estomac, sensation de gonflement à la même région après avoir mangé, digestion lente, difficile, quelquefois douloureuse, constipation habituelle, maux de tête fréquents, lassitude des membres, envies de dormir après le repas, développement de gaz dans les intestins, renvois fréquents, envies de vomir et même vomissements par intervalles. Chez les uns, la langue est chargée d'une couche épaisse de saburres; chez d'autres, elle est nette, mais légèrement jaunâtre.

Plus la gastrite est ancienne et moins les rafraîchissants et les débilitants sont indiqués. C'est aux fortifiants, anx révulsifs et aux dérivatifs qu'on est obligé d'avoir recours. Aussi le *Rob Boyveau-Laffecteur* produit-il d'excellents effets dans le plus grand nombre des cas, et surtout lorsque l'estomac a été considérablement affaibli et la constitution du malade gravement altérée par des émissions sanguines inopportunes et par une diète trop prolongée.

Le docteur Besuchet de Saunois, actuellement médecin-inspecteur des prisons de France, est un de ceux qui ont émis les doctrines les plus saines sur le traitement de la gastrite et de la gastro-entérite, et nous recommandons sa méthode sanctionnée par vingt ans d'expérience.

On doit manger des viandes rôties, boire un peu de vin, varier les aliments, et prendre le matin un peu de vin de quinquina conjointement avec le *Rob Boyveau-Laffecteur*.

Quelques purgations avec la limonade au citrate de magnésie sont aussi fort utiles.

Gerçures. — Crevasses.

La cause des gerçures ou des crevasses résulte de la transition brusque et alternative du chaud au froid. Les mains sont atteintes plus particulièrement de ce mal, que l'on observe surtout chez les cuisinières. Les nourrices, particulièrement celles qui donnent le sein pour la première fois, sont souvent très-affectées de crevasses au mamelon.

Pour les gerçures des *mains,* on emploiera du cérat saturné et camphré : maniluves d'eau vinaigrée.

— Aux *lèvres :* cérat à la rose ; miel rosat ; cautérisations légères avec la pierre infernale.

— Des *bouts de sein :*

Beurre de cacao. 15 grammes. | Cire blanche. 15 grammes.

Faire fondre à une douce chaleur, puis ajouter :

Huile d'amandes douces. 30 grammes.
Essence de roses. 2 ou 3 gouttes.

(Prix : 1 fr. 25 c.)

— Chez les enfants : saupoudrer les plis des aines, des aisselles, du tour du cou et le derrière des oreilles avec le lycopode ou de l'amidon.

Glandes engorgées.

L'*adénite* est une inflammation simple ou scrofuleuse, aiguë ou chronique, des ganglions lymphatiqu s, c'est-à-dire des glandes qui existent sous la mâchoire, au cou, sous les aisselles, aux aines, etc.

Même traitement que pour les abcès (*voir* ce mot).

Mais si l'adénite présente un caractère scrofuleux, indépendamment des moyens accessoires que l'on emploiera, il est indispensable d'avoir recours au *Rob Boyveau-Laffecteur*, dont on fera usage d'autant plus longtemps que le tempérament du malade sera plus profondément affecté et que la maladie sera plus opiniâtre (*voir* aussi SCROFULES, HUMEURS FROIDES). On doit en même temps frictionner les glandes avec la pommade suivante, composée de :

Iode.	4 gramm.	Axonge.	100 gramm.
Iodure de potassium.	12 —		

(*Voir* ENGORGEMENT.)

Goître.

Le goître est un engorgement de la glande thyroïde située sur la partie antérieure inférieure du larynx et sur les premiers anneaux de la trachée-artère. Le goître forme à la partie antérieure du col une tumeur irrégulière et bosselée, souvent séparée en deux lobes, susceptible d'acquérir un volume considérable. Dans les cas ordinaires, le goître se présente avec une saillie dont les proportions sont des plus variées. On le voit fréquemment n'offrir qu'un relief médiocre auquel on donne vulgairement le nom de *grosse-gorge*. Le goître se montre dans certains pays froids et humides. Il affecte surtout les individus lymphatiques et particulièrement les femmes.

Le goître étant une des conséquences de la constitution lymphatique plus ou moins exagérée, on conçoit qu'un traitement dépuratif peut seul la modifier heureusement, et que les remèdes dont nous venons de parler ne sauraient figurer que comme accessoires du traitement.

Quoi qu'il en soit, il serait à désirer, dans l'intérêt de

la santé publique, que l'usage du *Rob Boyveau-Laffecteur* fût généralisé dans les contrées où cette difformité est si commune, et qu'il fût imposé, comme mesure d'utilité publique, dans le but de combattre l'influence des causes extérieures, d'améliorer les constitutions individuelles, et d'obtenir, à la longue, une modification dans la constitution générale des habitants. Les toniques et les dépuratifs ne sont nulle part plus nécessaires que dans les contrées insalubres, dont les générations s'éteignent peu à peu par le dépérissement progressif des individus et des familles.

On doit faire sur les glandes des frictions matin et soir avec :

Hydriodate de potasse.	4 gramm.	Axonge. 32 grammes.
Iode pur.	30 centigr.	

(Prix : 1 fr. 20 c.)

Dans les familles où le goître est une affection constitutionnelle, on la détruira en associant l'iode au sel de cuisine dans la proportion de 12 décigrammes d'iode pour 15 kilogrammes de sel pilé.

Gourme. — Achores.

La gourme est une maladie de l'enfance caractérisée par des croûtes laiteuses qui se développent sur la tête.

Le public est persuadé qu'il y a du danger à faire passer cette maladie. Cette opinion est fondée sous certains rapports. Mais, ce que l'on doit bien savoir, c'est que le danger vient presque toujours du traitement mal entendu que l'on emploie. Qu'on remarque en effet que presque tous les enfants qui en sont atteints sont gros, *patus,* pleins d'humeurs, ayant un gros ventre et mangeant considérablement. Beaucoup d'entre eux sont *noués,* et le plus grand nombre présente une constitution plus ou moins scrofuleuse. La gourme n'est qu'un produit de leur tempérament ; c'est donc le tempérament qu'il faut modifier pour guérir la gourme radicalement et sans aucun danger.

Il résulte évidemment de ce qui précède que ce n'est pas par des moyens locaux appliqués sur le siége du mal qu'il faut chercher à le guérir, mais bien par des moyens pris à l'intérieur. A l'extérieur, on aura de grands soins de propreté, on coupera les cheveux, on lavera souvent la tête et les autres parties affectées avec de l'eau tiède et un peu de vin, on fera prendre des bains d'eau de son avec 2 livres de sel gris ; mais le traitement radical, essentiel, est le traitement interne. Il faut purifier le sang, débarrasser l'enfant des humeurs qui l'incommodent et qui suintent par tous ses pores, corriger sa constitution, et par ce moyen la gourme disparaîtra pour ainsi dire d'elle-même. Nul médicament n'atteindra plus sûrement ce but que le *Rob Boyveau-Laffecteur,* sagement administré et pris à des doses proportionnées à l'âge et aux forces de l'enfant.

Goutte. — Rhumatisme goutteux.

La goutte consiste en un gonflement inflammatoire des articulations, accompagné de douleurs très-violentes et donnant lieu à la formation de nodosités et à des concrétions de nature variable. Les excès de table, ceux de l'amour et de l'oisiveté sont les causes les plus communes de la goutte. Cependant, beaucoup de personnes, d'une conduite et d'un régime très-réguliers en sont atteintes par suite d'une disposition constitutionnelle, acquise ou héréditaire.

Le *Rob Boyveau-Laffecteur* est un des spécifiques anti-goutteux les plus efficaces que l'on puisse opposer à la maladie ; car, de l'avis même des maîtres de l'art, le traitement doit avoir pour but d'activer les fonctions des voies digestives, de neutraliser et éliminer la matière arthritique ou goutteuse, d'exciter les sécrétions naturelles et de provoquer des sécrétions artificielles, de modifier la constitution des humeurs, toutes conditions que le *Rob,* par sa nature, remplira avec un succès complet. En même temps, on ne négligera pas de faire sur les parties affectées l'application des moyens les plus propres à calmer les douleurs, diminuer l'irritation et le gonflement.

On pourra aussi avec avantage employer les pilules ci-après :

Extrait gommeux d'opium.	Extrait de belladone. 10 centigr.
10 centigr.	Valérianate de zinc. 60 —
Extrait de ciguë. 10 —	

Mêlez pour 12 pilules. On en prend 2 dans la soirée à trois heures d'intervalle. (Prix : 1 fr. 20 c.)

Cataplasmes :

Cendres tamisées de bois de genièvre, de bouleau et d'écorce de chêne. 65 gramm. Essence de térében-	thine. 15 gramm. Huile d'olives camphrée. 45 —

Étendez sur un linge. (Prix : 1 fr.)

Les pilules de Lartigue sont aussi un excellent remède pour calmer les douleurs de la goutte.

Gravelle. — Pierre. — Calculs.

La gravelle est une maladie dans laquelle on rend par les urines du gravier, espèce de sable, en plus ou moins grande quantité. Les calculs sont des pierres de grosseur différente, quelquefois du volume d'un gros œuf de poule, de forme variable, lisses ou rugueuses, arrondies ou ovales, que les malades portent dans la vessie, dans les reins ou dans les uretères, canaux qui conduisent l'urine des reins dans la vessie. Les calculs et les graviers ont la même origine : leur formation est généralement attribuée à une inflammation chronique des reins ou des rognons, organes préposés à l'élaboration de l'urine. Mais cette condition ne suffit pas pour expliquer la formation de ces corps étrangers. Il faut nécessairement admettre que les éléments en existent primitivement dans le sang ; que celui-ci les dépose dans les reins pour être éliminés ; que là ces éléments se réunissent, s'agglomèrent et forment ces concrétions qui se traduisent en gravier ou en pierres, et que l'inflammation est un effet et non la cause de la présence de ces principes irritants.

Quoi qu'il en soit, le *Rob Boyveau-Laffecteur* agira avantageusement soit comme moyen préservatif, soit comme moyen curatif de cette grave maladie, et on le comprendra aisément. Un spécifique dont les propriétés essentielles sont de purifier le sang et les humeurs des principes hétérogènes qu'ils renferment, de favoriser toutes les excrétions de l'économie, de détourner l'irritation qui tend à se développer sur les organes excréteurs de l'urine, devra nécessairement obtenir ce double résultat. Il est superflu d'ajouter que, lorsque la gravelle est ancienne et que le malade est déjà considérablement affaibli et épuisé, le *Rob* sera d'un précieux secours pour relever les forces et rétablir sa constitution.

Pour guérir la gravelle, on doit : changer de régime et se soumettre à une alimentation purement végétale ; absorber chaque jour une très-grande quantité d'eau ; boire, en vingt-quatre heures, de 4 à 6 litres des tisanes suivantes, qu'on pourra varier au goût du malade :

Bi-carbonate de soude.		Sucre.	50 grammes.
	1 gramme.	Teinture de vanille	
Eau.	1 litre.	ou de cannelle.	1 —

(Prix : 75 c.)

Ou bien :

Bi-carbonate de potasse.		Sucre ou sirop.	quantité suffis.
	1 gramme.	Alcoolat de citron.	4 grammes.
Décoction de lin.	1 litre.		

(Prix : 75 c.)

Gymnastique.

Science qui a pour but de donner aux membres du corps des qualités qu'ils n'ont pas naturellement, ou de développer des qualités qu'ils ont par des exercices plus ou moins violents. Les exercices gymnastiques chez les modernes sont : la danse, l'escrime, les combats au bâton, à la canne, les exercices militaires, la savatte, la natation, l'équitation, la danse ordinaire ou celle sur la corde, et tous les tours de force des comédiens ambulants.

La gymnastique devient un moyen puissant de prévenir une foule de maladies ou de guérir celles qui existent déjà : les déformations du squelette sont de ce nombre ; on entend surtout par là les résultats du rachitisme, c'est-à-dire la courbure des os, et notamment de la colonne vertébrale. Ce genre d'exercice développe toutes les parties du corps en répartissant les forces et les mettant dans une parfaite harmonie. C'est ainsi que, dans les diverses applications de la gymnastique, on restitue progressivement à un membre ou à certains muscles l'énergie qu'ils n'ont pas, à l'aide des moyens les plus variés. Dans les manœuvres de gymnastique, toutes les parties du corps sont en action et concourent respectivement aux mêmes efforts de flexion et d'extension.

On apprend aux enfants à marcher forcément les pieds en dehors sur le bord d'une planche peu élevée et placée sur un terrain sablonneux. On les fait monter à une échelle perpendiculaire, à un mât, à un arbre. On les exerce à tirer une corde comme si on sonnait les cloches, une autre à laquelle est attaché un poids plus ou moins lourd, comme si on tirait de l'eau d'un puits. Ce mécanisme agit momentanément sur la colonne vertébrale et tend à rectifier le désaccord qu'il peut y avoir dans la saillie de l'une ou de l'autre épaule.

Parmi les exercices gymnastiques, on remarquera la natation et la danse. Elles semblent, en effet, résumer ce qu'il y a d'utile et d'agréable dans l'existence physique, indépendamment des considérations morales qui s'y rattachent. Les Romains disaient d'un homme sans instruction qu'il ne savait ni lire ni nager. Qui ne comprend d'ailleurs que la natation nous donne les moyens d'éviter mille dangers, et d'y soustraire souvent notre semblable?

Le docteur Friedlander s'exprime ainsi en parlant de la danse : « Les exercices réguliers de la danse ont acquis « une grande importance dans la société ; ils arrêtent

« l'impétuosité de la joie. Aux approches de la puberté
« surtout, ils produisent, dans leur genre, le même effet
« que les armes pour les passions haineuses. La sensua-
« lité cherche à se masquer ; la passion de l'amour se
« voile avec respect ; l'art apaise l'impétuosité du senti-
« ment, ou se montre avec la fierté ou avec la modestie
« du talent qui ne se croit pas indigne d'une conquête.
« C'est ainsi que les arts contribuent à la civilisation.
« Quand cette civilisation est très-avancée, la danse de-
« vient un langage de signes exprimant des pensées. »

H

Habitudes secrètes.
(*Voir* NYMPHOMANIE, POLLUTIONS.)

Mêmes suites funestes, mêmes dangers. Quant au
traitement, ou une coercition matérielle de la part des
parents, ou une volonté ferme, une résolution bien arrêtée de la part du sujet.

Haut-mal. — Épilepsie.

Cette maladie présente, au nombre de ses symptômes
les plus saillants, la perte du sentiment, de la conscience
de soi-même, des convulsions et une salivation écu-
meuse.

Tantôt, le malade tombe subitement en poussant un
cri et comme frappé de la foudre ; tantôt, l'accès s'annonce par quelques symptômes précurseurs particuliers,
des nausées, un mal de tête, une certaine anxiété et la
sensation d'une espèce de vent ou de souffle froid qui
commence au bout d'un doigt ou d'un orteil, remonte le
long du membre et détermine l'accès quand il arrive au
cerveau. C'est ce qu'on a appelé l'*aura epileptica*.

Le nombre des médicaments que l'on a conseillés est
considérable. Nous nous bornerons à indiquer ceux qui,

d'après l'expérience, sont de nature à prêter un utile concours à l'usage du *Rob Boyveau-Laffecteur*. Les principaux sont : le zinc, la valériane, le cuivre, le quinquina, les affusions d'eau froide sur la tête et les bains de mer.

Si la maladie est héréditaire ou de naissance, il n'y a rien à faire. Dans le cas contraire, si le sujet est robuste et sanguin, il se fera pratiquer une saignée ou mettre des sangsues à l'anus trois ou quatre fois par an ; vésicatoires de dix à douze jours entre les deux épaules, et ensuite à demeure au bras.

Pilules :

Atropine.	10 centigr.	Iodure de strychnine.	50 centigr.
Valérianate de zinc.	25 décigr.	Sulfate de quinine.	50 décigr.
Extrait de digitale.	50 —		

Mêlez pour 100 pilules.   (Prix : 15 fr.)

On commence par une par jour et on augmente d'une tous les deux jours jusqu'à quatre par jour. On suspend trois ou quatre jours et on recommence la gradation. Ce traitement doit être suivi pendant un mois et recommencé tous les deux mois pendant un an.

Avant comme après ces pilules, on doit prendre du *Rob Laffecteur*.

Hémorrhoïdes.

Les hémorrhoïdes sont un engorgement variqueux des veines qui parcourent l'extrémité inférieure du canal intestinal, appelé rectum. Cet engorgement résulte d'une fluxion de sang vers cette partie, qui, distendant de plus en plus les veines, les transforme en grosseurs quelquefois très-considérables.

Cette affection est l'apanage de l'âge mûr et de la vieillesse. Elle est chez certaines personnes, arrivées à l'âge de 45 ans et au-dessus, la source d'hémorrhagies très-abondantes et qui se renouvellent si souvent que leur constitution en est profondément altérée et leur vie menacée.

Le *Rob Boyveau-Laffecteur* est parfaitement applicable au traitement des hémorroïdes, et plus l'affection sera récente, plus le médicament aura de succès. Il sera surtout utile aux personnes sédentaires, que leur profession tient journellement enfermées et assises, aux hommes de lettres, aux employés des administrations publiques ou privées, aux ouvriers, etc.. Cependant, on ne négligera pas les moyens accessoires qui sont de nature à procurer du soulagement, tels que l'emploi d'eau vinaigrée froide pour la toilette matin et soir, des demi-remèdes fréquents presque froids, et des onctions avec la pommade suivante, deux ou trois fois par jour : '

Noix de galle en poudre.		Extrait d'opium.	1 gramme.
	4 grammes.	Axonge.	30 —

(Prix : 1 fr. 50 c.)

Ou bien

Sous-acétate de plomb liquide.	4 grammes.	Extrait d'opium.	50 centigr.
Extrait de belladone. 2	—	Cérat.	32 gramm.

(Prix : 1 fr. 20 c.)

Homœopathie.

Tel est le nom qu'on donne au nouveau système de médecine dont Hahneman est l'auteur. Toute la doctrine de cet auteur repose sur le théorème suivant : Tout vrai remède doit susciter dans un homme jouissant de la santé une maladie analogue à celle qu'il peut guérir. Le mot *homœopathie* résume précisément cette proposition, puisqu'il signifie *maladie analogue*. Hahneman s'est appliqué surtout à réunir un grand nombre de faits propres à faire valoir sa doctrine. Voici les principaux :

La belladone exerce sur la scarlatine à peu près le même effet qu'on reconnaît à la vaccine sur la petite vérole, c'est-à-dire que non-seulement elle préserve de cette maladie, mais qu'elle suscite en outre une éruption équivalente. La rhubarbe qui, à hautes doses, détermine la diarrhée, à petites doses, l'arrête. Le séné engendre ou guérit des coliques, selon les conjonctures et selon la dose. Peu de tabac fait éternuer, beaucoup de tabac arrête l'éternument. L'eau-de-vie et les épices, qui échauffent momentanément un corps refroidi, arrêtent pourtant la sueur chez un homme échauffé. A hautes doses, la pomme épineuse et la jusquiame produisent le délire, et cependant les mêmes substances ont plus d'une fois guéri la manie. L'euphraise et la rose produisent la rougeur des yeux, s'ils n'y remédient. Les eaux sulfureuses calment et guérissent certaines maladies de la peau, et pourtant les hommes sains qui s'y plongent leur doivent souvent une éruption semblable à la gale des ouvriers en laine. Les eaux acidules gazeuses déterminent fréquemment de vives douleurs vers la vessie et vers les reins, souffrances analogues à celles de la gravelle, et pourtant ces eaux-là guérissent la gravelle et la pierre. Quoique la foudre ait souvent ôté le mouvement et la parole à ceux qu'elle avait effleurés, néanmoins l'électricité a plus d'une fois remédié à la paralysie et aux rhumatismes. Enfin, l'opium constipe, et pourtant il remédie à la colique des peintres, laquelle consiste principalement dans une constipation opiniâtre.

D'après cet aperçu, on voit sur quels principes s'appuie la méthode homœopathique. Maintenant on doit faire connaître la manière dont Hahneman administre tous les médicaments, c'est-à-dire à doses *infinitésimales*. Avant lui, il n'existait aucun exemple de médecine pratique au moyen de médicaments divisés à l'infini. Voici en quoi consiste les procédés de Hahneman :

Jamais il n'emploie plusieurs médicaments à la fois, mais jamais non plus il ne fait usage d'aucun sans intermédiaire. S'il s'agit d'une poudre, il en prend un grain, il le mêle, il le triture peu à peu avec 99 grains de sucre de lait. Chaque grain contient de la sorte un centième du médicament. Un grain de cette poudre est ensuite trituré avec 99 nouveaux grains de sucre de lait, ce qui donne lieu à un mélange où le médicament entre pour un dix-millième. Un nouveau grain, mêlé et trituré

avec 99 grains de sucre de lait, donne lieu à un mélange
où le médicament primitif n'entre plus que pour un mil-
lionième. Or, si ces trois premières opérations procurent
des millionièmes de grain, six donnent lieu à des billionniè-
mes, trente à des décillionièmes, et il est rare qu'on aille
au delà. A cause de cela, Hahneman emploie les dix premiers chiffres romains pour exprimer ces trente mix-
tures successives, chacun de ces chiffres rendant compte
de trois opérations, réduisant la dose primitive à un mil-
lionième.

S'agit-il d'une teinture ou d'un suc, alors on délaie
successivement dans plusieurs fois cent gouttes d'eau distillée, et tous les mélanges successifs, qu'on nomme des
dilutions, amoindrissent la dose du remède, ainsi que
nous venons de le voir tout à l'heure. Au bout de trois
opérations, la différence est d'un million de parcelles.
Dans ce cas-là, l'agitation de la liqueur dans son flacon
remplit le même effet que la trituration de la poudre.

Quant à l'administration des remèdes homœopathi-
ques, elle a lieu sous forme de poudre, de mixture
aqueuse ou de globules ayant la ténuité des graines de
pavot. Les médicaments le plus fréquemment usités sont :
l'aconit, la jusquiame, la renoncule, l'arsenic, le calomel, etc.

L'homœopathie a beaucoup de partisans, surtout en
Allemagne et en Russie, c'est la médication des gens qui
ne sont pas malades. Cependant, nous avons observé des
effets positifs et des guérisons que la médecine allopa-
thique n'avait pu obtenir. Mais ne peut-on pas en dire
autant de tous les systèmes ?

Huile de foie de morue et de raie.

L'huile de foie de morue et l'huile de foie de raie sont
employées depuis fort longtemps déjà dans le nord de
l'Europe, et surtout en Belgique et en Hollande, pour le
traitement des affections goutteuses et rhumatismales,
des scrofules et du rachitisme. On les a essayées à l'ex-

térieur en frictions sur la peau contre la phthisie laryn-
gée. Le docteur Kopp, de Hanau, soupçonna, le premier, l'existence de l'iode dans cette huile. Depuis,
M. Gmelin, en 1840, et W. Stein, en 1841, et d'autres
encore, ont confirmé cette découverte. L'iode existe dans
l'huile de foie de morue à l'état d'iodure de potassium.
On prescrit ce médicament, chez l'adulte, à la dose de
deux, trois et quatre cuillerées à bouche par jour, et,
chez les enfants, d'autant de cuillerées à café. On se
bouche le nez pendant qu'on l'avale et on prend par-dessus
un peu de rhum ou d'anisette. M. Duclos prépare un
sirop de foie de morue qu'on prend à la dose de 16 à 32
grammes par jour et plus progressivement.

L'huile de raie renferme toujours plus d'iode que celle
de morue. On doit la préférer dans l'usage médicinal,
d'autant plus qu'elle est infiniment moins désagréable à
la vue, au goût et à l'odorat. M. Mialhe prépare un sirop
d'huile de raie aussi peu désagréable que possible. Il est
mixtible dans l'eau en toute proportion, à la manière du
sirop d'orgeat. Quant aux propriétés médicales, la mode
les a exagérées et l'engouement commence à se dissiper.

Hydropisie.

C'est un épanchement d'eau dans les grandes cavités
du corps ou dans le tissu cellulaire, qui prend des noms
différents suivant la cause qui l'a produit et la région
dans laquelle il a lieu, suivant qu'il est local ou général.
Ainsi, l'épanchement séreux dans le tissu cellulaire sous-
cutané est une anasarque, un œdème ; dans la poitrine,
un hydrothorax ; dans le cerveau, un hydrocéphale ; dans
la cavité de la membrane graisseuse, qui enveloppe le
cœur, une hydro-péricardite ; dans le bas-ventre, une
ascite ; dans les testicules, une hydrocèle, etc.

Le but du traitement étant de combattre la cause, de
détruire les obstructions, d'obtenir l'expulsion du liquide
épanché, de rétablir les sécrétions supprimées, de fortifier les organes de la circulation lymphatique affaiblis, le

Rob Boyveau - Laffecteur constitue nécessairement le moyen thérapeutique le plus puissant que l'on puisse employer contre ces maladies.

Dans la journée, on prendra :

| Tisane de chiendent, de graines de lin ou de queues de cerises. 1 litre. | Acétate de potasse. 2 grammes. Sirop des 5 racines. 100 — |

(Prix : 1 fr. 25 c.)

Ou bien :

| Seille. 1 gramme. Baies de genièvre. 15 — | Polygala. 10 grammes. |

Faites bouillir dans 500 grammes d'eau jusqu'à réduction de moitié ; passez et ajoutez :

| Éther nitrique. 2 grammes. | Sirop simple. 60 grammes. |

Une cuillerée à bouche toutes les deux heures.

(Prix : 1 fr. 50 c.)

On obtient aussi de bons résultats de l'emploi des pilules écossaises. — 3 ou 4 pilules une fois par semaine.

Hydrothérapie.

On donne le nom d'*hydrothérapie* à une méthode qui consiste à traiter toutes les maladies avec le seul secours de l'eau. L'hydrothérapie ne peut justifier son nom qu'en admettant, ainsi que nous venons de le dire, l'emploi exclusif de l'eau. En effet, de tout temps, et même en remontant à la plus haute antiquité, ce liquide joue un grand rôle en médecine. Rien n'est mieux constaté à ce sujet que par l'ouvrage de *Edward Rowe*. Ce livre, fort curieux et très-rare maintenant, imprimé à Nancy en 1824, sans nom de traducteur, porte le titre d'*Histoire de l'efficacité de l'eau.* C'est un recueil complet de l'emploi de l'eau, à toutes les époques, depuis Hippocrate jusqu'à nos jours, d'après les observations des plus célèbres médecins.

Mais ce n'est pas là l'hydrothérapie proprement dite, dont *Priessnitz* est regardé comme l'inventeur. Ce célèbre empirique, qui n'est plus, était à l'apogée de ses succès, de 1829 à 1842. Il habitait un petit hameau de la Sibérie autrichienne, nommé *Grefenberg*, lieu de sa naissance, et c'est là que, doué d'un esprit d'observation extrêmement remarquable, il se livra à des expériences qui décèlent un tact parfait, une grande portée dans le jugement puisque, simple paysan qu'il était, il connaissait à peine ses lettres.

Le but de l'hydrothérapie est de provoquer la sueur. Dès les débuts de sa pratique, Priessnitz attacha à la sueur provoquée une telle importance que la méthode prit le nom d'*hydrosudpathie*. Le procédé le plus ordinaire est l'*enveloppement*, c'est-à-dire que le malade étant entiè- rement nu, on l'enveloppe dans un drap mouillé tordu, recouvert ensuite par des couvertures. Bientôt après, une sueur générale se déclare, et elle est quelquefois portée à un degré d'intensité extraordinaire. L'hydrothérapie agit d'une manière particulière sur les sueurs et les uri- nes, qui présentent des différences nombreuses selon les cas. Mais ce qui frappe le plus dans cette médication, c'est son influence sur la peau. La plupart des malades qui se soumettent à la méthode de Priessnitz sont atteints d'affections cutanées de plusieurs espèces ; ainsi, ce sont tantôt des furoncles ou abcès dont le volume et le nombre varient extrêmement ; d'autres fois, il survient des phlyc- tènes blanchâtres, grises, bleues et noires, qui se termi- nent par la mortification du derme sous-jacent, ou par des ulcères. Il se développe enfin des pustules ou vési- cules qui ressemblent à celles de la variole, de la miliaire, de l'eczéma, etc.

L'hydrothérapie a été, depuis Priessnitz, étudiée et jugée par des hommes du plus grand mérite. Il a été re- connu que cette méthode, appliquée surtout aux maladies chroniques, a obtenu de véritables succès. Cependant, Priessnitz, ne faisant aucune distinction, l'appliquait aux maladies aiguës avec une hardiesse effrayante ; et il dut avoir nécessairement de terribles revers. Aussi l'on voit que les malades venus de tous les points les plus éloignés, de Moscou, de Paris, d'Astracan, de l'Italie, etc., augmentent de 1829 à 1840; la progression s'élève entre ces deux années de 45 à 1,576 individus. Depuis 1840, l'affluence des visiteurs baisse d'une manière notable. Ainsi, en 1841, on ne trouve plus que 1,400 malades, et en 1842, le chiffre précédent descend encore à 1,116.

D'après ce qu'on vient de voir, l'hydrothérapie a eu ses jours de merveilles et de prosélytisme, car les exaltés ne lui ont pas fait défaut. Il faut en cela, comme à l'égard de beaucoup d'autres choses, revenir aux préceptes de l'impartiale expérience. L'hydrothérapie est une ressource précieuse ajoutée à toutes celles que la médecine possède. Entre les mains d'un habile praticien, elle sauvera la vie du malade que l'empirique pourrait tuer de prime-abord.

Hygiène.

L'hygiène est cette partie de la médecine qui a pour but la conservation de la santé. Les Grecs lui avaient imposé ce nom parce que la déesse *Hygie*, fille d'Esculape, présidait à la santé des hommes. L'hygiène consiste donc dans la connaissance des choses utiles ou nuisibles. Cette définition, si simple au premier abord, embrasse cependant un sujet immense. En effet, il ne s'agit pas seulement de savoir tout ce qui est nécessaire pour régler l'ensemble des actes de la vie matérielle, mais de connaître encore l'influence du physique sur le moral et du moral sur le physique. Dans l'antiquité, l'hygiène était presque toute la médecine. La plupart des lois qui régissaient les peuples antiques, notamment celles de Moïse, reproduites par Mahomet, sont basées sur l'hygiène la mieux raisonnée. L'hygiène peut donc être appelée le régulateur de l'existence humaine, considérée physiquement ou moralement. Dans le premier cas, elle maintient l'intégrité des fonctions et prévient ainsi les chances de maladies; dans le second cas, elle assure à l'homme toute la plénitude de ses facultés intellectuelles, ce qui n'est qu'une des conséquences d'une santé parfaite.

Si l'on prend l'hygiène isolément au milieu de ses diverses applications, on ne fait autre chose que de scinder un seul et même sujet. Ainsi, on aura : *l'hygiène des enfants,* l'*hygiène des vieillards,* l'*hygiène des hommes de lettres ,* l'*hygiène publique ,* l'*hygiène alimentaire,* etc. C'est de cette dernière qu'il est en général question chez les personnes du monde qui, alors, prennent la partie pour le tout, ou plutôt ne s'intéressent qu'à un seul chapitre de ce vaste sujet.

Ne pouvant aller au delà sur cette matière, nous renvoyons aux traités de Hallé, Tourtelle, et du docteur Londe.

I

Impuissance. — Anaphrodisie.

Cette infirmité, qui n'a pour résultat chez la femme que de lui laisser quelques regrets fugitifs, jette sur le moral de l'homme un sombre voile qui obscurcit son existence, emplit son âme d'un découragement qui l'entraîne quelquefois au suicide en le déshéritant dans le présent des nobles jouissances réservées par Dieu à l'espèce humaine et en limitant à son individualité l'horizon de son avenir. Elle est donc digne de toute l'attention non-seulement du médecin, mais encore du moraliste et du législateur.

Les causes de cette infirmité sont : de mauvaises habitudes ; des excès d'une certaine espèce ; les fatigues de l'esprit occasionnées par des chagrins profonds ou des méditations habituelles sur des sujets abstraits ; une disposition maladive des organes, analogue à celle qui supprime l'appétit et rend l'estomac impropre à opérer la digestion ; enfin, la répercussion d'affections cutanées, aiguës ou chroniques, ou la présence dans l'organisme d'un principe contagieux.

Il est évident qu'il faut s'attacher d'abord à en rechercher la cause et à la combattre, afin de pouvoir en détruire les effets. A la faiblesse organique, on opposera les toniques, les excitants spéciaux, parmi lesquels tiennent le premier rang les vins généreux, la macération vineuse de vanille, les frictions sèches aromatiques sur le bas-ventre, les cuisses et les reins. Les cantharides sont un moyen dangereux. On devra prendre des bains aromatiques et avoir recours au massage. Mais on se rappellera la nécessité de déterminer dans le voisinage des organes affectés un stimulant direct, propre à exciter les tissus qui concourent à la fonction dont il s'agit, et pour atteindre ce but, le *Rob Boyveau-Laffecteur* sera employé avec tous les avantages que l'on peut désirer. Nous ferons remarquer que, dans ce cas exceptionnel, il devra être pris à des doses un peu plus fortes que dans d'autres affections. L'usage du *Rob* sera encore de nécessité absolue, si l'on a des motifs pour attribuer l'infirmité à des affections de la peau rentrées ou imparfaitement guéries.

Incontinence d'urine.

Cette déplorable infirmité est de deux espèces : dans l'une, les urines coulent continuellement au dehors, au fur et à mesure qu'elles arrivent dans la vessie, sans que le malade puisse les retenir et même sans qu'il le sache. Il y a alors paralysie complète ou incomplète de la vessie ou un relâchement du col ou sphincter de l'organe porté au dernier degré. Dans l'autre espèce, les urines ne coulent pas incessamment et sans que le malade en ait le sentiment, mais il éprouve à chaque instant, pour ainsi dire toutes les cinq minutes, le besoin d'uriner.

Dans l'une et l'autre de ces espèces, le *Rob Boyveau-Laffecteur* est un excellent moyen de traitement. Par ses propriétés calmantes, révulsives et désobstruantes, il devient éminemment utile dans les cas de surexcitation spasmodique, et ses principes toniques, excitants et astringents exerceront une action des plus favorables contre la faiblesse organique qui caractérise le cas de la seconde espèce. Nous en recommandons, en conséquence, l'usage aux personnes atteintes de cette triste infirmité.

Incontinence d'urine chez les enfants. Bains froids ; frictions sur le bas-ventre et au périnée avec :

Esprit de genièvre.	60 gramm.	Baume de Tolu. 2 gramm.
Huile de girofle.	2 —	

(Prix : 1 fr. 50 c.)

Potion :

Teinture de noix de galle.	Eau de laitue.	95 grammes.
4 grammes.	Sirop de Tolu.	30 —

Deux ou trois cuillerées avant le coucher de l'enfant.

(Prix : 90 c.)

Indigestion.

Dans toute indigestion, grave ou légère, on doit faire vomir en buvant abondamment une infusion de thé ou de camomille, de tilleul, et, à défaut de ces substances, une grande quantité d'eau tiède dont on aidera l'action en titillant le fond de la gorge avec le doigt et en exerçant de légères pressions sur le creux de l'estomac. Après les vomissements, potion par cuillerées à bouche tous les quarts d'heure :

Sirop de fleurs d'oranger.	45 grammes.
Liqueur anodine d'Hoffmann.	2 —
Eau distillée de laitue.	125 —

(Prix : 1 fr.)

Insomnie

L'insomnie est l'impossibilité de dormir, sans maladie, sans cause apparente. Elle peut devenir un mal très-pénible, qui dure des mois, des années, et qui finisse par amener une grande faiblesse, un amaigrissement progressif, le trouble de toutes les fonctions et même des facultés intellectuelles.

Cette grave incommodité peut avoir deux causes différentes : ou un état habituel d'excitation nerveuse agissant directement sur le cerveau, telles que de vives préoccupations, des chagrins, des peines morales ; ou des affections des organes abdominaux qui réagissent sympathiquement sur le centre du système nerveux. Dans le premier cas comme dans le second le *Rob Boyreau-Laffecteur* est de nature à amener promptement une amélioration très-notable et à obtenir bientôt une guérison complète soit en exerçant une influence calmante sur le système nerveux en général et sur le cerveau en particulier, soit en faisant cesser les stagnations d'humeurs, les obstructions qui peuvent exister dans les organes du bas-ventre.

On doit, en outre, marcher beaucoup, se distraire, prendre des bains avec 1 kilogramme de gélatine et se faire frictionner la colonne vertébrale avec une flanelle imbibée d'huile camphrée.

Iode. — Iodure.

L'iode est un corps simple découvert en 1813, par M. Courtois, dans les eaux-mères de la *soude de Varec*, dans un grand nombre de *fucus* qui croissent sur le bord de la mer et dans les éponges. Plusieurs eaux minérales paraissent lui devoir ses propriétés. Les combinaisons non acides de l'iode avec les corps combustibles simples ont reçu le nom d'*iodures*. On obtient donc de cette manière des sels de différentes espèces, tels que l iodure de potassium, de fer, de zinc, de mercure, de soufre, etc.

L'iode a été employé pour la première fois par Coindet (de Genève) contre le goître avec de très-grands succès. Les propriétés de l'iode s'étendent à plusieurs autres maladies où il paraît agir spécifiquement ; on doit d'abord mettre en première ligne les diverses affections scrofuleuses. L'iode a été reconnu un puissant *emménagogue*, c'est-à-dire un médicament destiné à ramener les règles supprimées. On l'a donné encore pour combattre les flueurs blanches, le cancer de matrice, la phthisie tuberculeuse, etc. Les préparations pharmaceutiques dont l'iode est la base sont très-nombreuses. On l'administre en teintures, sous forme de pommades, de bains, etc.

L'iode exige une grande prudence dans ses applications parce qu'il est irritant, surtout pour l'estomac, et que son action se portant principalement sur les organes pourvus de glandes, il déterminerait l'atrophie de ces dernières par son usage immodéré.

Ne pouvant traiter ici de toutes les préparations relatives aux diverses combinaisons de l'iode, nous mentionnerons seulement ce qui regarde l'*iodure de potassium*. Dans ces derniers temps, on l'a regardé comme un succédané du mercure, et destiné à le remplacer dans tous les cas, selon quelques médecins. Ce qui est évident, c'est qu'il est complétement exempt des accidents produits par le mercure, et qu'il a encore l'avantage de pouvoir être associé à la plupart des traitements antisyphilitiques.

Ivresse.

Faire vomir avec une infusion de thé ou de camomille ; donner ensuite quelques gouttes d'éther dans un demi-verre d'eau à la fleur d'oranger, ou 15 à 20 gouttes d'ammoniaque dans une potion simple.

J

Jaunisse. — Ictère.

Couleur jaune d'abord du blanc de l'œil, du pourtour des paupières inférieures, puis de tout le reste du corps, dont l'intensité varie depuis le jaune clair jusqu'à la teinte safranée, et même jusqu'au brun et au jaune noir, lorsque la maladie est portée fort loin. Les urines sont d'un jaune rougeâtre et teignent le linge en jaune ; les selles sont dures, blanches ou d'un gris cendré. Quelquefois la sueur même jaunit le linge.

La jaunisse, appelée *ictère* dans le langage scientifique, est toujours un signe de dérangements survenus dans le foie ou ses annexes.

Dans toutes les jaunisses, il faut avoir soin de purifier le sang, de le débarrasser de la bile qui s'y est introduite, de ramener la fonction du foie à son état physiologique, et de rétablir le libre écoulement de la bile dans l'estomac. On remplit ces indications en mettant le malade à l'usage des fondants et des altérants, parmi lesquels le *Rob Boyveau-Laffecteur* occupe un rang distingué. On pourra, en même temps, faire pratiquer des frictions résolutives sur la région du foie. S'il existait des symptômes d'engorgement inflammatoire de ce dernier organe, une et même plusieurs applications de sangsues à l'anus seraient indispensables. Mais le *Rob* doit être continué avec persévérance, car si, dans la plupart des cas, la jaunisse disparaît assez promptement, il n'en est pas de même des causes qui l'ont produite.

Pour guérir la jaunisse, on donnera pour boissons ordinaires : décoction d'orge, de chiendent, de graines de lin ou de queues de cerises, limonade de citron avec addition de 12 décigrammes de sel de nitre par litre.

Pilules :

| Savon médicinal. | 4 grammes. | Aloès succotrin. | 4 grammes. |
| Résine de jalap. | 4 — | | |

Faites 40 pilules de 30 centigrammes. On en prend trois par jour.   (Prix : 1 fr. 50 c.)

L

Lait répandu. — Maladies laiteuses.

Un grand nombre de maladies ou de dérangements des fonctions sont dus à un sevrage imparfait, à la rétrocession du lait dans la circulation du sang et dans la lymphe.

Dans ce cas on observe fréquemment des douleurs de tête chronique, des gonflements des articulations qui simulent une affection rhumatismale articulaire, des éruptions dartreuses, boutonneuses, des taches, des rousseurs à la peau, des ophthalmies, des dépôts laiteux même sur les organes internes, qui sont évidemment le résultat d'une perturbation survenue dans la sécrétion du lait, ou de l'insuffisance des moyens employés pour supprimer cette sécrétion après l'accouchement ou à l'époque du sevrage.

La guérison des maladies laiteuses est intimement liée à l'exercice régulier des fonctions d s organes digestifs, des intestins et de la peau : l'usage du *Rob Boyveau-Laffecteur* sera par conséquent le moyen de traitement le plus efficace parmi tous ceux que l'on a conseillés. On aura soin également de rétablir l'écoulement mensuel des règles s'il est supprimé. Le *Rob* possède encore une propriété toute particulière pour amener ce résultat désirable.

Outre le *Rob,* on prescrira les pilules ci-après.

Acétate de soude.	10 grammes.	Nitre.	4 grammes.
Camphre.	4 —	Rob de sureau.	quant. suffis.

Pour 60 pilules. — 2 le matin et 2 le soir.

(Prix : 1 fr. 50 c.)

Léthargie.

Lorsque la léthargie est spontanée et non l'effet d'une maladie concomitante, on mettra des cataplasmes sinapisés sur les membres, on aspergera le malade avec de l'eau froide et l'on donnera les lavements suivants :

Camphre.	2 grammes.	Eau distillée.	1 demi-litre.
Jaune d'œuf.	N° 1.	Ether.	5 ou 6 gouttes.

(Prix : 75 c.)

Loupes.

La loupe est une tumeur indolente, circonscrite, ayant

son siége dans le tissu cellulaire, sans inflammation et sans changement de couleur à la peau. On distingue différentes espèces de loupes suivant la matière dont elles sont formées Le siége ordinaire est à la tête. Lorsqu'elles sont d'un certain volume, ou que l'on craint leur développement excessif, on doit les opérer.

Si la loupe a un pédicule, on en fait la ligature avec un fil de soie ou d'argent. Frictions matin et soir avec :

Iodure de potassium.	4 gramm.	Huile camphrée.	8 gramm.
Poudre de digitale.	4 —	Axonge.	32 —

Mêlez.   (Prix : 1 fr. 20 c.)

M

Magnétisme. — Somnambulisme

Cette expression présente deux acceptions : elle s'entend ou des propriétés de l'aimant, ou des propriétés qu'on a attribuées à l'influence d'un principe particulier qu'on a comparé à celui de l'aimant et qu'on suppose se transmettre d'une personne à l'autre et produire sur l'action organique, surtout sur celle des nerfs, des phénomènes particuliers. Dans la première acception, le magnétisme s'appelle *magnétisme minéral*, et dans la seconde, *magnétisme animal*. L'aimant minéral a donc donné naissance à l'aimant animal.

Mesmer est le premier qui ait avancé que tout se fait par le magnétisme animal ; que ce fluide universel, cette âme du monde circule dans tous les corps ; que c'est dans lui qu'il faut chercher l'étiologie de toutes les maladies et leur remède. La théorie de Mesmer, que nous ne pouvons développer ici, conduit nécessairement à expliquer les fonctions animales par le fluide magnétique. C'est ainsi qu'il rend compte de l'élasticité, de l'irritabilité et de la sensibilité. Il dit qu'il préside à la combinaison de nos humeurs, à leurs excrétions et à leurs sécrétions ; que les différences de tempéraments, de goûts, d'habitudes, ne sont que des modifications du fluide magnétique, qui se trouve en plus ou moins grande quantité, et avec une direction plus ou moins variée ; que la vie de l'homme n'a lieu que par ce fluide ; que la santé en dépend, et que celle-ci n'existe que quand tous les organes en sont convenablement pourvus, toutes les humeurs assez imprégnées, et son cours absolument libre.

Un des phénomènes les plus constants du magnétisme animal est le *somnambulisme magnétique,* dans lequel les adeptes ont la faculté de jeter un individu par une sorte d'influence morale. Dans cette condition, les attributs du principe intellectuel se trouvent changés ou plutôt ont reçu une extension telle qu'ils sortent entièrement du domaine des actes ordinaires appartenant à l'état de veille. Les nombreuses expériences répétées à ce sujet ont pour but de mettre à profit les nouvelles facultés que donne le sommeil magnétique afin d'aller ainsi à la recherche des causes de maladies et d'en connaître ensuite le remède.

Le magnétisme animal ayant été à toutes les époques le sujet des discussions les plus graves, et les questions qui se rattachent restant encore pendantes, nous nous bornons à donner ces simples notions entièrement adaptées au cadre de cet ouvrage.

On a aussi préconisé l'emploi de l'électricité pour la guérison de la goutte, de la sciatique, des hémiplégies, de la paralysie ; mais l'expérience n'a pas confirmé les essais que l'on a tentés ; les mouvements qui se sont produits par la décharge électrique de la bouteille de Leyde ne sont qu'automatiques et n'agissent pas sur la cause même qui a produit les accidents nerveux.

Les frictions sèches sur la colonne dorsale au moyen d'un gant en crin surnommé *gant électrique* produisent souvent des effets salutaires dans toutes les névralgies.

Maladies contagieuses. — Syphilis.

Les maladies contagieuses sont produites, ou bien par

un virus susceptible d'être inoculé, comme la variole, la vaccine, la rage, et peut-être la gale, la teigne, la syphilis, etc., ou bien par des miasmes émanés de l'individu malade et propres à reproduire la maladie dont il est affecté, comme la peste, la fièvre jaune, la fièvre d'hôpital. De toutes les maladies qui viennent d'être nommées, si on en excepte la rage, c'est la syphilis qui demeure la plus redoutable, puisque le présent et l'avenir lui appartiennent souvent en entier et que son terrible domaine sur l'homme peut s'étendre à plusieurs générations.

Le virus syphilitique, c'est-à-dire l'agent morbide qui empoisonne, est inconnu dans son essence ; il ne se révèle que par ses effets. Il n'existe pas à l'état simple et sans mélange. Il a pour véhicule ordinaire le pus dans lequel il se trouve contenu. La contagion syphilitique, véritable inoculation, a lieu toutes les fois que le virus se trouve en contact avec les muqueuses, c'est-à-dire les membranes qui s'épanouissent aux ouvertures naturelles du corps, comme à la bouche, au nez, aux yeux, etc. La contagion ne peut avoir lieu par la peau, à moins qu'elle ne soit dépouillée de son épiderme, qu'il y ait coupure, écorchure ou plaie.

Le virus, pour être transmis, doit être à l'état liquide, ce qui arrive ordinairement par le contact immédiat, puisqu'il s'agit alors de deux parties vivantes, l'une saine, l'autre malade, et que toutes deux sont le siége d'une sécrétion. Ainsi, un baiser donné à un enfant par une personne qui aura la plus légère ulcération syphilitique à la bouche, pourra communiquer aux lèvres humides de l'enfant le principe contagieux, de même que ce dernier le transmettra dans d'autres circonstances par un mode différent. La subtilité du virus est telle que la plus petite parcelle suffit pour infecter. On a prouvé qu'une seule goutte dans un verre d'eau suffit pour rendre ce liquide virulent.

La transmission du virus, nous entendons ici son inoculation, peut s'effectuer de la manière la moins prévue par les personnes du monde. L'on comprend que, dans ce cas, l'ignorance où l'on se trouve amène les plus funestes résultats : tantôt une aveugle incrédulité, tantôt la crainte portée jusqu'aux dernières limites de l'exagération. Ces deux extrêmes sont la conséquence du défaut de renseignements rigoureusement exacts ou trop superficiels, ce qui est peut-être encore pis. Les uns verront la contagion partout ; ils se croiront fatalement destinés à la subir. Les autres regarderont certains modes de transmission comme un roman bon à servir seulement d'épouvantail. Il est donc évident que de simples notions suffisent ici, parce qu'une fois la nature d'un danger signalée, on aura au moins songé aux moyens de s'y soustraire.

Nous supposons donc que, dans toutes les positions respectives où chacun se trouve au milieu de la société, on ait la prévision des accidents possibles dont nous parlons, il en résultera certainement l'avantage immense ou de prévenir le mal, ou de le combattre à sa première apparition. Nous le répétons, la prudence ne doit pas dégénérer en idée fixe ; il faut examiner et juger froidement. On portera en conséquence sa plus grande attention sur tout ce que peuvent engendrer les rapports incessants de la vie intime ; partout, en un mot, où il y a échange continuel de relations multipliées : ceci s'applique particulièrement aux enfants, dans leurs rapports entre eux, avec les domestiques, ou les personnes qui sont dans leur familiarité.

Une des transmissions du virus, la plus redoutable, est celle de l'allaitement ; ce qui peut avoir lieu de l'enfant à la nourrice, ou de la nourrice à l'enfant, selon que l'un des deux infecte l'autre. Dans ce cas, toutes espèces de boutons, de plaies, de végétations, de matières analogues au pus, etc., seront examinées et soumises à l'inspection d'un homme de l'art.

La contagion emprunte, en quelque sorte, tous les moyens de transmission ; les observations à ce sujet abondent. Une plume à écrire qui de la bouche d'un individu passe dans celle d'un autre, un tuyau de pipe qui devient commun à deux personnes, un verre à boire, les vêtements qu'on peut fortuitement échanger entre soi, des draps de lit, l'eau des bains même, etc., sont, dans des circonstances données, de véritables conducteurs du poison vers les voies d'absorption.

Les familles ne doivent voir dans ce chapitre qu'un simple indicateur. Notre *Guide pratique pour guérir les maladies syphilitiques*, 1 vol. in-18, prix : 60 c., donnera les instructions les plus complètes sur un sujet qui a tant de points de contact avec l'existence des hommes et tant d'influence sur sa famille.

La contagion peut encore se transmettre de mille manières et pénétrer dans tous les rangs de l'ordre social. Guillaume Hunter rapporte qu'une sage-femme, très-employée à Londres, fut atteinte d'un ulcère syphilitique au doigt indicateur pour avoir touché une femme infectée avec ce doigt légèrement écorché ; et, avant de connaître la véritable nature de cette ulcération, elle la communiqua à plus de quatre-vingts femmes près desquelles elle exerça son ministère. M. le professeur Richerand cite que le baron B*** gagna cette maladie en mettant dans sa bouche une plume à écrire dont son commis, atteint de chancres à la langue, venait d'imprégner les barbes avec sa salive. On sait que feu le célèbre Cullerier, médecin en chef de l'hospice des vénériens, perdit l'œil par une goutte de pus qui jaillit au moment de l'ouverture d'un bubon. On sait encore qu'un rasoir malpropre suffit pour propager les dartres et la syphilis.

De toutes les affections auxquelles l'homme est sujet, aucune ne mérite davantage de fixer l'attention des médecins et des gens du monde à cause de sa fréquence et du danger de ses résultats funestes. La contagion empoisonne les plaisirs, flétrit l'existence de l'homme, et attaquant l'espèce humaine dans sa source même, elle tend sans cesse à le faire dégénérer. Abandonnée à elle-même, elle a une durée illimitée, les symptômes s'aggravent, la santé se détériore, et des infirmités pires que la mort peuvent en être les tristes conséquences.

La contagion présente deux ordres de symptômes : les uns, désignés sous le nom de *primitifs,* surviennent quelque temps après l'infection et attaquent les parties qui ont été soumises à la contagion : tels sont les échauffements, gonorrhées, chancres, bubons, ulcérations des lèvres, etc. Les ulcères syphilitiques peuvent aussi être innés : Swediaur rapporte que la femme d'un dragon mit au monde un fils affligé d'un ulcère vénérien à la gorge, précisément dans le même endroit où était situé celui de son père.

Les symptômes *consécutifs* constituent la syphilis ancienne ou constitutionnelle, et sont en général le résultat de symptômes primitifs négligés ou mal soignés : tels sont les ulcères de la gorge, les pustules, les boutons au front (*corona veneris*), les choux-fleurs, les poireaux, fistules, rétentions d'urine, obstructions ou rétrécissements du canal, etc. ; souvent aussi le virus exerce sa terrible influence sur les os, leur membrane extérieure, et leur tissu peut en être affecté dans ses parties les plus dures ; de là viennent les exostoses, les ulcères rongeants des os du nez, les caries vénériennes. Peu à peu les ongles s'altèrent, les cheveux tombent, les chairs se ramollissent, les organes des sens se paralysent, et l'homme meurt desséché, insensible à tout, sauf à la douleur.

Écoulement. Cette maladie, aussi désignée sous les noms d'échauffement, blennorrhagie, se manifeste par un écoulement muqueux, opaque, d'un jaune verdâtre, sortant du canal de l'urètre ; l'émission des urines est alors accompagnée d'un sentiment de cuisson et de chaleur plus ou moins considérable. Quelle que soit la cause qui produise cet écoulement, les dangers en sont les mêmes, puisque l'écoulement provient d'ulcères qui existent dans le canal. Cette maladie, premier degré de la syphilis, peut en déterminer tous les accidents si l'on n'y remédie pas convenablement; mais, surtout, qu'on se garde bien d'en répercuter le principe de prime-abord par les injections ou les préparations astringentes, un repentir éternel en sera toujours la conséquence.

La blennorrhagie varie en intensité. Quelquefois, elle est si bénigne, que le sujet ne s'en aperçoit que par les taches de l'écoulement marquées sur le linge. Le plus ordinairement, le malade éprouve à l'extrémité du canal une vive titillation qui est très-pénible en rendant les urines; bientôt un léger écoulement séreux et limpide annonce l'accroissement des douleurs dont la chaleur du lit augmente le renouvellement ainsi que la durée. Peu à peu, l'écoulement change de couleur; les douleurs diminuent, et l'inflammation disparaît si on suit exactement le traitement par le *Rob Boyveau-Laffecteur*. Chez les femmes, les écoulements contagieux sont généralement sans douleur, et on les taxe de flueurs blanches et on y fait peu d'attention.

TRAITEMENT. Quand on est atteint d'un écoulement, il faut s'abstenir d'aliments échauffants, boire beaucoup de sirop de gomme ou de guimauve étendu d'eau en y ajoutant 6 à 8 cuillerées de *Rob Boyveau-Laffecteur* par litre d'eau. Si l'on ressent une grande douleur en urinant, on s'occupera de calmer les souffrances en prenant un litre de tisane légère de graine de lin ou de racine de guimauve, ou de chiendent et d'orge, en les édulcorant avec 8 à 10 cuillerées de *Rob Boyveau-Laffecteur*. On aura soin aussi de baigner la verge dans de l'eau de guimauve et de têtes de pavot. On prendra un bain de son tous les deux ou trois jours. Quatre à cinq bouteilles de *Rob Boyveau-Laffecteur* suffisent pour une guérison radicale.

Si l'écoulement persistait après quarante ou quarante-cinq jours de traitement, on aurait recours à quelques préparations de copahu ou de cubèbe; de même quand malheureusement on a pris de prime-abord des préparations astringentes, telles que cubèbe ou copahu, ou quand on fait usage des injections offertes de tous côtés à la jeunesse inexpérimentée, il faut prendre quatre ou cinq bouteilles de *Rob Boyveau-Laffecteur*; car il faut bien se pénétrer que les gonorrhées sont un des symptômes les plus dangereux de la syphilis, et il importe de s'en guérir radicalement.

Quand on a fait un traitement palliatif, les douleurs en urinant et pendant la nuit ont bien cédé, mais l'écoulement persiste; dans cet état, souvent il n'est pas contagieux, mais sous l'influence du moindre excès, la maladie reprend toute son intensité, et ce sont ces maladies qui infectent ordinairement le plus de personnes. L'individu qui en est atteint s'en guérira facilement s'il fait usage de six à huit bouteilles de *Rob Boyveau-Laffecteur*.

Par ce moyen, je puis garantir la guérison, car on est parvenu maintenant à un degré de certitude mathématique; mais que le malade ne se berce pas d'espoir imaginaire, parce qu'il n'existe qu'un suintement peu marqué. En vain essayera-t-il tous les remèdes palliatifs, il ne s'en guérira pas, et les injections ne feront que hâter les rétrécissements du canal dont il est menacé, car cette humeur, quoique peu abondante et ne causant aucune douleur, est l'indice d'un ulcère du canal de l'urètre qui n'est pas guéri et qui est entretenu par le passage des urines.

Syphilis nouvelle.

Les ulcères syphilitiques sont de petites plaies variables en largeur et en profondeur.

Une écorchure ou une démangeaison est l'avant-coureur d'une petite rougeur qui blanchit bientôt et laisse échapper quelques gouttes d'un liquide jaune clair et très-âcre; bientôt le centre se creuse, devient blanc, tandis que les bords, conservant un aspect rouge pâle, restent durs et engorgés; l'humeur qui en découle change aussi de nature, elle s'épaissit, acquiert de la viscosité et ressemble à un véritable pus. Les ulcères sont ordinairement recouverts d'une couenne blanchâtre ; ils s'élargissent peu à peu ou creusent en largeur ou en profondeur ; on les distingue en *indolents* et *inflammatoires ;* ce sont ces derniers qui causent souvent le phimosis ou étranglement *inflammatoire,* ou le paraphimosis, qui est l'opposé.

Lorsque l'ulcère est encore à l'état inflammatoire, il faut combattre cet état par des moyens locaux et des moyens généraux. Les moyens locaux sont : les bains dans une infusion de guimauve, le repos pour que l'inflammation ne se propage pas aux glandes des aines, et des cataplasmes de farine de lin quand l'état inflammatoire est très-prononcé. Les moyens généraux sont : le régime, qui doit être débarrassé de vin, de liqueur, de café, et de mets excitants et échauffants comme les viandes noires et rôties, de la tisane de guimauve que l'on édulcorera avec 2 ou 3 cuillerées de *Rob* par chaque verre de tisane. Quand l'état inflammatoire sera passé, on prendra le *Rob* pur, ainsi qu'il est dit dans l'instruction.

Les écoulements se montrent du troisième au sixième jour, et les ulcères du sixième au douzième jour.

Pour les maladies nouvelles, aiguës et inflammatoires peu intenses, au lieu de tisanes on peut se borner à boire dans la journée quelques verres d'eau sucrée avec des sirops de cerise, de gomme, de guimauve ou de capillaire ; mais quand il y a douleur vive, irritation violente, et surtout pour les échauffements, gonorrhées, bubons, phymosis, ulcères, chancres, catarrhe de vessie, gonflement testiculaire, angine syphilitique, il faudra, outre le *Rob* pris matin et soir, avaler un ou deux litres de l'une des tisanes suivantes, qu'on doit varier de huit en huit jours, telles qu'infusion de mauve, de bourrache, de lierre terrestre ou décoction d'orge et chiendent, graine de lin, etc. Une seule de ces plantes suffit ; et en général les boissons doivent être peu chargées et agréables à boire.

On pourra édulcorer ces tisanes avec des sirops de gomme, guimauve ou d'orgeat.

Pour les maladies secondaires, invétérées ou rebelles, telles que les gonorrhées chroniques, goutte militaire, engorgement des glandes, exostoses, douleurs, rhumatismes, végétations, pustules, dartres, eczéma, carie, scrofules, cancers, ulcères des femmes, etc., on aura recours aux tisanes de douce-amère, de bardane, de saponaire, et surtout, pour les affections syphilitiques, à la salsepareille, qu'on prendra pendant quarante ou cinquante jours de suite, à la dose d'un litre ou un litre et demi en vingt-quatre heures.

Pour la préparer, il suffit de verser deux litres d'eau bouillante sur cinquante grammes de racine de salsepareille coupée et effilée ; on la laisse infuser douze heures ; on la tire à clair, et la tisane est faite sans embarras. On peut édulcorer la tisane avec le *Rob Boyveau-Laffecteur* ou du sirop de guimauve.

Si l'estomac ne supportait pas bien une décoction de salsepareille ainsi concentrée, on n'en mettrait que 25 ou 30 grammes par litre.

Les malades doivent peu manger, être sobres, éviter les dîners, les grandes réunions, se tenir chaudement et ne pas faire d'excès en quelque genre que ce soit. Les femmes suspendront le traitement pendant l'époque de la menstruation. Les gens faibles ou de mauvaise constitution gradueront les doses selon la force de leur estomac. Il ne faut jamais augmenter les doses de manière qu'elles fatiguent. A doses convenables, le *Rob* tient le ventre libre. Pendant les accès de fièvre, on suspend le traitement. Les enfants de huit à quatorze ans commenceront par une cuillerée matin et soir.

Mal de la bouche. — Aphthes.

Petites plaies, petites ulcérations superficielles qui se développent sur les gencives, sur la langue, à la face interne des joues et sur le voile du palais. Elles sont la suite de petits boutons dont le sommet s'ouvre et forme une petite plaie qui s'étend de plus en plus.

Lorsque l'inflammation est très-forte, on doit se gargariser avec une décoction de racine de guimauve et de têtes de pavots qu'on laisse séjourner le plus longtemps possible dans la bouche, et non point avec le miel rosat ou des acides, comme on le conseille généralement. Ceux-ci, dans la première période du mal, augmentent toujours l'irritation. Mais ils conviennent parfaitement lorsque l'inflammation est très-légère dès le principe ou qu'elle a été notablement diminuée par l'usage des émollients ci-dessus indiqués. C'est alors le moment d'agir sur la masse du sang par les révulsifs et les correctifs, en soumettant le malade à l'usage du *Rob Boyveau-Laffecteur*, que l'on continuera d'autant plus longtemps qu'on aura plus à cœur de corriger le principe qui est la cause de l'affection et d'en éviter le retour. On peut aussi toucher les aphthes légèrement avec la pierre infernale.

Aphthes de la bouche. Les personnes sujettes aux aphthes se préserveront de cette incommodité en prenant l'habitude de se gargariser chaque jour avec de l'eau froide vinaigrée ou acidulée avec du jus de citron ou quelques gouttes d'eau de Rabel.

Chez les enfants, on touche plusieurs fois par jour les aphthes avec un pinceau doux imbibé du mélange suivant :

Miel rosat. 30 grammes. | Acide hydro-chlor. 2 ou 3 gout.

Mêlez. (Prix : 60 cent.)

Mal de cœur. — Envies de vomir.

Limonade de citron pour boisson. Si la langue est mollasse, chargée, purger avec une bouteille d'eau de Sedlitz ou de limonade au citrate de magnésie ; boire ensuite du bouillon de veau.

Mal de gorge. — Angine. — Esquinancie.

Le mot angine sert à désigner toutes les espèces de

maux de gorge, c'est-à-dire l'inflammation de toutes les parties de l'arrière-gorge, telles que les amygdales, le voile du palais et les parties voisines, le pharynx, l'isthme du gosier et le larynx.

Aussitôt qu'un mal de gorge se déclare, il est prudent de ne pas le négliger.

Il arrive très-fréquemment, surtout chez les enfants, que l'angine ou l'esquinancie passe à l'état chronique. Les malades, quoique bien portants, conservent des amygdales volumineuses, qui souvent deviennent squirrheuses, et qu'on est obligé de faire extirper avec l'instrument afin d'éviter un cancer de la gorge. C'est alors surtout que l'emploi du *Rob Boyveau Laffecteur* devient éminemment utile et qu'on doit le continuer fort longtemps.

S'il est *aigu*, bains de pieds à la moutarde ou au sel de cuisine ; cataplasmes de farine de lin peu chauds autour du cou ; sangsues à l'anus si la douleur est très-violente ; tisane d'orge et de chiendent sucrée avec du miel ; gargarismes avec une décoction de figues de Grasse et de guimauve. — S'il est chronique, ancien, cautérisations par le médecin avec le nitrate d'argent. — S'il est accompagné d'une haleine fétide et si la gorge est couverte d'une matière blanchâtre, épaisse, il faut faire vomir avec 15 centigrammes d'émétique dans un litre d'eau et l'on fait ensuite prendre un purgatif ; limonade minérale pour boisson (4 grammes d'acide nitrique dans un litre d'eau). — Si la maladie menace de devenir gangréneuse, on emploiera le gargarisme suivant :

Sel ammoniac.	12 décigr.	Infusion de houblon.	500 gram.
Camphre.	20 —		

Mêlez.   (Prix : 90 c.)

Mal de reins. — Lumbago.

Le lumbago est une douleur violente à la région des reins, qui vient de deux causes principales : ou d'un grand effort que l'on fait en soulevant quelque chose de lourd, pour se retenir en tombant, d'un coup reçu sur cette partie ; ou d'un principe acrimonieux du sang et des humeurs.

Lorsque le lumbago est le résultat d'un effort ou d'un coup, il est rare qu'on ne soit pas obligé d'appliquer des sangsues sur le lieu douloureux. Dans tous les cas, cette émission sanguine locale, jointe à des applications émollientes et à quelques jours de repos, suffit. Lorsque la maladie présente un caractère rhumatismal, elle est beaucoup plus opiniâtre, quelquefois d'une durée très-longue. Le traitement doit alors avoir pour but d'entretenir le ventre libre, de débarrasser l'estomac des saburres dont il est ordinairement chargé, d'exciter les fonctions de la peau, de neutraliser le principe rhumatique. L'usage du *Rob Boyreau Laffecteur*, qui remplit si bien ces diverses conditions, devient indispensable non-seulement comme moyen de guérison momentanée, mais encore comme moyen préventif, propre à détruire le vice interne qui est le principe du rhumatisme, et, par conséquent, à empêcher le retour de la maladie.

Lorsque la courbature est rhumatismale, qu'elle est la suite d'un refroidissement, on obtient d'excellents résultats de l'application de compresses de flanelle, imbibées du liniment ci-après, et contre lesquelles on entretient des briques ou des fers à repasser bien chauds :

Huile de camomille camphrée.	65 grammes.	
Laudanum de Rousseau.	4	—
Extrait de jusquiame.	4	—

Mêlez. (Prix : 1 fr. 50 c.)

Marasme. — Consomption.

Le marasme est l'épuisement des forces vitales, organiques, porté au dernier degré et accompagné d'un amaigrissement extrême.

Cet épuisement peut dépendre d'un grand nombre de causes différentes : de la décomposition du sang et des humeurs ; de pertes de sang excessives par des hémorrhagies ou par l'abus des saignées ; de maladies chroniques, telles que la phthisie pulmonaire, des obstructions d'organes internes, des écoulements anciens, des diarrhées trop prolongées; d'excès de divers genres ou d'habitudes secrètes ; d'une trop grande contention d'esprit, surtout lorsqu'elle est accompagnée de veilles, de profonds chagrins, de passions contenues, etc.

Chacun comprend que le traitement devra consister à remplir deux indications principales, savoir : à éloigner, détruire les causes qui ont produit l'affaiblissement, le marasme ; et à restituer à l'organisme les forces et les humeurs qu'il a perdues. Comme fortifiant, tonique, le *Rob Boyveau-Laffecteur* se présente en première ligne au nombre des moyens propres à atteindre ce but. L'action spéciale que cet agent exerce sur les organes digestifs enrichira le sang de principes nutritifs et vivifiants qui porteront une influence réparatrice sur toutes les parties de l'organisme. Mais, en même temps, on donnera au malade des aliments faciles à digérer et présentant une grande masse de matières nutritives sous un petit volume ; on lui fera respirer un air pur, on le soumettra à un exercice modéré et on le soustraira à toutes les causes qui pourraient troubler sa tranquillité morale et le calme de l'esprit.

On lui donnera des bains avec 1 kilogramme de gélatine et on le massera dans le bain.

Mariage.

La question du mariage appartient au moraliste. Elle est essentiellement aussi du ressort de la médecine. Il est facile de voir qu'à ces deux points de vue la science et la morale ne peuvent que se prêter un mutuel appui.

Le mariage était en singulier honneur dans les républiques grecques. Les célibataires, au contraire, y étaient exposés à diverses humiliations. Xénophon et Plutarque nous citent l'exemple de Dercyllidas qui avait commandé les armées de Lacédémone avec tant de gloire ; il vint à l'assemblée, un jeune homme lui dit : « Je ne me lève pas devant toi parce que tu ne laisseras pas d'enfant qui puisse un jour se lever devant moi. » Mais les transports d'un amour naissant n'y étaient pas couronnés par un hymen prématuré ; on ne permettait pas à des enfants de perpétuer des familles, parce que l'on savait que partout où cela a lieu, l'espèce humaine se rapetisse et dégénère d'une manière sensible. Elle s'était soutenue à Lacédémone, parce que l'on ne s'y mariait que lorsque le corps avait pris son accroissement et que la raison pouvait éclairer le choix. Cette méthode était très-ancienne. Hésiode veut que l'âge des garçons ne soit pas trop au-dessous de 30 ans ; quant à celui des filles, il paraît le fixer à 15 ans. Platon, dans sa *République,* exige que les hommes ne se marient qu'à 30 ans, les femmes à 20. Suivant Aristote, les hommes doivent avoir environ 37 ans, les femmes à peu près 18. On croit qu'à Sparte c'était 30 ans pour les hommes et 20 ans pour les femmes. D'après nos lois, le mariage est fixé à 18 ans pour les hommes et 15 ans pour les femmes.

De même que la faculté de devenir père vient plus tôt ou plus tard, de même cette faculté ne cesse pas chez les hommes à la même époque. A Rome, suivant le trente-troisième chef de la Loi papienne, il était défendu à un homme qui avait 60 ans d'épouser une femme qui en avait 50. Quoiqu'il soit plus facile de déterminer l'époque de la stérilité pour les femmes, il y a des exemples de femmes qui ont été mères après le terme de 50 ans. La Loi papienne, dont nous venons de parler, avait été donnée par Auguste ; elle fut maintenue jusqu'à Constantin, bien qu'elle eût été modifiée plusieurs fois, et notamment sous les règnes de Claude et de Tibère. On ne peut se dissimuler que les auteurs de la Loi papienne avaient raison, car si on s'attache aux principes, il en résulte que l'union de deux personnes impuissantes ne peut s'appeler mariage puisqu'elles ne peuvent en remplir l'objet. On doit être surpris que les Romains aient fixé à 60 ans l'époque où un homme ne peut plus être père. Ils avaient l'exemple de Caton et de Massinissa, qui furent pères étant plus qu'octogénaires. On ne peut, avec Montesquieu, appuyer cette décision sur le climat, car Paul Zachias, qui a vécu et écrit dans le même pays, porte à 70 ans l'âge où un homme doit être déclaré inhabile au mariage, avouant néanmoins qu'il est bien des exemples où la paternité a lieu beaucoup plus tard. Tel est celui qu'il cite du père de Platerus qui, s'étant remarié à 72 ans, eut encore six enfants, et une fille à 82 ans.

Un médecin légiste célèbre estime qu'on doit pousser jusqu'à 75 ans l'âge où il est permis aux hommes de se marier. Le vieillard vigoureux, dit-il, qui n'a pas abusé de ses forces, est plus jeune pour le mariage que celui qui n'a que 45 ans, mais qui est totalement épuisé. Ainsi, la fixation de l'âge ne devrait être appliquée qu'à l'être imbécille qui a été moins subjugué par les sens que par la séduction. On doit maintenant faire connaître ce qui peut enlever au mariage la perfection qu'il faut lui conserver par tous les moyens possibles, puisqu'à une si haute question se rattachent les plus graves intérêts de la société.

A Lacédémone, dit Plutarque, les deux époux devaient joindre aux qualités de l'âme une beauté mâle, une taille avantageuse, une santé brillante. Lycurgue, et d'après lui des philosophes éclairés, ont trouvé étrange qu'on se donnât tant de soin pour perfectionner les races des animaux domestiques, tandis qu'on néglige absolument celle des hommes. Les vices qui devraient empêcher la célébration du mariage peuvent se diviser en ceux qui sont contagieux, ceux qui sont héréditaires, et ceux qui portent avec eux une grande difformité ou qui sont accompagnés de mauvaise odeur.

Les vices contagieux qui peuvent se communiquer à l'épouse en santé, sont : les maladies de la peau, la maladie vénérienne enracinée : la maladie vénérienne récente n'empêche pas le mariage, mais le retarde ; le scorbut ;

et, du côté du sexe : l'ulcère de la matrice, les flueurs blanches et considérables, qui ne sont pas sans danger dans les approches.

Parmi les maladies héréditaires, sont : les diverses espèces de délire ; les maladies convulsives, telles que l'épilepsie, les passions hystériques, et les divers spasmes et convulsions chroniques ; les maladies des viscères, telles que la phthisie pulmonaire, les écrouelles, le rachitisme, les douleurs arthritiques, le squirrhe, le cancer, le calcul, la gravelle.

Les vices qui portent avec eux une grande difformité ou qui sont accompagnés d'une mauvaise odeur, sont : les mutilations graves, la claudication, les goîtres très-volumineux, les hernies graves et incurables, les ulcères invétérés aux jambes, les cautères de précaution, la fistule lacrymale, la fistule de l'anus, celle des voies urinaires, la puanteur du nez, l'haleine fétide, la sueur des pieds, et celle très-puante de tout le corps.

On se propose d'obtenir par le mariage : 1° des enfants ; 2° des enfants sains qui puissent devenir des hommes ; 3° la conservation des mœurs. Or, on n'y parviendra qu'imparfaitement, si on continue à faire aussi peu d'attention à toutes ces choses.

Masque des accouchées.

Employer les purgatifs répétés et frictionner avec la pommade suivante :

Iodure de zinc.   2 grammes. | Axonge.   15 grammes.

(Prix : 75 c.)

Massage.

Le massage ou massement est un mode de pression momentanée que l'on exerce avec la main sur le corps et les membres, pour exciter le ton de la peau et des tissus sous-jacents. Dans certains pays, surtout en Orient, chez les mahométans, en Turquie, en Perse, en Arabie, en Égypte, dans toutes les régions du nord de l'Afrique, et même chez quelques peuples du nord de l'Europe, on pratique le massage.

Cette pratique consiste à exercer sur les membres d'un individu qui sort du bain, ou d'une étuve, une pression douce et graduée. Il existe plusieurs manières de masser. La plus simple est de presser les membres à l'aide de la main ; mais le massage se pratique d'une manière bien différente, selon la coutume des différents peuples. Ainsi, on étend quelquefois la personne que l'on veut masser sur un tapis. Celui qui exerce le massage presse d'abord de ses mains toutes les parties du corps ; ensuite, il se met à genoux sur le dos, le pétrit, le foule de la tête aux pieds, lui tire les épaules et la tête en arrière, fait ainsi craquer les articulations vertébrales, puis allonge les membres plus ou moins fortement, et produit les mêmes bruits dans les articulations. Dans certains cas, on exerce de simples attouchements. D'autres fois, on fait des frictions plus ou moins fortes sur toute l'étendue du corps, soit avec la main nue, soit avec la main armée de diverses étoffes. Par ce moyen, on détache de la peau des espèces d'écailles qui y adhèrent ; on enlève jusqu'aux derniers petits corps qui la salissent. On fait encore de légères percussions sur le torse et les membres. On fait ensuite exécuter de grands mouvements aux extrémités supérieures et inférieures. Le massage donne à la peau tout l'éclat et le poli dont elle est susceptible.

Cette pratique exerce une puissante influence sur les organes de l'innervation, sur le cerveau et ses dépendances. Aussi, le premier effet du massage est une sensation de volupté difficile à décrire ; mais ces impressions voluptueuses ont souvent un retour fâcheux : l'abattement, la tristesse, la mélancolie, doivent succéder à cette passagère excitation. Le massage augmente l'activité de la peau, appelle vers ce tissu une grande quantité de fluides. La circulation générale et la circulation capillaire sont accélérées, et, par suite, la respiration. L'appétit et la digestion augmentent d'énergie. Les muscles sont plus agiles, les articulations plus mobiles, étant lubrifiées par une synovie nouvelle. Mais, indépendamment des inconvénients que nous avons signalés plus haut, le massage produit la mollesse, la laxité des chairs, la faiblesse. L'énervement qui résulte de l'impression de volupté qu'on éprouve, et les pertes considérables que la perspiration occasionne, amènent une disposition fâcheuse à être frappé par toutes les causes extérieures qui compromettent incessamment l'existence.

Comme moyen thérapeutique, certaines méthodes de massage pourraient convenir dans quelques maladies chroniques de la peau, les rhumatismes anciens, et peut-être dans quelques ankyloses.

Mauvaise odeur des pieds et des aisselles.

Un des moyens les plus sûrs d'enlever cette mauvaise odeur et de modérer la transpiration consiste à toucher très-légèrement le creux des aisselles et les faces des orteils qui se correspondent avec un linge légèrement imbibé de la solution suivante :

Nitrate d'argent fondu.	15 centigrammes.
Eau distillée.	125 grammes.

(Prix : 75 c.)

Migraine. — Maux de tête.

La migraine est une douleur intermittente, périodique ou irrégulière, qui occupe une moité de la tête, plus souvent la gauche que la droite, et qui se fait sentir principalement au front et à l'arcade sourcilière. Cette douleur est ordinairement très-violente, occasionne la fièvre, une chaleur brûlante de la peau, des vomissements, un profond accablement et une telle irritabilité du cerveau et des sens que les malades ne peuvent supporter le moindre bruit.

Il est rare qu'elle ne se rattache pas à quelques désordres des organes digestifs. Chez beaucoup de femmes, elle est intimement liée à une influence nerveuse des organes de la génération ou même à une altération organique de la matrice, et peut être considérée comme hystérique. A vrai dire, les causes directes n'en sont pas parfaitement définies jusqu'à ce jour.

D'après la connaissance que nous avons de l'action du *Rob Boyveau-Laffecteur* sur l'organisme, nous n'hésitons pas à le conseiller comme moyen curatif. Mais il est bien entendu qu'on devra en faire un usage régulier et continu pendant plusieurs mois ; on se ferait une grande illusion si l'on pensait qu'il suffit d'en prendre dans le moment des crises. Quelle que fût son action dans cette circonstance, elle ne pourrait être que palliative et serait complétement insuffisante pour empêcher le retour de nouveaux accès. Pour atteindre ce but et obtenir une guérison radicale, il faut nécessairement détruire les causes qui les produisent, et ce n'est que par une persévérance soutenue dans le traitement par le *Rob* qu'on y arrivera.

On obtient de bons effets de l'emploi des pilules dont voici la composition, dans deux ou trois cas seulement :

Sulfate de morphine.	5 centigr.	Extrait de digitale.	10 centigr.
Extrait gommeux d'o-		Valérianate de zinc.	40 —
pium.	10 —		

Mêlez pour 12 pilules.   (Prix : 1 fr. 20 c.)

Il faut en prendre une aussitôt qu'on ressent les premiers symptômes précurseurs ; une seconde deux heures après ; une troisième trois heures après la seconde. Si alors l'accès se déclare comme de coutume, il est inutile, de continuer. Si, au contraire, l'accès manque ou est beaucoup plus faible, on prendra encore une pilule quatre heures après la troisième.

Mal d'yeux. — Ophthalmie

On comprend communément, sous le nom générique d'ophthalmie, toutes les inflammations qui se développent sur les yeux, quels qu'en soient l'aspect, la forme ou le caractère ; mais, dans le langage scientifique, ces inflammations présentent un nombre considérable d'espèces.

Sous le rapport des symptômes spéciaux, on dit : ophthalmie sèche, qui ne donne lieu à un écoulement ni de larmes ni d'humeurs ; humide, qui est accompagnée d'une abondante sécrétion de larmes et d'une grande sensibilité de l'œil ; purulente, qui est caractérisée par un écoulement continuel d'humeurs ou de pus, comme dans les ophthalmies scrofuleuses ou syphilitiques, et des nouveau-nés.

Sous le rapport de l'organe ou tissu de l'œil qui est atteint, on dit : une conjonctive, soit inflammation de la conjonctive des paupières de l'œil ; iritis, inflammation de l'iris, etc.

Enfin, sous le rapport de l'intensité et de la durée des symptômes, on distingue une ophthalmie en aiguë et en chronique.

Le *Rob Boyreau-Laffecteur* est appelé à obtenir les plus brillants succès dans ces sortes d'affections. Les ophthalmies qui exigent surtout impérieusement son emploi, sont celles qui reconnaissent pour cause un vice contagieux, rhumatismal ou scrofuleux, ou qui ont passé à l'état chronique, celles, en un mot, qui se montrent réfractaires à toutes les médications généralement prescrites par les hommes de l'art les plus expérimentés. Son efficacité ne sera pas moins assurée lorsque l'affection sera le résultat d'un vice dartreux répercuté, ou la suite d'une maladie grave telle que la petite vérole confluente, de la suppression du flux menstruel ou hémorroïdal, ou d'une sueur rentrée.

Pour l'inflammation ou rougeur des paupières : frictions sur les paupières avec gros comme la tête d'une épingle de la pommade suivante :

| Précipité rouge. | 1 gramme. | Axonge. | 16 grammes. |

Mêlez. (Prix : 80 c.)

Pour l'inflammation des paupières et du blanc de l'œil

8

avec suppuration ou larmoiement : purgatifs répétés ; vésicatoire de cinq ou six jours derrière le cou ; bassiner les yeux souvent avec :

Décoction froide de racine de guimauve et de pavot.	1 verre.
Mucilage de coings.	15 grammes.

Quand l'ophthalmie menace de devenir chronique, on a recours au collyre suivant :

Nitrate d'argent cristallisé.	25 centigrammes.
Eau de roses distillée.	50 grammes.

Ce collyre pique assez vivement, mais il agit instantanément ; on l'emploie avec une œillère en verre ou en porcelaine.

Mélancolie. — Spleen. — Hypochondrie.

Cette maladie est caractérisée au moral par une propension habituelle à la tristesse, un goût prononcé pour la solitude, l'éloignement pour une conversation suivie et prolongée, du dégoût pour les plaisirs bruyants, un caractère timide, méticuleux, capricieux, une préoccupation continuelle sur l'existence imaginaire de maladies, une tendance à exagérer les affections qui existent réellement, des idées sombres qui engendrent l'ennui, la fatigue de l'existence et une disposition au suicide. Le côté physique de l'hypochondrie se dessine par un mauvais état des organes digestifs et surtout du foie, par une disposition aux vents, par une constipation habituelle et des besoins fréquents d'uriner, par l'existence ordinaire d'hémorroïde, par une disposition générale aux affections rhumatismales et goutteuses, par un teint bilieux, etc.

Les propriétés fondantes, altérantes et toniques du *Rob Boyveau-Laffecteur* placent ce spécifique au premier rang des moyens les plus propres à guérir cette maladie constitutionnelle, contre laquelle les médications ordinaires ont constamment échoué. Le *Rob*, en entretenant la liberté du ventre, en excitant le système nerveux, en rétablissant les fonctions digestives, en détruisant les obstructions et les engorgements qui se sont formés dans les viscères, atteindra sûrement le but que l'on se propose, et, sous son influence, on verra le physique et le moral du malade recouvrer bientôt les attributs de la santé. Il serait superflu d'ajouter que les distractions, un air pur, l'exercice, les voyages même, les bains de mer, un régime bien entendu, contribueront puissamment à ce résultat désirable.

Mercure.

Le mercure est rangé par M. Thenard dans la classe des métaux qui ne décomposent l'eau à aucune température et qui n'absorbent l'oxygène qu'à un certain degré de chaleur. Le mercure est volatil, s'oxydant par son exposition à l'air à l'aide de l'agitation et de la chaleur, et par l'action des acides, se dissolvant dans l'acide nitrique à froid. Il se combine avec un grand nombre de métaux et donne des alliages appelés *amalgames*. Ainsi, le mercure avec le soufre, forme le cinabre; avec le chlore, le sublimé corrosif et le calomel. Ces deux dernières combinaisons du mercure et du chlore, traitées chimiquement, donnent lieu aux chlorures de mercure. Ces simples indications peuvent fixer, au moins suffisamment, les idées sur le sens qu'on doit attacher aux noms des médicaments composés où le mercure se trouve associé. Les diverses préparations pharmaceutiques du mercure, employé isolément, ou de ses composés sont très-variées. On s'en sert sous forme de pommades, d'onguents, d'emplâtres, de liqueur, etc. Les propriétés curatives du mercure sont applicables à un assez grand nombre de cas. En Angleterre, le mercure a réussi dans des fièvres continues. On l'a donné dans le choléra-morbus, la fièvre jaune, la peste, l'hydrocéphale aiguë et chronique, etc. Les affections où il réussit le mieux et rend des services réels, sont les engorgements chroniques, non inflammatoires, des viscères, les tumeurs blanches, la péritonite des femmes en couche, le croup, les ulcérations des cartilages des articulations, les scrofules, les vers, etc.

Le mercure a été regardé longtemps comme l'unique panacée antisyphilitique. Ne voulant pas traiter ici dogmatiquement cette question, nous nous bornerons à dire qu'elle a été résolue négativement par tous les médecins du plus grand mérite. Le mercure est sans doute toujours employé contre la syphilis, mais il a sa place parfaitement assignée dans les cas où il convient, et dans ceux où il ne peut qu'amener de formidables accidents. Les traitements des maladies vénériennes ne sont donc pas maintenant à la merci d'un remède exclusif, et le mercure prend seulement son rang au milieu de toutes les autres médications, sous la garantie de la conscience du praticien. On convient généralement aujourd'hui que les mercuriaux sont tout à fait contre-indiqués dans les accidents primitifs ; qu'ils ne conviennent que dans les accidents secondaires ou sous-muqueux ; qu'ils ne peuvent être administrés contre les accidents tertiaires ou sous-muqueux qu'autant que ceux-ci sont liés à des accidents secondaires : or ceci est actuellement un point de doctrine établi. MM. Cullerier et Ratier, après avoir exposé les différentes méthodes de traitements applicables à toutes les phases de la syphilis, disent formellement : « Nous « ne prescrivons point le traitement mercuriel dans la « vue de prévenir les symptômes de l'infection générale ; « il y a longtemps que l'expérience a démontré : 1° qu'il « ne se développait pas toujours de syphilis constitution- « nelle à la suite des symptômes primitifs ; 2° qu'on les « avait vus plus d'une fois se manifester à la suite des « traitements mercuriels les plus complets, et même « quelquefois pendant leur durée. Or, comme il ne « donne point de garantie, il doit être mis de côté comme « inutile ; à plus forte raison doit-on proscrire les demi- « traitements, espèce de transaction de conscience que « nous avons blâmée déjà en parlant de la blennorrhagie. « Tout médecin expérimenté et consciencieux rejettera

« ces traitements de précaution que veulent faire beau-
« coup de malades, et que conseillent même beaucoup
« de médecins aux personnes qui sont près de se marier,
« et qui ont eu, un an, deux ou trois ans auparavant,
« des symptômes vénériens dont elles ont été guéries
« sans mercure. En résumé, le mercure ne nous paraît
« pas devoir figurer habituellement dans le traitement
« des chancres ; et nous devons être crus, d'autant
« mieux que nous n'avons point frappé ce médicament
« d'exclusion, mais, qu'au contraire, nous le conseillons
« avec confiance dans les cas particuliers que nous avons
« tenté de déterminer. »

Nous bornerons là les citations de ce genre que nous pourrions multiplier à ce sujet. La parfaite impartialité que nous voulons garder ici nous permet seulement d'éclairer et de renseigner nos lecteurs.

Morsures de chiens enragés.

Laver de suite avec de l'eau salée et se comporter en tout comme pour les morsures de *vipères* (*voir* ce mot).

Morsures de vipères et de serpents venimeux.

On doit faire saigner la plaie le plus possible en appliquant une ventouse au moyen d'un verre ordinaire de table qu'on laisse pendant une demi-heure. En même temps, on fait au-dessus de la morsure une ligature très-fortement serrée. La ventouse étant retirée, on cautérise profondément la plaie avec un fer rougi au feu ou avec un morceau de potasse caustique appliqué sur les plaies.

Muguet. — Blanchet.

On appelle ainsi une inflammation épidémique et contagieuse de la surface interne de la bouche et de la gorge qui s'étend assez fréquemment le long de l'œsophage et des autres parties de l'appareil digestif.

TRAITEMENT. Changer de suite l'enfant d'air et de

nourrice. — S'il y a diarrhée, donner deux petits lavements par jour avec de l'eau de laitue et d'amidon. Dans le cas contraire, purger avec le sirop de fleurs de pêcher ou une cuillerée à café d'huile de ricin. — Dans le commencement, faire vomir avec deux ou trois cuillerées à café de sirop d'ipécacuanha. — Toucher plusieurs fois par jour les pustules de la bouche avec un pinceau doux trempé dans ce mélange :

Sous-borate de soude. 4 décigr. | Sirop de mûres. 30 grammes.

(Prix : 50 c.)

N

Névralgie.

Le mot *névralgie* étant passé dans le langage du monde, comme celui de *gastrite*, et autres encore, il était indispensable d'en donner la définition. En effet, on entend par névralgie, non pas une maladie isolée, mais une classe de maladies. A défaut de cette explication, on pourrait croire qu'il existe dans le *Manuel* une importante omission. Puisqu'il s'agit ici d'un *Dictionnaire*, on retrouvera donc aux lettres correspondantes, les maladies qui appartiennent à la classe des *névralgies;* il en sera de même pour le mot *névrose* devenu également populaire.

On appelle *névralgie* un genre d'affection dont le caractère consiste en une douleur vive et déchirante dans une partie quelconque du corps, sur le trajet d'une branche nerveuse, sans rougeur, ni chaleur, ni tension, ni gonflement, et revenant par accès.

D'après la division scientifique généralement adoptée, on distingue *neuf espèces* de névralgies :

1° Douleur se répandant au front, à la paupière supérieure, au sourcil, à l'angle interne des paupières, et quelquefois à tout le côté de la tête ;

2° Douleur qui part ordinairement sous l'orbite, se porte à la joue, à la lèvre supérieure, à l'aile du nez, à la paupière inférieure, etc. ;

3° Douleur qui part du menton aux lèvres, à la tempe, aux dents, à la langue ;

4° Douleur qui part de la hanche, suit le cordon spermatique, et se porte au testicule dont elle détermine la rétraction ;

5° Douleur qui part de la partie postérieure et inférieure du bassin, se répand aux bourses, aux jarrets, et se propage le long de la face externe de la jambe jusqu'à la plante du pied ;

6° Douleur qui part de l'aine, se répand sur le devant de la cuisse, s'étend principalement sur le côté interne de la jambe, à la cheville et au dos du pied ;

7° Douleur bornée à l'espace que parcourent les nerfs plantaires ;

8° Douleur qui part ordinairement du coude et se porte au dos de la main et à son bord externe ;

9° Ce sont des douleurs ordinairement chroniques, dont le siége varie à l'infini.

Pour guérir les névralgies, il faut remédier à la cause qui les a produites et se reporter aux chapitres détaillés qui sont relatifs aux organes malades. Ainsi quand la névralgie attaque les jambes, les bras, *voyez* RHUMATISME, GOUTTE, etc.

Les frictions sèches, et l'emploi du *Rob Laffecteur* sont ordinairement recommandés.

Névroses.

Les *névroses* sont des maladies qui consistent dans des aberrations du système nerveux, et qui s'annoncent soit par des désordres dans les fonctions de l'entendement et de la contraction musculaire, soit par des concentrations locales, des diminutions ou une abolition du sentiment et du mouvement dans certaines parties, soit enfin par une sorte de stupeur générale avec des lésions plus ou moins marquées de la respiration et du mouvement des artères. On considère généralement les névroses comme un trouble des fonctions, sans lésions sensibles de la structure des parties et sans agents matériels qui les produisent.

On divise les névroses en cinq ordres :

PREMIER ORDRE : *Névroses des sens.* Il ne renferme que les lésions nerveuses de l'ouïe et de la vue, telles sont le tintouin, la surdité, la berlue, l'amaurose, etc.

DEUXIÈME ORDRE : *Névroses des fonctions cérébrales.* Exemples : l'apoplexie, l'épilepsie, le somnambulisme, le cauchemar, etc.

TROISIÈME ORDRE : *Névroses de la locomotion.* Exemples : convulsions, paralysie, voix convulsive, perte de la voix, etc.

QUATRIÈME ORDRE : *Névroses de la digestion.* Exemples : spasme du conduit alimentaire, crampes d'estomac, vomissements spasmodiques, coliques nerveuses, etc.

Névroses de la respiration. Exemples : asthme, coqueluche, asphyxie.

Névroses de la circulation. Exemples : palpitations nerveuses, syncopes, etc.

CINQUIÈME ORDRE : *Névroses de la génération.* Exemples : anaphrodisie, satyriasis, nymphomanie, hystérie, etc.

Pour le traitement des névroses, il faut se reporter aux chapitres spéciaux relatifs à chaque organe malade, et consulter la table des matières.

Nez punais. — Ozène.

Cette infirmité repoussante est due à une inflammation chronique avec ulcération de la membrane qui tapisse l'intérieur des narines et des fosses nasales. Elle est ordinairement le résultat d'un vice scrofuleux ou contagieux. Elle donne lieu à un écoulement purulent d'une odeur infecte, et les malades répandent autour d'eux une exhalaison insupportable que l'on attribue à leur mauvaise haleine. Souvent l'os ethmoïde, petit os spongieux qui occupe le fond des cavités nasales, se carie et tombe successivement par fragments.

On doit, pour combattre cette maladie, employer des injections astringentes, détersives, dans l'intérieur des narines, cautériser même leur surface avec la pierre infernale ou une solution de nitrate d'argent, faire des injections chlorurées pour neutraliser l'odeur infecte que répand le malade. Mais l'on conçoit que le traitement le plus important, le plus nécessaire, celui sans lequel il n'y aurait pas de guérison possible, consiste dans l'administration de moyens propres à détruire la cause interne, le vice scrofuleux, le virus contagieux qui a produit la maladie. Le *Rob Boyveau-Laffecteur* est encore dans ce cas le spécifique le plus actif qu'on puisse opposer.

On peut neutraliser l'odeur en introduisant de la charpie trempée dans :

Chlorure de chaux liquide. 40 grammes.	Eau filtrée.	1 litre.

(Prix : 75 c.)

Nourrice.

Il est triste de convenir que le choix d'une nourrice dépend souvent de ces trois choses : la légèreté, l'ignorance et une complète incurie. Voici les règles certaines que l'on doit donner pour éviter ces écueils. On demande d'une bonne nourrice qu'elle soit dans la vigueur de l'âge, c'est-à-dire depuis 25 jusqu'à 35 ans, sans trop s'écarter cependant de celui de la mère, et on en sent la raison. Le lait doit avoir au moins un mois de l'accouchement et au plus quatre. Le lait trop jeune n'est pas assez parfait ; le lait trop ancien est encore plus vicieux et moins nourrissant. Quand le lait a plus d'un an, on risque de le voir tarir ou diminuer notablement de quantité avant la fin du temps nécessaire à l'allaitement ; ce qui oblige à sevrer l'enfant et peut amener de graves inconvénients : la règle ordinaire étant que le lait diminue et perd de ses propriétés nutritives vers le dix-huitième mois. Le lait qu'on préfère est le blanc, le sucré, le butyreux, celui qui a une consistance moyenne, sans trop de chaleur, au jaunâtre, au salé, au dissous, au trop épais, et à celui qui est trop chaud. On l'applique aux yeux pour connaître son degré d'âcreté ; on en met une goutte sur l'ongle pour juger de sa fluidité. Le lait d'une nourrice ne doit pas être goûté à jeun, et il faut tenir compte, si ce lait avait une odeur et une saveur particulières, de la quantité des aliments pris au dernier repas.

Cependant, il ne faut pas toujours se fier à ces épreuves, parce que le lait, avec les plus belles apparences, peut cacher un vice qu'on ne connaît que par l'usage. Les principales qualités d'une nourrice sont celles-ci. On veut qu'elles aient les dents blanches et les gencives vermeilles, les mamelles fermes et pyramidales. Le mamelon sera souple, long de plusieurs millimètres ; il se développera au moindre toucher, à la plus légère pression ; le lait s'en échappera facilement. On préfère les brunes aux blondes, qui ont ordinairement de l'odeur ; on évite les trop grasses comme les trop maigres. On prendra sur leurs mœurs les renseignements les plus sévères ; elles ne devront pas habiter avec leur mari. On ne veut pas de celles qui ont leurs règles, et encore moins de flueurs blanches : ces accidents cependant sont moins à redouter à la fin de la nourriture. Toutes les fois qu'on le pourra, on laissera la nourrice à la campagne, pour y vivre à sa manière et dans les mêmes exercices.

Il sera facile de s'assurer si la nourrice ne porte aucune cicatrice à l'extérieur. Quant aux recherches d'une autre nature, il sera de la plus grande importance d'en confier le soin à un médecin, afin d'avoir de complètes garanties sur une santé exempte de toutes les maladies qui se transmettent par l'allaitement et qui compromettent pour toujours l'avenir de l'enfant.

Nymphomanie. — Satyriasis.

On appelle de ces noms un appétit vénérien exalté outre mesure et insatiable : nymphomanie chez la femme, satyriasis chez l'homme.

La cause physique et directe consiste en une irritation violente des parties, accompagnée de douleur brûlante, lancinante, de prurit insupportable, de contraction de la vessie, de difficulté pour uriner et de spasmes hystériques qui peuvent aller jusqu'à la syncope.

Les circonstances qui peuvent prédisposer à cette maladie sont : l'abus des plaisirs, l'exaltation de l'imagination entretenue par des lectures, l'oisiveté, l'absence de tous soucis, une vie molle et efféminée.

Le *Rob Boyveau-Laffecteur* est l'un des spécifiques les plus propres à combattre cette triste maladie. La puissante dérivation que ce médicament produit amène les plus heureux résultats. On aura soin en même temps de faire prendre des grands bains froids dans lesquels on mettra un litre ou deux d'alcool fortement camphré, et d'appliquer sur le bas-ventre et sur les parties des linges trempés dans le mélange suivant :

Prenez :

Camphre.	8 grammes.	Laudanum de Sydenham.	2 grammes.
Alcool.	90 —	Eau distillée.	1 litre.
Acétate de plomb liquide.	4 —		

Mêlez ensemble. (Prix : 2 fr.)

Les décoctions de nénuphar sont préconisées dans ces sortes de maladies, et, quelquefois on est obligé de recourir à certaines cautérisations pour affaiblir la sensibilité nerveuse qui est développée outre mesure.

P

Pâles couleurs. — Chlorose.

Signes : couleur générale de la peau d'un blanc pâle ou jaunâtre, lèvres d'un blanc de mort, chairs molles, tissus flasques, indolence, nonchalance, paresse, lassitude de tous les membres, pas d'appétit, goût bizarre pour manger de la cendre, de la terre de la craie. du café en grains, des rebuts de fruits, pouls faible, défaut de chaleur, palpitations du cœur au moindre mouvement un peu brusque ou à la plus légère impression. Le sang est pauvre, très-peu coloré et *tourne en eau,* comme on dit vulgairement.

Mais on voit aussi les pâles couleurs survenir chez des personnes qui étaient jusque-là bien réglées, d'une bonne constitution et d'une bonne santé. Elles sont alors généralement le résultat de profonds chagrins, de grandes privations dans les premiers besoins de la vie, d'une nourriture insuffisante ou de très-mauvaise qualité, du séjour habituel dans des rez-de-chaussée froids, humides, sans air et sans lumière, et quelquefois de pertes de sang très-considérables ou de l'abus des saignées.

Nous ne croyons pas qu'il existe un état de maladie pour lequel le *Rob Boyveau-Laffecteur* soit mieux indiqué, plus nécessaire que pour les pâles couleurs. Fortifier la constitution, exciter les forces vitales des organes, combattre la faiblesse générale, développer l'appétit, rendre au sang ses propriétés naturelles, la chaleur et la couleur, réveiller la sensibilité normale de la matrice, tel est le but qu'on doit se proposer et tels sont les résultats que l'on obtiendra de l'administration du *Rob,* combinée avec une habitation dans un air pur, un exercice un peu forcé et un régime animal et succulent.

On doit en même temps recourir aux pilules suivantes :

Proto-iodure de fer.	10 gramm.	Aloès succotrin.	5 gramm.
Carbonate de potasse.	5 —	Sirop d'armoise.	quant. suffis.
Valériane en poudre.	5 —		

100 pilules dont on prendra de 1 à 8 ou 10 par jour.
(Prix : 2 fr. 50 c.)

Palpitations nerveuses du cœur.

Pour les palpitations dépendantes d'une maladie du cœur, on devra consulter l'article ANÉVRISME. Nous ne voulons parler ici que des palpitations nerveuses ou anormales, irrégulières, auxquelles beaucoup de personnes sont sujettes, sans être atteintes d'une lésion des organes de la circulation du sang.

Quelle que soit la cause de ces palpitations qui constituent plutôt une infirmité qu'une véritable maladie, et qui sont accompagnées souvent d'oppression et de tournoiements de tête, quelquefois de menace de défaillance, nous engageons les personnes qui y sont sujettes à faire usage du *Rob Boyveau-Laffecteur*, comme d'un moyen des plus propres à y remédier.

On peut aussi employer les moyens suivants qui conviennent dans tous les cas.

1° *Emplâtre :*

Extrait alcoolique de belladone.	15 grammes.	Extrait alcoolique de digitale.	15 grammes.
Cire.	5 —	Axonge.	10 —

Faites fondre la cire, puis l'axonge, ajoutez les extraits, étendez le tout sur un linge ou de la peau et appliquez sur la région du cœur. (Prix : 1 fr. 50 c.)

2° *Pilules :*

Poudre de digitale.	10 décigr.	Sulfate de morphine.	10 centigr.
Poudre de valériane.	15 —	Sirop simple.	quant. suffis.

Faites 24 pilules dont on prend 2 par jour.
(Prix : 1 fr. 20 c.)

Panaris.

Le panaris est une inflammation des parties molles qui

entrent dans la composition des doigts : leur extrémité
en est le siége habituel. Le panaris est superficiel ou profond. Dans l'un et l'autre cas, aussitôt que les premiers
symptômes se déclarent, on doit s'efforcer de faire avor-
ter l'inflammation. Lorsque le panaris profond, malgré
les soins employés, amène de graves accidents, le traitement est entièrement du ressort de la chirurgie.

TRAITEMENT. 7 ou 8 sangsues, dans le principe, sur
le doigt malade ; ensuite, cataplasmes faits avec de la farine de lin délayée dans une décoction de têtes de pavot,
de feuilles de jusquiame et de belladone ; prendre des
pilules purgatives :

Jalap en poudre.   24 décigr. | Scammonée en poudre. 24 décigr.

Mêlez pour 12 pilules. — On en prend 4 par jour. —
Si le mal continue à faire des progrès, il faut recourir au
médecin.   (Prix : 1 fr. 20 c.)

Paralysie.

La paralysie est un affaiblissement plus ou moins considérable ou la suppression complète de la sensibilité,
c'est-à-dire de la faculté de sentir, et de la faculté
de se mouvoir. Tantôt, il y a abolition du mouvement,
la sensibilité organique étant intacte ; tantôt, abolition de
l'un et l'autre à la fois. Dans la plupart des cas, la paralysie est le résultat d'une apoplexie ou d'une affection de
la moelle épinière (Voir APOPLEXIE). Mais cette maladie,
toujours grave, dépend aussi fréquemment d'une lésion
locale du nerf d'un membre ou d'un organe.

Que la paralysie soit due à une affection du cerveau
ou de la moelle épinière, ou à une lésion locale d'un nerf,
on ne peut espérer de guérison que d'un traitement qui
est de nature à en combattre énergiquement la cause
première et à déterminer dans l'économie une forte perturbation par son action révulsive et excitante. Le *Rob
Boyveau-Laffecteur* obtiendra des effets d'autant plus
marqués qu'il remplit merveilleusement cette double in-

dication. Relever la circulation du 'sang affaiblie dans le membre affecté, réveiller la sensibilité engourdie ou détruite, révulser l'irritation que des causes spéciales ont développée, détourner les congestions sanguines, cause immédiate de la paralysie, telles sont les propriétés du *Rob,* qui lui assurent des succès constants dans le traitement dont il s'agit. Nous ferons observer que, vu la gravité du cas, il devra être employé à des doses beaucoup plus fortes que dans d'autres affections.

On doit aussi employer localement le liniment suivant :

Huile d'olives.   60 gramm. | Ammoniaque liquide. 8 gramm.

Mêlez en agitant.

On fait aussi des frictions sèches sur la colonne vertébrale avec une brosse en crin ou avec le gant électrique des Anglais.

Perte de la voix. — Aphonie.

L'aphonie est une affection des organes servant à l'articulation des sons, d'où résulte une diminution plus ou moins considérable ou même la perte totale de la voix.

Cette affection est *idiopathique,* c'est-à-dire qu'elle a son siége particulier sur les organes mêmes de la voix, ou *sympathique,* c'est-à-dire dépendante d'un état maladif d'autres organes éloignés. Chez les femmes elle est souvent le résultat d'une lésion des organes génitaux, le symptôme d'une affection hystérique. Dans beaucoup de cas elle est la suite d'un enrouement, d'un rhume ou d'un mal de gorge chronique. Parfois il est très-difficile d'en reconnaître la cause, et tout aussi difficile d'en obtenir la guérison.

Quelle qu'en soit la cause, les dépuratifs sont les mieux indiqués et les meilleurs moyens que l'on puisse employer. Le *Rob Boyveau-Laffecteur,* pris et continué dans des mesures convenables, produira toujours les résultats les plus satisfaisants. Nous l'avons employé plusieurs fois avec des succès inespérés, lorsque la maladie avait résisté à tous les traitements les plus rationnels, et que les malades avaient épuisé toutes les ressources de la science sans obtenir la moindre amélioration.

Petite vérole

Maladie contagieuse, des plus dangereuses, des plus dégoûtantes, des plus affreuses, qui peut, dans l'espace de quelques jours, transformer l'homme le mieux portant en une espèce de cadavre putréfié et fétide.

On la distingue en discrète et confluente, suivant que les boutons sont plus ou moins nombreux. Elle se déclare ordinairement sous une forme épidémique. Elle est beaucoup plus dangereuse chez les adultes que dans l'enfance, à l'exception de la période de la dentition. Sa nature n'est autre qu'un empoisonnement par le principe contagieux de la variole.

Nous n'avons pas à nous occuper du traitement général de cette grave maladie; il varie suivant ses diverses périodes. Nous ferons seulement observer que, son essence étant une altération profonde du sang et des humeurs, il est d'une haute importance de chercher à leur restituer leurs qualités normales dès que la maladie a pris son dernier développement. Le moment convenable pour administrer le *Rob Boyveau-Laffecteur* est celui où la suppuration des pustules varioliques est terminée et complète; car il s'agit alors de purifier le sang des matières purulentes qui ont été portées dans la circulation, d'expulser les matières transpirables, de corriger la disposition putride des humeurs, et aussi de détourner du cerveau l'irritation consécutive qui s'y développe si fréquemment et qui constitue une des plus fâcheuses complications de la petite vérole.

Piqûres d'insectes.

De *cousins*. Bassiner les parties piquées avec de l'eau froide vinaigrée ou du jus de citron.

Des *abeilles, guêpes, frélons,* etc. Enlever d'abord le dard ou aiguillon ; presser la plaie pour la faire saigner ; laver les piqûres avec de l'eau salée ou un mélange de parties égales d'huile et d'ammoniaque liquide.

De *vipères* et *serpents.* (*Voir* MORSURES.)

Pissement de sang. — Hématurie.

Le sang que l'on rend par les urines provient ou des reins, ou de la vessie, ou du canal de l'urètre. La première maladie doit être attribuée à une inflammation des reins ou à un grand relâchement des vaisseaux sanguins qui les parcourent, ou à une congestion par suite d'excès, de coups, d'efforts violents, ou de suppression des hémorrhoïdes. La seconde et la troisième sont généralement le résultat de la rupture de veines variqueuses qui rampent sur la surface interne de leurs parois ; ce sont par conséquent des espèces d'hémorrhoïdes qui ont leur siége et leur source dans ces organes.

Les dérivatifs, et par conséquent le *Rob Boyveau-Laffecteur,* sont les meilleurs moyens à employer dans cette maladie, quel qu'en soit le siége. Il importe d'en prolonger l'usage autant que possible, attendu que la guérison ne s'obtient que très-lentement.

On doit en outre insister sur les tisanes légères de graines de lin, de guimauve, sur des bains prolongés, et l'emploi de 15 à 20 sangsues à l'anus.

Poitrinaires. — Phthisie pulmonaire.

Maladie de poitrine caractérisée par de la toux, une expectoration purulente, un amaigrissement qui fait de rapides progrès, de la gêne dans la respiration, une fièvre lente, continue, plus forte dans l'après-midi et vers le soir, de la sueur la nuit sur la poitrine et le cou ; plus tard, une bouffissure de la figure, de l'enflure aux chevilles et aux jambes, une diarrhée journalière, etc.

Ces symptômes sont ceux de la phthisie confirmée, c'est-à-dire au troisième degré. Au premier degré, les malades toussent et éprouvent une certaine gêne dans la respiration ; ils maigrissent un peu, mais ils ne sont pas malades. Au deuxième degré, aux symptômes précédents se joignent une fièvre journalière, plus sensible le soir, un dérangement dans les fonctions digestives, un malaise général. Cet état dure peu, et les symptômes du troisième degré ne tardent pas à se manifester.

Le plus grand nombre des poitrinaires sont d'une constitution scrofuleuse ; d'autres le deviennent par suite de maladies qui n'ont pas été bien traitées, comme à la suite de rougeoles, de petites véroles, de rhumes négligés, ou par suite de sueurs ou de dartres rentrées, ou, encore, par suite d'inconduite, d'excès nombreux, de mauvaises habitudes.

Le *Rob Boyveau-Laffecteur* peut être d'une grande utilité dans le traitement de cette cruelle maladie. Les cas dans lesquels on peut plus particulièrement l'employer sont ceux qui reconnaissent pour cause des affections dartreuses, une constitution scrofuleuse, la suppression de la transpiration, un catarrhe pulmonaire chronique.

On recommande dans les maladies chroniques des poumons l'eau de goudron, les préparations de baume de Tolu, les sirop et pâte de lichen, de ciguë, etc.

Pollutions. — Pertes séminales

On distingue les pollutions en nocturnes et en diurnes. Les premières ne portent atteinte à la santé que lorsqu'elles se renouvellent trop fréquemment. Elles peuvent en effet dans ce cas provoquer des spasmes, des symptômes d'hypocondrie et d'hystérie, donner lieu à des palpitations, affaiblir les nerfs, la vue, la mémoire, et toutes les facultés intellectuelles, efféminer le caractère, éteindre le courage, produire un amaigrissement de plus en plus considérable, la consomption et la mort. Mais les pollutions diurnes, qui s'accomplissent sous l'influence d'une excitation physique ou morale, sont les plus dangereuses et exercent l'action la plus ruineuse sur l'économie. Outre les accidents que nous venons d'énumérer, elles occasionnent la chute des cheveux, des paralysies locales, l'idiotisme, le marasme dorsal, qui finit par amener la mort.

Le moyen le plus sûr de guérir radicalement cette fâcheuse infirmité, lorsqu'elle est involontaire, est de détourner, d'éloigner l'irritation qui se porte sur les organes qui en sont le siége, d'affaiblir le sujet lorsqu'il y a exubérance de santé, trop grande abondance de sang, et, dans ce but, le *Rob Boyveau-Laffecteur* sera très-utilement employé. Souvent les pollutions nocturnes sont dues à des irritations ou obstructions abdominales, à des saburres gastriques, à une constipation habituelle, à une digestion difficile. Le *Rob,* par les propriétés spéciales qu'il possède et son efficacité constante dans ces sortes de cas, remplira encore parfaitement le but que l'on se propose. On aura soin aussi de soumettre le sujet à un régime léger et végétal et à l'usage de boissons rafraîchissantes.

On doit en outre prendre des bains prolongés avec 1 kilo de sel de cuisine et frictionner les cuisses avec de l'huile camphrée.

Poux de tête et de corps.

Frictions matin et soir avec :

Pommade d'hydrargire simple.	30 grammes.
Camphre en poudre.	2 —

Mêlez. (Prix : 50 c.)

Soins de propreté ; grands bains frais.

Profession.

La profession, considérée dans ses rapports avec la

santé, est un des sujets essentiellement du ressort de la médecine. En effet, du genre de profession logiquement adapté à chaque homme, selon son mode d'organisation, dépendent à la fois la santé, le bonheur individuel et celui de la société. Nous naissons tous avec une aptitude prédominante, non-seulement pour les travaux du corps, mais pour ceux exclusivement du domaine de l'intelligence. Il suit de là qu'en détournant un homme de la véritable vocation où l'appelle le vœu de la nature on voit un renversement complet des lois physiques et morales. Pour être d'accord avec ces mêmes lois, on doit consulter *la constitution* et *le tempérament,* afin d'assigner à chaque homme la place qu'il doit occuper au milieu de ses semblables ; ou, en d'autres termes, le laisser parfaitement libre d'obéir à l'impulsion secrète qui le destine à une chose et non pas à une autre souvent fort opposée. Le genre de tempérament sera donc en général un guide assez fidèle pour ne pas fausser la destinée d'un homme, sauf quelques rares exceptions qui n'infirment nullement cette proposition fondamentale. En jetant un seul coup d'œil sur les diverses espèces de tempéraments reconnus, on verra bientôt les déductions que l'on doit en tirer. Nous ferons remarquer, avant toutes choses, que les tempéraments se combinent souvent entre eux, que les types purs n'existent presque jamais, que, cependant, on est obligé de prendre comme point de départ le plus grand nombre d'éléments qui constituent tel ou tel tempérament.

Le *sanguin* est caractérisé par une physionomie animée, un teint rouge et vermeil. Les cheveux sont pour l'ordinaire blonds ou châtains, les membres souples et agiles ; l'habitude du corps est chaude et molle au toucher, les chairs fermes et compactes. L'homme de ce tempérament est bon, franc, courageux. Il a plutôt des goûts que des passions. Il est très-sensible, s'emporte aisément et se calme de même. Il a la conception facile, la mémoire heureuse ; néanmoins, il est incapable de se livrer à de profondes méditations. Les sciences abstraites ne peuvent lui plaire ; mais il cultive avec succès la poésie, la peinture, la musique et tous les arts agréables.

Le *bilieux* est celui où l'habitude du corps est grêle et maigre, la peau aride, sèche et peu perspirable avec une chaleur âcre et mordante. Les yeux sont pâles et jaunâtres, les cheveux et les poils noirs et crépus. L'appétit est vif, la soif fréquente ; le pouls élastique, sec et roide, les veines très-amples. Les hommes de ce tempérament sont forts et conservent longtemps leur vigueur. Ils portent leurs passions à l'excès. Ainsi, ils sont jaloux, très-colériques et portés à la vengeance. Le bilieux a beaucoup d'imagination, le jugement solide et réfléchi, plus de génie que d'esprit ; il est très-propre aux sciences abstraites.

Le *pituiteux* ou *flegmatique* se reconnaît par la mollesse, la laxité et le peu d'action de la fibre, qui est abreuvée d'une sérosité abondante. Les hommes de ce tempérament ont les chairs très-molles et lâches, le tissu cellulaire rempli de graisse et souvent de gélatine, et le sang très-séreux. La plupart ont une peau blanche et froide au toucher, et principalement celle des extrémités. Le visage est pâle et quelquefois bouffi. Les yeux sont peu expressifs et languissants. Les fonctions sont lentes et embarrassées. Le pouls est lent, petit et mou. La respiration est lente, et ils sont sujets aux oppressions ; ils digèrent péniblement. Leurs sens sont très-obtus, les mouvements difficiles. Ils sont peu enclins aux plaisirs de l'amour. Ils excrètent par le nez et la bouche beaucoup de matières visqueuses. Les fonctions de l'esprit s'exercent chez les pituiteux d'une manière faible. Ils ont l'imagination froide. Ils sont très-portés au sommeil. Ils ne sont guère plus propres aux travaux de l'esprit qu'à ceux du corps, à moins qu'on ne les y habitue par degrés. L'habitude est leur loi.

Le *nerveux* est constitué par la sensibilité excessive aux impressions que reçoivent nos organes, rarement naturel ou primitif, mais le plus souvent acquis et dépendant d'une vie sédentaire et trop inactive, reconnaissable à la maigreur, au peu de volume des muscles mous et comme atrophiés, à la vivacité des sensations. Ce tempérament est moins un naturel du corps que le premier degré d'une maladie, et dont Voltaire et le grand Frédéric sont donnés comme exemples.

Maintenant, si l'on revient à ce qui a été dit plus haut sur la vocation attribuée à chacun de nous, est-il nécessaire de dire que le genre de tempérament indique nécessairement le genre de profession, et que de ces deux choses l'une est le corollaire de l'autre. Cependant, nous ne voyons autour de nous, dans la majorité des cas, qu'un contre-sens de la loi posée par la nature. On ne peut sans doute toujours lutter contre le nombre des éventualités qui imposent à un homme le rôle qui n'est pas fait pour lui. Toutes les biographies ont en quelque sorte enregistré ces anomalies étranges en vertu desquelles tout a lieu contradictoirement au milieu de la société. Combien de grands hommes, de grands artistes, ont commencé par les *travaux forcés* d'une profession qui devait à jamais étouffer leur génie ! Les parents doivent donc consulter soigneusement la constitution de leurs enfants, la nature de leur tempérament, lorsqu'ils ont à résoudre cette haute question de la profession. Ils pourront concilier ainsi ce que veut la nature et les moyens d'obtenir la plus grande somme de bonheur à laquelle l'homme puisse prétendre.

Purgatifs.

Dans le langage du monde, *prendre médecine,* c'est employer un purgatif ; or cette dernière expression s'entend de tous les médicaments qui déterminent des évacuations. Le nombre des purgatifs est considérable, ainsi que celui des maladies dans lesquelles on les administre. À toutes les époques ils ont joui d'une grande faveur dans la médecine populaire, et l'on peut dire que chacun est plus ou moins enclin à se purger. Ce qu'on appelle *médecine de précaution* démontre parfaitement l'abus qu'on fait généralement des purgatifs. S'il fallait indiquer tous les cas où on les emploie, ce serait passer en revue l'ensemble des maladies. Ce qu'il suffit de savoir, c'est qu'il n'est rien moins qu'indifférent de se purger d'une manière ou d'une autre. La plus simple indisposition peut s'aggraver sous l'influence d'un purgatif employé contradictoirement. En général, les purgatifs ne sont que des fractions de traitement. Ils ont leur place marquée dans le cours des maladies, pour le nombre, le genre et l'indication spéciale qui les réclament. Ils peuvent rendre de très-grands services, administrés en temps opportun, ou, dans le cas contraire, jeter parfois une grande perturbation au milieu de l'économie. Ce qu'on peut appeler la manie des purgatifs est chose trop commune et trop ancienne pour que nous n'appelions pas l'attention à cet égard. Ce genre de médication conserve néanmoins une réputation usurpée, d'après la tradition qui lui attribue le pouvoir d'éliminer du corps toutes les *humeurs nuisibles,* ou le *trop plein des humeurs.* On doit se mettre en garde contre de pareilles croyances et consulter un médecin lorsqu'il s'agit de se purger ; autrement on met sa santé à la merci du hasard.

R

Rachitisme (*voir* Écrouelles).

Règles. — Leur suppression. — Aménorrhée.

Le défaut d'écoulement des règles a pour cause ou une grande frayeur, un refroidissement subit, un grand chagrin éprouvé dans le moment même de la menstruation, ou bien il tient à une mauvaise constitution, à une faiblesse générale de l'organisme, à un retard dans le développement des fonctions de la vie, à la *pauvreté* du sang, comme chez beaucoup de jeunes filles de 16 à 20 ans, qui présentent des symptômes de scrofule ou de rachitisme.

On comprend que les moyens de traitement doivent varier suivant la cause qui a produit cet état fâcheux ou qui l'entretient. Dans le premier cas dont nous avons parlé, celui de suppression instantanée par une cause imprévue, des bains, de l'exercice, une application de sangsues opportunément faite, quelques frictions sur le bas-ventre, suffisent assez généralement. Mais si ces moyens n'obtiennent pas tout le résultat espéré, le *Rob Boyveau - Laffecteur* achèvera ce qu'ils auront préparé.

Lorsqu'il s'agit de jeunes personnes chlorotiques, au teint couleur de paille, aux chairs molles, à l'air indolent, à l'œil brillant, qui, la plupart du temps, ont des glandes plus ou moins saillantes autour du cou, on doit se méfier des engorgements qui existent presque toujours dans les organes internes, et à un régime tonique, fortifiant, à une bonne nourriture, au vin vieux de Bordeaux, à un exercice fréquent et quelque peu violent en plein air, aux préparations ferrugineuses, on joindra l'usage du *Rob Boyveau-Laffecteur*, qui désobstruera les vaisseaux lymphatiques et les organes qui peuvent être engorgés.

Existe-t-il un état spasmodique ou une inflammation de la matrice : on devra, dans le premier cas, diminuer l'irritabilité nerveuse de l'organe par des frictions ou des applications calmantes sur le bas-ventre et sur les cuisses : et, dans le second, éteindre l'inflammation par des bains répétés, des injections et des lavements émollients et narcotiques au pavot et à la guimauve, des onctions d'huile et de laudanum sur le ventre, et des sangsues au périnée ; mais, dans les deux cas, il est essentiel de détourner, par des dérivatifs et des dépuratifs, l'irritation nerveuse ou l'inflammation qui se fixe sur la matrice, et, alors encore, le *Rob Boyveau-Laffecteur* est un des meilleurs moyens que l'on puisse employer.

Les moyens locaux ne doivent pas être négligés, et nous conseillons de prendre des bains de siége très-chauds ; frictionner le bas-ventre avec la pommade suivante :

Hydriodate de potasse. 4 gramm.	Axonge. 30 gramm.

(Prix : 90 c.)

Prendre chaque jour 4 des pilules suivantes :

Sulfate de fer.	2 grammes.	Aloès.	12 décigr.
Valériane en poudre	12 décigr.	Extrait de sabine.	60 centigr.

Mêlez pour 24 pilules.   (1 fr. 20 c.)

Il est bien entendu qu'on ne doit jamais employer de remèdes quand on soupçonne une grossesse.

Rétrécissements de l'urètre.

On entend par rétrécissement de l'urètre une diminution dans la capacité de ce canal, ayant pour effet ordinaire de rendre l'émission de l'urine plus ou moins difficile. Le calibre de l'urètre peut être diminué par des brides, des carnosités, des végétations et d'autres productions morbides. Nous n'entendons parler ici que des rétrécissements qui consistent en des altérations manifestes de l'action ou de la structure des parois de l'urètre. Les meilleurs auteurs sont unanimes dans la division qu'ils établissent pour les rétrécissements de l'urètre, et ils leur assignent les caractères suivants : *spasmodiques, inflammatoires et organiques.*

Nous indiquerons d'abord en quelques mots la disposition anatomique de l'urètre, afin de mieux faire comprendre le genre d'obstacle que peut créer un rétrécissement, selon la région du canal où il se trouve. L'urètre commence au col de la vessie, et se termine au bout de la verge. Sa longueur est de 9 à 10 pouces. Ce canal présente deux courbures en sens opposé, semblable à celle d'un *S* italique, parce que depuis le col de la vessie il descend en avant jusqu'au-dessous du pubis, remonte un peu jusqu'à la racine de la verge, et ensuite descend de nouveau. Cette simple notion est fort utile à connaître pour l'emploi des bougies, ainsi que nous le verrons plus loin, car beaucoup de malades se sondent eux-mêmes. Maintenant, au point de vue du *cathétérisme* (l'action de sonder), un mot sur la structure de l'urètre est indispensable. On distingue à l'urètre trois portions : une portion *prostatique*, d'environ 15 lignes, depuis le col de la vessie jusqu'au-dessous des *os pubis ;* une portion *membraneuse*, qui n'est séparée du *rectum* (le dernier intestin) que par du tissu cellulaire ; une portion *spongieuse*, étendue des os pubis à l'extrémité de la verge. La cavité de l'urètre est large dans son principe, s'étrécit vers le milieu, et s'élargit de nouveau dans le gland. L'urètre est tapissé dans toute sa longueur par une membrane muqueuse où se voient un assez grand nombre de rides laissant entre elles de petites cavités ou lacunes ; ce sont ces rides qui s'opposent souvent au passage des bougies lorsqu'on les dirige mal.

Examinons succinctement les trois genres de rétrécissements.

Le rétrécissement *spasmodique* se rencontre chez les sujets nerveux, irritables, adonnés à l'onanisme ou aux excès vénériens. Il n'est pas rare de voir l'urètre revenir spasmodiquement sur lui-même, et ne livrer qu'avec difficulté passage à l'urine. Les sujets atteints de cette variété urinent tantôt goutte à goutte, tantôt par un jet médiocre, et tantôt à plein canal. Une affection morale vive, l'impression du froid, etc., suffisent pour suspendre plusieurs heures le cours de l'urine.

Les rétrécissements *inflammatoires* ont lieu lorsqu'une inflammation aiguë vient à se développer dans un urètre déjà malade et rétréci, ou dans un urètre sain. On comprend que, dans le premier cas, le rétrécissement ne peut que se compliquer et amener la rétention complète de l'urine. Dans le second cas, l'excrétion urinaire détermine de la gêne et de la rétention, alors que, précédemment, l'excrétion de l'urine s'exécutait naturellement. L'état inflammatoire aigu s'accompagne toujours d'une augmentation de sensibilité et d'un resserrement convulsif contre la pénétration des corps étrangers, en même temps que le contact de l'urine brûle la cavité du canal et provoque la contraction de toutes les puissances musculaires environnantes ; de là résulte un jet mince, filiforme, lent, et parfois interrompu, de l'urine.

Rétrécissement *organique*. On comprend sous cette dénomination tous les rétrécissements qui consistent en une altération de structure ancienne, persistante et durable, des parois de l'urètre. L'inflammation est, sans aucun doute, la cause première de la production de ces altérations. Mais, dans la plupart des cas, lorsqu'elles existent, l'état inflammatoire proprement dit s'est dissipé, laissant à sa suite la lésion chronique du tissu qu'il s'agit de guérir.

Les rétrécissements *organiques* se présentent sous des formes assez nombreuses qu'on peut réduire aux suivantes : les soulèvements valvulaires de la membrane muqueuse, les indurations de cette membrane, les engorgements calleux et durs du tissu cellulaire sous-muqueux, enfin les végétations pédiculées, ou autres, faisant saillie dans la cavité de l'urètre.

D'après ce qui précède, on distingue nécessairement deux ordres de rétrécissements ; ils seront *passagers* ou *permanents*. Les premiers seront *spasmodiques* ou *inflammatoires ;* les seconds *organiques.*

La cause des rétrécisssments a été de tout temps rapportée aux suites de la contagion vénérienne. Lorsque les obstacles qui existent dans le canal sont étrangers à la blennorrhagie par exemple, ils succèdent aux opérations qu'on a été obligé de pratiquer, telles que l'introduction forcée d'une sonde dans la vessie, le séjour plus ou moins long de graviers dans l'urètre, ayant déterminé une inflammation ou une érosion, suivie d'une suppuration et d'une cicatrice, etc. Le virus vénérien, qui a une propension singulière à affecter le système des glandes, se porte plus particulièrement sur celles de la partie spongieuse de l'urètre. La structure de leurs conduits excréteurs semble avoir été disposée pour la repomper. Dès qu'il y est une fois fixé, il les engorge, les durcit, ce qui forme le long du canal autant d'éminences qu'il s'y rencontre de glandes obstruées. Sur dix malades atteints de difficultés d'uriner par suite de gonorrhée, on en rencontre au moins quatre chez lesquels les engorgements lymphatiques ne sont entretenus que par des durillons de cette espèce. L'époque à laquelle ces rétrécissements se forment est incertaine. Chez quelques malades, ils paraissent dès que l'inflammation a cessé ; chez d'autres, ce n'est que quelques mois après. Il en est qui n'ont lieu qu'après plusieurs années. Quelquefois ils ne se manifestent que par degrés. Enfin, il y a des personnes chez lesquelles ils sont très-longs à se former et ne sont accompagnés d'aucun des symptômes de la maladie à laquelle ils doivent leur origine, ce qui donne lieu à beaucoup d'erreurs dans le traitement.

TRAITEMENT. Le traitement des rétrécissements est en grande partie du ressort de la chirurgie, par la raison fort simple que, dans la grande majorité des cas, elle intervient constamment lorsque les causes de rétrécissements se sont déjà développées, soit par la négligence des malades, soit après l'emploi de moyens intempestifs et souvent dangereux que l'on oppose aux accidents primitifs. Nous ne pouvons entrer ici dans le détail des nombreux procédés opératoires mis en usage dans ce genre d'affection. La chirurgie moderne et les hommes distingués qui la représentent ont singulièrement perfectionné cette partie de la science. Quant à la médecine proprement dite, elle a une tâche aussi grande que difficile à remplir : celle de disputer, en quelque sorte, les malades à la chirurgie, de les soustraire aux douleurs, et souvent aux écueils des opérations. Son rôle sera donc ae prévenir le mal, au lieu d'avoir à en réparer tardivement les résultats matériels. Cette vérité a été comprise à toutes les époques par les hommes de l'art. C'est dans ce but que l'on a cherché des moyens curatifs où les ressources de la chirurgie se trouvaient associées à celles de la médecine ; les bougies médicinales sont de ce nombre. Nous passons sous silence un grand nombre de remèdes sous forme d'opiats, de pilules, de tisanes, etc., destinés à agir sur les rétrécissements, lesquels ne pouvaient être que des palliatifs presque toujours éphémères. Les médications à l'intérieur ne sauraient avoir de propriétés réelles, si elles n'ont pas une action spéciale sur le principe morbide. Il faut ici, dans toute l'acception du mot, un antidote contre le poison. Le *Rob Boyveau-Laffecteur*, par ses proprités éminemment antisyphilitiques, remplira les plus importantes indications, surtout comme moyen préservatif des rétrécissements, ensuite comme auxiliaire puissant en présence des produits matériels de la maladie, attendu qu'il en conjure à la fois la cause et les effets.

Dans tous les cas de rétrécissements déjà existants, et indépendamment des différentes formes qu'ils peuvent avoir, on se mettra d'abord sous l'influence du *Rob*. L'usage des bougies sera ensuite fort utile, comme moyen accessoire, pour abréger la question de temps. La seule méthode que les gens du monde aiment à employer est celle de la dilatation progressive, c'est-à-dire l'introduction de bougies d'un volume graduellement croissant. Ces bougies doivent toujours, avant de s'en servir, être enduites avec la pommade suivante :

Axonge.   30 grammes. | Extrait de belladone. 5 grammes.

Nous croyons, à cette occasion, devoir rappeler, dans l'intérêt des malades, que depuis plus de vingt ans nous faisons préparer des *bougies médicinales*, qui, par leur mode de composition et la *filière* particulière d'après laquelle leur grosseur est calculée, résolvent, si nous en croyons une longue expérience, le problème à résoudre ici, c'est-à-dire d'agir à la fois médicalement et chirurgicalement.

Voici l'instruction que nous donnons aux personnes qui, dans une foule de cas, ont un très-grand avantage à se sonder elles-mêmes.

De l'introduction des bougies. On commence, ainsi que nous l'avons dit, par enduire la bougie de pommade *belladonisée;* alors le malade se met dans la position qui lui paraît la plus commode : il peut être couché ou debout indifféremment, pourvu qu'on ait l'attention d'écarter les cuisses et de plier les jambes, afin que la bougie éprouve moins de difficulté dans son passage. On la saisit vers son milieu avec le pouce et l'index d'une main ; de l'autre on tient la verge, au-dessus du gland, sans la serrer, et on la tire en suivant une ligne perpendiculaire à l'axe du corps. On pousse la bougie peu à peu dans le canal, en la tournant doucement à mesure qu'elle entre, surtout quand on rencontre un point d'arrêt. Son extrémité étant arrivée derrière les bourses, il faut relever la verge et enfoncer la bougie, sans la pousser avec trop de force. Lorsqu'elle est parvenue sous l'arcade du pubis, on ramène la verge en avant, et on porte un doigt sur les téguments, vers l'extrémité de l'instrument, pour le soutenir dans sa marche. De cette manière on empêche la membrane interne de former des plis, que l'on pourrait prendre pour des obstacles d'une autre nature, et l'on évite de faire des fausses routes et d'insinuer la bougie dans les lacunes.

Si, malgré toutes ces précautions, la bougie ne pouvait pénétrer assez avant dans le canal, les embarras dont il est obstrué en seraient la cause. Dans ce cas, il faut la laisser à l'endroit où elle s'est arrêtée, et essayer de nouveau un quart d'heure après, toujours avec ménagement et lenteur. Si l'on ne gagne rien à cette seconde épreuve, on coupe à quelque distance du gland la portion excédante de la bougie, et on la fixe dans cet état. Il convient de la laisser peu de temps dans le commencement ; une demi-heure, ou une heure tout au plus, suffit pendant les cinq ou six premiers jours.

La présence de la bougie détermine ordinairement une légère irritation, chez quelques personnes une inflammation réelle et un peu de fièvre. D'autres, au contraire, s'aperçoivent à peine de cet effet. Quelle que soit la douleur qu'elle occasionne d'abord, il ne faut pas s'en effrayer ; elle ne continue jamais au delà de cinq ou six jours. Il y a des malades qui sortent, se promènent et vaquent à leurs affaires sans éprouver, pour ainsi dire, aucune gêne. Il est néanmoins plus prudent de rester dans sa chambre, assis ou couché. Une inflammation légère est avantageuse, lorsqu'on peut la supporter, parce que le dégorgement s'opère beaucoup plus vite. Si, au contraire, elle était trop forte, on en serait quitte pour suspendre pendant quelque temps l'emploi des bougies, sauf à recommencer. La suppuration, abondante dans le principe, diminue ensuite au point que les bougies sortent presque sèches. On doit toujours introduire d'abord les bougies les plus petites, et augmenter leur diamètre par degré. Lorsqu'on est arrivé à la dernière grosseur nécessaire à une dilatation convenable, on continue pendant un mois ou environ, en gardant la bougie une heure ou deux chaque jour ou chaque nuit. Il est extrêmement utile de porter un suspensoir ; cette précaution est surtout nécessaire aux personnes qui ont déjà éprouvé des engorgements inflammatoires.

Le régime consiste à s'abstenir de toutes sortes d'exercices violents ; du reste, il est inutile de rien changer à sa manière de vivre. Le jet des urines étant une fois rétabli, on ralentit par degrés l'usage des bougies ; on ne les introduit qu'une demi-heure chaque jour. Il est surabondant de faire remarquer l'importance qu'on doit attacher à l'administration méthodique du *Rob* pendant toute la durée du traitement, et encore après la disparition des accidents, à moins de se mettre à la merci de rechutes plus ou moins tardives.

Nous terminons cet article, aussi complet que le permettent les bornes de cet ouvrage, par la manière de *fixer* les bougies dans le canal pendant le temps qu'elles doivent y séjourner. On fixe à la grosse extrémité de la bougie un petit ruban de soie très-mince et étroit, dont on contourne en sens contraire les deux chefs autour du gland, et on les arrête, après deux ou trois tours circulaires, par un nœud simple et non serré.

Le traitement des rétrécissements du canal exige une grande habitude, et nous conseillons aux malades de venir à Paris, et d'entrer dans une maison de santé pour y recevoir les soins que réclame leur état.

Rhumatisme. — Douleurs rhumatismales.

Il y a deux sortes de rhumatismes : le rhumatisme articulaire, qui attaque les diverses articulations ou jointures du corps, et le rhumatisme fibreux ou aponévrotique, qui occupe la longueur des membres, c'est-à-dire l'espace compris entre les articulations et les pourtours de celles-ci, et qui peut se développer aussi sur diverses régions du tronc et de la tête, les articulations restant intactes.

Le premier, le rhumatisme articulaire, donne lieu à une enflure plus ou moins considérable des articulations, accompagnée de douleurs extrêmement violentes, et de l'impossibilité de faire exécuter le moindre mouvement aux articulations malades. Il est aigu ou chronique. Dans le premier cas, souvent il n'y a pas une articulation qui ne soit prise ; le malade est condamné à une immobilité absolue du corps tout entier et à des douleurs atroces. La maladie est extrêmement grave et très-fréquemment suivie de mort. Dans le second cas, une seule articulation ou quelques-unes seulement sont affectées ; les symptômes sont modérés, les douleurs supportables, et souvent il n'y a pas de fièvre ; mais on remarque que la maladie se déplace facilement et qu'elle se porte sans cause connue d'une articulation à une autre.

La seconde espèce de rhumatisme, dite rhumatisme aponévrotique, est caractérisée par des douleurs d'une violence effrayante que les malades éprouvent de l'épaule au coude, du coude au poignet, ou de la hanche et des aines aux genoux, et des genoux aux chevilles et sur le dos du pied.

Rhumatisme aigu général des articulations. Maladie grave, dans laquelle le malade ne peut faire aucun mouvement. — Soutenir les couvertures et le drap de lit avec des cerceaux ; entretenir une transpiration générale au moyen de boissons émollentes, chaudes et abondantes ; introduire dans le lit du malade des vapeurs émollientes et calmantes provenant d'une forte décoction très-chaude de têtes de pavot, de racine de guimauve, de belladone, au moyen d'un tuyau en cuir, adapté a un vase bien fermé ; pour boisson de l'eau de chiendent ou de graines de lin, avec 30 grammes de miel pour 1 litre.

Pilules :

Extrait de belladone.	15 centigrammes.
Extrait de digitale.	20 —
Extrait gommeux d'opium.	10 —

Mêlez pour 12 pillules. On en prend 2 par jour.
(Prix : 60 c.)

Rhumatisme musculaire, vulgairement appelé douleurs de rhumatisme dans les membres. Faire usage des pilules du docteur Lartigue, ou des pilules de cynoglosse. — Un moyen qui a souvent donné d'excellents résultats consiste à appliquer sur le membre douleurenx une ou deux compresses de flanelle bien imbibées du liniment ci-après, à recouvrir celles-ci d'autres flanelles sèches ; et à promener sur elles des fers à repasser très-chauds.

Liniment :

Laudanum de Rousseau.	Extrait de jusquiame.
4 grammes.	4 grammes.
Huile d'olives. 65 —	Camphre pulvérisé. 4 —

(Prix : 1 fr. 50 c.)

Rhumatisme articulaire aigu, local. Si le rhumatisme n'affecte qu'une ou deux articulations, une application de sangsues sur la partie malade produit de bons effets. On applique ensuite des cataplasmes émollients; on prend un ou deux purgatifs.

Rhumatisme articulaire ancien ou chronique. On fait usage de bains de vapeurs aromatiques d'étuve longtemps continués de deux jours l'un, et alternés avec des douches froides; on applique autour des principales articulations malades plusieurs vésicatoires volants les uns après les autres; on prend le *Rob Boyveau-Laffecteur* à hautes doses; on fait sur les articulations des frictions matin et soir avec la pommade suivante :

Calomel en poudre. 4 grammes.	Axonge. 15 grammes.
Scille en poudre. 4 —	

Mêlez. (Prix : 1 fr. 20 c.)

Refroidissement. On doit s'attacher à développer promptement la transpiration en buvant des infusions bien chaudes de tilleul, de bourrache ou de violettes; — en appliquant des briques chaudes autour du corps et aux pieds. (*Voir* pour les suites d'un refroidissement les mots RHUMATISMES, COLIQUES NERVEUSES, etc.)

Torticolis. Appliquer des flanelles très-chaudes autour du cou, ou un sac de laine rempli de cendres chaudes. Frictionner la partie avec :

Huile camphrée.	30 grammes.
Laudanum de Sydenham.	2 —

Mêlez. (Prix : 60 c.)

En résumé, le rhumatisme, quelle qu'en soit la nature, est une maladie des plus douloureuses et des plus cruelles que l'on connaisse. Il est rare qu'on en guérisse radicalement si l'on ne s'attache à en détruire le principe par un traitement convenable et continué pendant long-temps, lors même que l'on a recouvré une santé par-faite. Le *Rob Boyveau-Laffecteur* est le spécifique le plus efficace dont on puisse faire usage dans ce but. Il s'agit en effet, dans ces sortes de cas, d'entretenir avec soin la perspiration cutanée, la régularité des fonctions digestives, la circulation des humeurs, et toutes les ex-crétions, et l'on sait que le *Rob* est le spécifique par ex-cellence pour remplir ces diverses indications.

Sciatique. — Névralgie sciatique.

On donne ce nom à une douleur rhumatismale ner-veuse qui occupe la hanche, et qui, dans beaucoup de cas, lorsqu'elle est intense, s'étend le long de la face externe de la cuisse et de la jambe jusqu'à l'extrémité du gros orteil. Elle a son siége dans un gros nerf, ap-pelé nerf *sciatique,* dont la ramification principale suit exactement le trajet que nous venons d'indiquer.

Le *Rob Boyveau-Laffecteur* produit les plus heureux effets, dans cette maladie, chez les personnes qui y sont sujettes, et chez lesquelles surtout elle reconnaît pour cause une disposition rhumatismale, des vices scrofu-leux, dartreux ou syphilitiques, des sueurs rentrées, des affections des organes digestifs, etc. Il est des cas où le traitement par le *Rob* devra être continué pendant longtemps; ce sont ceux dans lesquels la constitution des malades a été considérablement affaiblie par des scia-tiques répétées, ou dans lesquels l'articulation de la han-che serait menacée de subir une grave altération, ce qui arrive quelquefois.

Lorsque, malgré l'usage du *Rob,* les frictions narco-tiques, les transpirations qu'on aura provoquées, la ma-ladie résiste, on applique avec beaucoup de succès sur le trajet de la douleur des vésicatoires volants que l'on saupoudre toutes les quatre heures d'hydrochlorate de morphine, depuis 1 décigramme jusqu'à 2 ou 3 décigrammes.

On calme les douleurs rhumatismales avec le liniment suivant :

Huile d'olives camphrée.	30 grammes.
Huile de térébenthine.	30 —
Laudanum de Rousseau.	4 —

Mêlez. (*Voir* RHUMATISME.)   (Prix : 1 fr.)

On se frictionne trois fois par jour.

Rhume. — Grippe. — Catarrhe.

Toute irritation inflammatoire de l'intérieur des canaux par lesquels l'air entre dans les poumons et en sort pendant l'acte de la respiration, et qu'on appelle les *bronches*, est une *bronchite*. C'est un rhume, si cette irritation est légère, et on l'appelle plus particulièrement un catarrhe, lorsqu'elle est ancienne et qu'elle donne lieu à une expectoration plus ou moins abondante.

Si l'affection provient d'un refroidissement ou d'une transpiration rentrée, on fera usage d'infusion de violettes, d'hysope, de fleurs de mauve, des quatre fleurs ; on boira chaud et on se fera transpirer. Mais toutes les fois que le rhume ne cède pas promptement à ces simples moyens, qu'il est ancien, opiniâtre, accompagné d'oppression ou d'une forte expectoration, et qu'il a passé à l'état chronique, on devra employer le *Rob Boyveau-Laffecteur*, et en continuer l'usage jusqu'à ce que l'irritation de poitrine soit complétement dissipée. C'est par ce moyen qu'on évitera les suites si funestes des rhumes négligés, c'est-à-dire la phthisie pulmonaire.

Catarrhe pulmonaire ancien. Tisanes de lichen d'Islande, ou de polygala, de lierre, de bourgeons de sapin, dans lesquelles on mettra 30 grammes d'oxymel scillitique ou de sirop de Tolu par chaque litre.

On prendra chaque jour deux des pilules suivantes :

Huile d'anis sulfuré.	2 gramm.	Extrait aqueux d'opium.	
Gomme ammoniaque.	1 —		60 centigr.
Baume du Pérou.	2 —	Sirop d'ipécacuanha.	quant. suff.

Pour 25 pilules. (Prix : 2 fr.)

Catarrhe suffocant. Synapismes aux jambes ; lavements purgatifs ; faites vomir ; une tasse, tous les quarts d'heure, de la tisane suivante :

Lierre terrestre.	15 grammes.	Oxymel scillitique.	100 grammes.
Eau bouillante.	500 —		

Mêlez. (Prix : 1 fr. 60 c.)

Grippe. On a donné le nom vulgaire de *grippe* à une affection catarrhale qui atteint en même temps la poitrine, la gorge, les membranes muqueuses des fosses nasales, des yeux et des organes digestifs. Elle règne quelquefois épidémiquement, témoin celle de 1831, qui a attaqué plus de la moitié des habitants de Paris et de la France. Le traitement est le même que pour les bronchites. Quelquefois la grippe est extrêmement opiniâtre, et résiste pendant plusieurs mois à tous les moyens ordinaires. Le *Rob Boyveau-Laffecteur* est parfaitement indiqué dans ces cas.

Pour la grippe, on prescrit une décoction de guimauve ou de jujubes pour boisson ; par cuillerées à bouche, tous les quarts d'heure, le looch suivant :

Manne en larmes.	45 grammes.	Sucre candi.	30 grammes.

Faites fondre à une douce chaleur dans :

Eau. 65 grammes.

Ajoutez :

Huile d'amandes douces.	30 grammes.	Sirop de pavot.	30 grammes.
		Gomme en poudre.	4 —

(Prix : 1 fr. 60 c.)

Rhume de cerveau. — Coryza.

Le *rhume de cerveau* est une inflammation de la membrane qui tapisse la surface interne des narines et des fosses nasales. Comme cette membrane a des communications avec les yeux par un conduit qu'il y a dans l'intérieur des fosses nasales, il en résulte que, lorsque le rhume de cerveau est très-fort, les yeux sont en même temps rouges, sensibles et larmoyants.

Il n'y a pas de moyen plus prompt et plus sûr pour guérir en deux ou trois jours, et souvent en vingt-quatre heures, un rhume de cerveau tout récent, qu'une abondante transpiration obtenue par des infusions émollientes chaudes et prises coup sur coup, le malade étant couché et bien couvert. S'il se prolonge et qu'il menace de passer à l'état chronique, ou de laisser après lui une toux habituelle, on a recours au *Rob Boyveau-Laffecteur*, dont l'efficacité ne tarde pas à être constatée.

Mais l'espèce de rhume de cerveau qui mérite le plus d'attention est celle qui est ancienne, qui a résisté à toutes les médications, et même à des moyens énergiques et douloureux. Le *Rob Boyveau-Laffecteur* offre dans ces sortes de cas un secours précieux et infaillible.

Pour guérir les rhumes rebelles, on doit prendre quelques bains de pieds synapisés, se purger avec la manne, respirer des vapeurs aromatiques, et introduire dans le nez de la charpie trempée dans 100 grammes d'eau de rose et 1/2 gramme de sulfate de zinc.

Rob Boyveau-Laffecteur. — Instruction sur son mode d'emploi.

Doses pour les hommes de 18 à 60 ans : 3 cuillerées le matin et 3 le soir pendant quatre jours ;

4 cuillerées le matin et 4 le soir du cinquième au dixième jour ;

4 cuillerées le matin, 4 à midi et 4 le soir, après le dixième jour.

On devra continuer la dose de 12 cuillerées par jour pendant tout le traitement ; on pourra même aller jusqu'à 15 cuillerées, si l'estomac les supporte bien.

Doses pour les dames âgées de 18 à 50 ans. 2 cuillerées le matin et 2 le soir pendant cinq jours;

3 cuillerées le matin et 3 le soir, du sixième au douzième jour;

3 cuillerées le matin, 2 à midi et 3 le soir, après le douzième jour.

On continuera la dose de 8 cuillerées par jour pendant tout le traitement, sauf les époques de la menstruation, où il ne faut prendre que la moitié de la dose.

On peut prendre du *Rob* pendant l'état de grossesse, si la mère craint de donner naissance à un enfant entaché d'un sang vicié. On peut aussi médicamenter les enfants à la mamelle, en donnant quelques cuillerées de *Rob* à leurs nourrices.

Les gens faibles, épuisés ou de constitution nerveuse devront graduer les doses selon la force et la tolérance de leur estomac; ils pourront commencer par une cuillerée matin et soir.

Doses pour les enfants. Les enfants, depuis l'âge d'un an jusqu'à trois, prendront 4 grammes, ou une cuillerée à café de *Rob* pur matin et soir. De trois à neuf ans, 2 ou 3 cuillerées à café matin et soir. De neuf à quinze ans, 1 ou 2 cuillerées à soupe matin et soir, selon la force des individus.

Les enfants débiles, scrofuleux, ayant teté de mauvais lait, ou atteints d'un vice héréditaire, devront être soumis à l'usage du *Rob*, au printemps et à l'automne, depuis l'âge de quatre ans jusqu'à la puberté : une ou deux grandes bouteilles suffisent à chaque saison.

Ce sirop, fort agréable au goût, remplace avantageusement l'huile de foie de morue et tous les sirops dépuratifs et antiscorbutiques que l'on donnait jadis.

Mode d'emploi. Le *Rob* doit être pris le matin, en se levant, et le soir, en se couchant : le matin, au moins une heure avant le déjeuner, et le soir, deux heures après avoir dîné. Quant à la prise du milieu du jour, il faut qu'il y ait deux heures que l'on ait mangé.

Pour avaler le *Rob*, on le verse dans un demi-verre d'eau froide ou de tisane quelconque. On l'agite avec une cuillère à café, et on administre ainsi les 3 ou 4 cuillerées à la fois. Les enfants et ceux qui aiment les sirops peuvent le prendre *pur*, car le *Rob* n'a aucun goût désagréable.

Pour mesurer le *Rob*, on se sert d'une cuillère à soupe, qu'on remplit aux trois quarts, ce qui forme à peu près 12 grammes 1/2 de *Rob*.

À doses élevées, le *Rob* doit tenir le ventre libre, mais il faut les diminuer s'il y avait des purgations répétées le même jour. Quand il y a constipation, on doit prendre quelques lavements d'eau tiède avec une cuillerée d'huile d'olive.

Tisanes rafraîchissantes. Pour les maladies nouvelles, aiguës et inflammatoires peu intenses, au lieu de tisanes, on peut se borner à boire dans la journée quelques verres d'eau sucrée avec des sirops de cerise, de gomme, de guimauve ou de capillaire. Mais quand il y a douleur vive, irritation, inflammation violente, il faut, outre le *Rob*, avaler un litre de l'une des tisanes suivantes, qu'on doit varier, telles qu'infusions de mauve, de bourrache, de lierre terrestre, ou décoction d'orge et de chiendent, graine de lin, etc. Une seule de ces plantes suffit; et, en général, les boissons doivent être peu chargées et agréables à boire. On pourra édulcorer ces tisanes avec les sirops de gomme, de guimauve ou d'orgeat.

Infusions dépuratives. Le *Rob*, étant formé de l'extrait concentré d'un grand nombre de plantes dépuratives, peut dispenser de toute boisson accessoire; cependant, ceux qui voudront y associer des tisanes devront employer les suivantes :

Houblon,	Scabieuse,
Pensée sauvage,	Fumeterre,
Racines de patience,	Chicorée sauvage.

Chacune de ces plantes s'emploie séparément à la dose de 10 grammes par litre d'eau bouillante; faites infuser une heure ; passez au travers d'un linge et sucrez avec le *Rob*. On doit boire froid trois ou quatre verres de tisane dans les vingt-quatre heures. Les personnes qui ne rentrent chez elles qu'aux heures des repas, peuvent boire l'infusion de houblon en mangeant, et s'en servir pour mouiller leur vin, ainsi que pour délayer les doses de *Rob* qu'elles prennent soir et matin.

Décoctions sudorifiques. Ces tisanes se nomment ainsi, parce qu'elles tendent à augmenter la transpiration cutanée. On les emploie conjointement avec le *Rob*.

Au premier rang des sudorifiques se trouve la salsepareille, qu'on prendra vingt ou vingt-cinq jours de suite à la dose d'un litre en vingt-quatre heures. Pour la préparer, il suffit de verser un litre d'eau bouillante sur 50 grammes de racine de salsepareille coupée et effilée. On la laisse infuser douze heures ; on tire au clair, et la tisane est faite sans embarras. On doit édulcorer la tisane avec de la racine de réglisse. Si l'estomac ne supportait pas bien une décoction de salsepareille aussi concentrée, on n'en mettrait que 25 ou 30 grammes par litre.

On peut ensuite employer, pendant dix ou douze jours, le bois de gayac râpé à la dose de 60 grammes. On fait bouillir pendant une heure dans un litre et demi d'eau, jusqu'à réduction d'un litre. Ensuite passez, laissez déposer et décantez, puis édulcorez avec le *Rob*.

On pourra remplacer le gayac par l'une des substances ci-après indiquées :

Racines de bardane,
Feuilles de saponaire,
Tiges de douce amère,
Sassafras.

Prenez 20 grammes pour un litre d'eau bouillante; faites infuser trois heures, décantez et sucrez avec le *Rob*.

Régime. Alimentation. Il faut manger moins qu'à son appétit et se nourrir de préférence de viandes rôties ou bouillies, volaille, œufs frais et légumes bien cuits. On peut avec avantage manger des pruneaux cuits et des compotes de pommes ou de poires non aromatisées.

Il faut fuir les excès en quelque genre que ce soit; s'abstenir de liqueurs, champagne, charcuterie, gibier, salade, cornichons, truffes, homard, poisson et viandes conservées, enfin de tout ce qui est excitant. Quant au café et au chocolat, on peut en prendre à déjeuner, si l'on en a l'habitude.

Il est permis de fumer modérément, et l'on ne doit boire que de l'eau rougie aux repas. On peut vaquer à ses occupations ordinaires et se traiter même en voyageant.

Hygiène. Il est important de se tenir chaudement et d'être bien couvert en hiver. On portera de la flanelle si on ressent des douleurs dans les membres. On couchera dans des chambres bien aérées, et on évitera la trop grande chaleur, surtout dans les maladies de la peau.

L'emploi des bains est généralement assez utile; on peut les prendre à l'eau simple ou avec addition de 500 grammes d'amidon ou 2 kilogrammes de son de froment, que l'on fait bouillir pendant vingt minutes dans 6 litres d'eau : on passe cette décoction au travers d'un linge, et on l'ajoute à l'eau du bain. Ces bains sont généralement un accessoire utile pour la guérison des maladies internes, excepté dans certaines affections, telles que le rhumatisme et la goutte. Lorsque l'on veut modifier l'état de la peau, on doit ajouter aux bains 150 grammes de carbonate de soude, connu dans le commerce sous le nom de cristaux de soude.

Pour les dartres, teignes, scrofules, nous conseillons aux malades de prendre deux bains par semaine, avec 100 ou 150 grammes de sulfure de potasse : mais il est bien entendu qu'il faut continuer le *Rob* si l'on veut que les bains agissent convenablement.

Propriétés médicales du Rob. Le *Rob Boyveau-Laf-*

fecteur, préparé avec le plus grand soin, est bien supérieur à tous les sirops dépuratifs dits de Larrey, de Cuisinier, de salsepareille, de saponaire, etc. Il remplace l'huile de foie de morue, le sirop antiscorbutique, les essences de salsepareille, ainsi que toutes les préparations à base d'iode, d'or ou de mercure. D'une digestion facile, agréable au goût et à l'odorat, le *Rob* est recommandé par les médecins de tous les pays pour guérir les

Dartres,	Gales dégénérées,
Abcès,	Scrofules,
Cancers,	Scorbut,
Teignes,	Pertes blanches.
Ulcères,	

Toutes ces maladies provenant d'une cause interne, c'est à tort qu'on croirait les guérir par une médication externe.

On prescrit aussi le *Rob Boyveau-Laffecteur* pour le traitement des affections des systèmes nerveux et fibreux, telles que :

Goutte,	Hypocondrie,
Douleurs,	Paralysie,
Marasme,	Stérilité,
Rhumatisme,	Amaigrissement.
Impuissance,	

En purifiant les humeurs, le *Rob* régénère le sang et harmonise les fonctions vitales. Aussi peut-on l'essayer et l'employer sans crainte, et souvent avec succès, dans un grand nombre de maladies où il n'est pas spécialement indiqué, telles que :

Rhumes négligés.	Toux opiniâtre,
Anévrismes du cœur,	Asthme nerveux,
Catarrhes de vessie,	Rétrécissements,
Ulcères de l'utérus,	Hydrocèle, hydropisie,
Perversion menstruelle,	Gravelle,
Coups de sang,	Coliques périodiques,
Pâles couleurs,	Maladies du foie,
Hémorrhoïdes,	Gastrite,
Tumeurs blanches,	Gastro-entérite.

Pour obtenir la guérison des maladies chroniques qui ont déjà résisté à plusieurs traitements, il faudra se soumettre à l'emploi du *Rob* au printemps, à l'automne, et recommencer trois ou quatre ans de suite. Nous recommandons surtout aux femmes qui arrivent à l'âge critique d'employer le *Rob* pendant quinze et dix-huit mois, consécutivement et à petites doses, afin de prévenir les ulcères et autres accidents, si fréquents à cette période orageuse de la vie.

Le *Rob Boyveau-Laffecteur* a été approuvé par l'ancienne Société royale de médecine, par le décret de l'an XIII, et fourni à la marine de France, en 1788 et en 1793 ; en 1850, il a été approuvé en Belgique, par le ministre de la guerre, pour le service sanitaire de l'armée belge, et en dernier lieu, il a été offficiellement autorisé pour tout l'empire de Russie. Comme antisyphilitique, le *Rob* a été admis dans les hôpitaux de la marine française depuis 1788.

Ce *Rob* guérit surtout les maladies syphilitiques que l'on désigne sous les noms de *primitives, secondaires* et *tertiaires*. Cette dernière espèce survient quelquefois vingt ans après les premiers symptômes, que l'on croyait annulés. Comme dépuratif puissant, il détruit les accidents occasionnés par le mercure, et il aide la nature à s'en débarrasser, ainsi que de l'iode, quand on en a trop pris. C'est le seul remède que l'on doive employer avec confiance lorsqu'on veut se marier et avoir des garanties pour la santé de ses enfants et la paix dans son ménage.

Roséole.

La *roséole* est, suivant nous, une variété de la scarlatine. Elle est caractérisée, en effet, par des symptômes qui ont beaucoup de rapports avec ceux de cette dernière maladie, savoir des taches rouges, au milieu desquelles de petites ampoules s'élèvent par groupes ; elles sont accompagnées de fièvre, de mal de gorge ; elles durent cinq ou six jours, et se détachent ensuite en petits lambeaux d'épiderme. Cette maladie est également suivie d'épanchements séreux fréquents, c'est-à-dire d'hydropisie dans les cavités de la poitrine et du ventre, ou d'infiltration des membres. Le traitement est le même que pour la scarlatine (*voir* ce mot). L'usage prolongé du *Rob Boyveau-Laffecteur* est surtout recommandé dans le but d'éviter les suites que nous venons de signaler. On aura donc soin de l'administrer aussitôt que les principaux symptômes inflammatoires seront dissipés.

Le traitement de la roséole à l'état aigu doit être confié à un médecin.

Rougeole.

La *rougeole*, que tout le monde connaît, est une autre maladie extrêmement simple et fort bénigne par elle-même, mais elle est constamment compliquée d'un symptôme auquel on prête, en général, peu d'attention, et qui pourtant est la cause de la mort d'un grand nombre d'enfants, à la suite de la rougeole : nous voulons parler de la toux, de l'irritation de poitrine, qui persiste si fréquemment après la guérison complète de la maladie principale. Il arrive, en effet, que les malades continuent à tousser : ni les parents ni les médecins ne s'en préoccupent; les enfants paraissent parfaitement se porter; puis, sans cause appréciable, leur teint se fane, ils commencent à maigrir, ils sont pris d'une fièvre lente le soir, ils dépérissent rapidement, ils expectorent avec abondance, et, au bout de cinq ou six mois ou un an, ils meurent poitrinaires.

Il est donc de la plus haute importance de combattre l'irritation de poitrine qui survit à la rougeole, jusqu'à ce qu'il n'en reste plus de traces. Le *Rob Boyveau-Laffecteur* est un médicament que nous recommandons spécialement dans ce but et pour deux motifs. La rougeole étant une maladie contagieuse, il y a nécessité de purifier le sang et les humeurs du principe morbide dont ils sont imprégnés; et ensuite, par son action tonique et révulsive. le *Rob* exercera une action très-salutaire sur les poumons pour détruire l'irritation bronchique dont nous avons parlé, et qui peut se transformer en une véritable pneumonie chronique.

Aussitôt que la rougeole se déclare, il faut se hâter de consulter son médecin.

S

Saignée.

Ainsi que nous l'avons dit au mot *Sangsues*, la saignée ne peut avoir lieu que d'après la prescription du médecin. Les saignées *de précaution* sont une de ces erreurs populaires le plus anciennement accréditées. Un grand nombre de personnes croient indispensable de se faire saigner à certaines époques fixes : on ne saurait trop combattre de semblables préjugés. En effet, la saignée, comme tout autre remède, s'applique à une maladie actuellement existante, et non à celle encore inconnue, et qui est sensée soumise à une périodicité purement imaginaire. Lorsque ce genre d'évacuation a lieu rarement, une fois par an, ainsi que cela se pratique souvent, la santé n'en reçoit guère d'atteinte; mais si on abuse de ce moyen, on enlève à la nutrition ses plus précieux matériaux, et, ce qui paraîtra contradictoire aux yeux des personnes du monde, on se charge d'embonpoint par suite du relâchement apporté au tissu cellulaire. D'ailleurs, l'effet de la saignée est très-éphémère, ce qui explique pourquoi, dans les cas dont nous parlons, on peut le faire impunément. Lieutaud avait déjà démontré que le temps des saignées est borné aux trois ou quatre premiers jours de la maladie, et qu'après cette époque il n'en faut plus rien attendre, si ce n'est dans quelques cas graves qui se présentent bien rarement. Maintenant,

il est fort important de savoir comment on remédie à un
accident qui effraye beaucoup les assistants, et qui se
rencontre assez fréquemment après une saignée : il arrive donc que, par le déplacement du bandage, le sang
recommence à couler; on n'attendra certes pas qu'on
ait eu le temps de rappeler le chirurgien ou tout autre à
sa place. On épongera la petite plaie avec de l'eau froide,
et en même temps, à l'aide du doigt posé sur un des
bords latéraux de son ouverture, on tirera la peau en
sens contraire; et, la maintenant ainsi, on appliquera
une mouche de taffetas d'Angleterre, toujours sans dé-
placer le doigt qui tiraille la peau obliquement. Après
quelques secondes, le taffetas a produit son effet, et l'on
peut abandonner le bras du malade. Si on ne réussissait
pas, par suite d'une trop grande émotion, on applique-
rait l'extrémité d'un doigt sur la plaie même, de manière à en boucher complétement l'ouverture. Il faudrait
appuyer médiocrement, et prendre seulement une sorte
d'aplomb en tenant le doigt exactement en rapport avec
l'ouverture de la saignée. En appuyant plus fort, ainsi
qu'on serait tenté de le faire, on augmenterait l'impulsion du sang, par la résistance même qu'on lui oppose-
rait. A l'aide de ce secours, on a toujours ensuite le
temps d'appeler un médecin.

Saignements de nez. — Épistaxis.

Le *saignement de nez* est une des hémorrhagies les
plus ordinaires tant en santé qu'en maladie. Cependant
il peut devenir dangereux, et même mortel, lorsqu'il se
renouvelle trop fréquemment et que la perte de sang est
trop considérable. S'il est le plus souvent l'effet de la
pléthore, c'est-à-dire d'une trop grande abondance de
sang, comme chez les jeunes gens de 14 à 25 ans, il
dépend aussi fréquemment d'une dissolution de ce fluide,
comme dans le scorbut, ou de la suppression d'écoulements sanguins, tels que ceux provenant du flux hémor-

roïdal ou menstruel. Mais, dans le premier cas même, il n'est pas sans danger; la perte de sang par le nez est quelquefois si fréquente et si forte, que la face pâlit, que le pouls devient petit et intermittent, que le sujet tombe en défaillance. Dans de telles circonstances, l'usage du *Rob Boyveau-Laffecteur* doit être secondé de quelques moyens accessoires.

Les saignements de nez ordinaires qui ont lieu chez presque tous les jeunes gens de 12 à 20 ans n'ont aucune importance; ils sont plutôt au bénéfice de la nature. Mais lorsqu'ils se déclarent trop souvent et en grande abondance, il est nécessaire de les combattre. On mettra quelques sangsues aux jambes ou aux cuisses; on purgera l'enfant de temps à autre; on lui fera boire de la limonade froide, avec tisane d'orge ou de riz avec de l'alun (4 grammes par litre). Dans le moment de l'hémorrhagie, quel que soit l'âge de la personne, on applique de l'eau froide, glacée, éthérée sur le front, les tempes et la nuque, des fers froids entre les épaules; on fait renifler de l'eau vinaigrée; bains de pieds à la moutarde. Et si l'hémorrhagie continue, on tamponne les narines avec des boules de coton ou d'amadou.

Sangsues.

Ce que nous avons à dire à ce sujet ne peut regarder que le *Manuel opératoire*. On conçoit que les raisons qui motivent l'application des sangsues appartiennent exclusivement au médecin. Comme la première personne venue peut se trouver dans la nécessité de poser les sangsues, selon l'exigence des cas, il est très-important d'être bien renseigné; mais ce qui est plus important encore, c'est de savoir comment on doit remédier aux accidents, souvent fort graves, qui suivent l'application des sangsues, et nous entendons par là les hémorrhagies. Nous entrons maintenant dans les détails de notre sujet. Les moyennes sangsues sont les meilleures; leur agilité dans le bocal est un signe de leur bonté. Pour reconnaître si elles n'ont point été gorgées depuis peu de temps, on les fait glisser entre le pouce et l'index, à partir de la petite extrémité jusqu'à la tête. S'il ne sort rien, l'animal est à jeun. Il ne faut pas les poser sur certaines parties délicates, telles que les paupières, les seins, etc. Avant de les poser, on les enferme pendant huit ou dix minutes dans un linge chaud, pour les affamer. La meilleure manière de les faire prendre est de les mettre dans une pomme creusée en godet : l'acide de la pomme les excite à prendre. On se sert également d'un petit verre à liqueur, ou bien on les tient à la main, entre la duplicature d'une petite compresse, ce qui permet de les placer où l'on veut. Quand elles commencent à se gonfler, on peut les abandonner à elles-mêmes. Lorsqu'elles restent trop longtemps attachées, on leur fait lâcher prise en mettant sur leur corps quelques grains de sel. A mesure qu'elles tombent, on lotionne de temps en temps les piqûres avec de l'eau chaude, afin d'empêcher le sang de se coaguler. Le plus ordinairement on recouvre la place qu'elles occupaient avec un cataplasme de farine de graine de lin.

Lorsqu'il s'agit d'arrêter l'écoulement du sang, ce qui est parfois très-difficile, pour une ou plusieurs piqûres, voici quels sont les procédés à employer : d'abord, on jugera de la nécessité de mettre fin à l'hémorrhagie par l'appréciation de la quantité de sang perdu, et surtout lorsque le malade pâlira, se plaindra de mal de cœur ou dira qu'il se sent évanouir, alors il n'y a pas de temps à perdre : on réchauffe les pieds à l'aide de frictions un peu rudes; on frictionne également la région du cœur; on peut même donner un peu de vin sucré. On place des morceaux d'amadou sur les piqûres, et on y maintient les doigts, pour y exercer une compression convenable, pendant dix minutes, et plus s'il le faut. Si ce moyen échoue, on saupoudre les piqûres avec de la colophane en poudre ou de la sandaraque que l'on recouvre encore d'amadou, et on continue la compression. En cas de nouvel insuccès, on pince la peau où sont les piqûres, entre le pouce et l'index, et on la maintient ainsi le temps suffisant pour arrêter le sang. On a aussi recours au plâtre qui, ne se combinant pas avec le sang, bouche complétement les piqûres. Enfin, si ces divers moyens ne suffisent pas, on emploie la cautérisation avec le nitrate d'argent (pierre infernale) ; et il ne faut pas craindre de la laisser assez longtemps en place pour se rendre maître du sang définitivement.

Scarlatine. — Fièvre scarlatine. — Fièvre rouge.

On reconnaît la *fièvre scarlatine* aux symptômes suivants : fièvre très-forte, pouls extrêmement accéléré, chaleur du corps très-intense ; au bout d'un ou de plusieurs jours, éruption sur tout le corps de taches d'un rouge écarlate, qui ne sont pas circonscrites, mais dont la teinte va en s'éteignant graduellement, pour se fondre avec la couleur naturelle de la peau, et qui sont tellement nombreuses, confluentes, que le corps entier paraît d'une seule couleur. Ces taches disparaissent au bout de quatre ou cinq jours, et alors l'épiderme se détache par larges plaques, qui tombent en petits débris.

Le principe contagieux de cette maladie affaiblit spécialement l'action du système absorbant ou lymphatique, et il a beaucoup de propension à donner lieu à des épanchements.

D'après ces indications, on comprend que dans la première période de la maladie, on doit faire usage de rafraîchissants, d'émollients et de calmants, en suivant scrupuleusement les conseils d'un médecin. Mais aussitôt que la desquammation de l'épiderme commence, et que l'éruption a disparu, le *Rob Boyveau-Laffecteur* sera prescrit avec beaucoup de succès. Il deviendra surtout nécessaire s'il survient une complication nerveuse, si l'angine tend à passer à la gangrène, si le malade tombe

dans une grande prostration, s'il se manifeste quelques
signes d'enflure ou d'hydropisie.

Scorbut.

Dans le *scorbut*, les malades ont les gencives spon-
gieuses, saignantes, sales, bleuâtres, les dents vacillan-
tes, tombant avec la plus grande facilité, l'haleine fétide, le pouls faible et lent, le teint blême, la face
bouffie, les jambes enflées, des urines qui se corrompent
facilement et des taches bleues aux extrémités.

Cette maladie est donc caractérisée par une profonde
décomposition du sang, qui a perdu sa vitalité et sa consistance et qui tend à la putridité. Les moyens curatifs
qui auront le plus d'efficacité sont donc ceux qui par
leur nature agissent comme toniques, fortifiants et astringents. Aucune maladie peut-être ne réclame l'emploi
du *Rob Boyveau-Laffecteur* avec plus d'urgence et
d'opportunité, car il y en a peu en effet qui soient caractérisées par une prostration aussi profonde de la vie
organique, un relâchement aussi grand des tissus, une
altération aussi radicale des humeurs.

Pour boisson, une décoction de citron avec l'écorce,
ou limonade minérale (1 gramme d'acide sulfurique
dans un litre d'eau sucrée avec du sucre), ou encore
du petit-lait avec 2 grammes d'alun par litre.

Gargarisme avec :

| Alun. | 10 grammes. | Miel rosat. | 50 grammes. |
| Eau de roses. | 200 — | | |

(Prix : 1 fr. 50 c.)

Potion :

Sirop de gentiane.	30 gramm.	Eau de fumeterre et de
Sirop de quinquina.	30 —	chamœdrys.	120 gramm.
Alcoolat de cochléaria.	8 —		

Une cuillerée à bouche toutes les heures.

(Prix : 1 fr. 20 c.)

Les gens attaqués de scorbut doivent changer d'air et de nourriture et manger des légumes frais.

Sevrage. — Ablactation.

On donne le nom d'*ablactation* à la suppression de la sécrétion du lait, soit immédiatement après les couches, soit à l'époque du sevrage.

On sait dans le monde de quelle importance il est de bien *faire passer le lait* d'une dame qui vient d'accoucher ou qui veut sevrer son enfant; mais on sait aussi combien il est souvent difficile d'obtenir ce résultat.

Il n'est pas rare de voir des personnes rendre encore du lait par les seins deux ou trois mois après leur accouchement. Aussi, y en a-t-il beaucoup qui sont atteintes d'engorgements, d'abcès des seins, maladies très-douloureuses et d'une guérison excessivement longue et difficile. Cela vient de ce qu'on n'emploie pas des moyens convenables ou qu'on ne les emploie pas pendant un temps suffisant. Aussi ne saurions-nous trop recommander dans ces sortes de cas le *Rob Boyveau-Laffecteur* comme un des remèdes les plus efficaces et les plus sûrs dont on puisse faire usage.

On commencera par une décoction de canne ou de bourrache miellée; on couvrira bien les seins; on purgera la malade avec la limonade au citrate de magnésie.

Somnambulisme.

Le somnambule est un individu qui entend, qui parle, répond, marche, agit en dormant comme pendant la veille, mais sans avoir la conscience de ce qu'il fait ou de ce qu'il dit, et sans pouvoir se souvenir de rien après le réveil.

Le *somnambulisme* se lie, sans contredit, avec l'existence de dérangements dans les fonctions des organes abdominaux ou d'une surexcitation cérébrale directe ou sympathique. Les dérivatifs, les moyens perturbateurs, tout ce qui tend en un mot à détruire les obstructions des viscères ou à modifier la sensibilité organique, doit nécessairement combattre les causes du somnambulisme, et, par conséquent, le *Rob Boyveau-Laffecteur* est, même dans cette infirmité comme dans beaucoup d'autres, le spécifique le plus efficace que l'on puisse employer.

Les personnes sujettes au somnambulisme doivent être soumises à un régime rafraîchissant, et tenues éloignées de tout ce qui peut produire sur elles de fortes émotions, de quelque nature qu'elles soient.

Quant au somnambulisme magnétique, il faut éviter de le provoquer, car il fatigue le système nerveux et altère les fonctions cérébrales.

Soudure des articulations. — Ankylose.

L'*ankylose* est la perte du mouvement d'une articulation, telle que le genou, le coude, l'épaule, le poignet ou tout autre, par suite de la soudure des parties qui forment cette articulation. Cette soudure provient constamment d'une inflammation plus ou moins aiguë, qui a donné lieu à un épanchement de liquide dans l'intérieur de l'articulation. Cette inflammation peut être occasionnée par une cause extérieure, telle qu'une chute, un coup reçu sur l'articulation, une blessure par arme à feu; mais le plus souvent elle est le résultat d'un vice scrofuleux ou rachitique, et elle est suivie de foyers purulents, qu'on appelle abcès froids, dont la guérison ne peut être obtenue que par l'amputation du membre ou par la soudure, c'est-à-dire l'ankylose de l'articulation.

Si l'articulation ne conserve plus aucune mobilité, il n'y a rien à faire.

Dans le cas contraire, on appliquera d'abord autour de l'articulation, et successivement, plusieurs vésicatoires volants, que l'on porte quelquefois jusqu'au nom-

bre de sept ou huit. On fait ensuite prendre à la partie
des bains d'eaux de Baréges ou de Balavue, et l'on fait
matin et soir des frictions avec la pommade suivante :

Proto-iodure d'hydrargire. 4 grammes.	Extrait de belladone. 2 grammes.
Extrait de seille. 4 —	Axonge. 32 —

Mêlez. (Prix : 2 fr.)

Si l'ankylose provient d'abcès, de rhumatismes, de
scrofules, on devra avoir recours au *Rob Boyveau-Laffecteur*, comme moyen dépuratif et révulsif.

Sudorifiques.

Les *sudorifiques* sont des médicaments qui ont la propriété de porter à la peau, et abondamment. Lorsque la
transpiration n'est que peu sensiblement augmentée, ces
médicaments prennent le nom de *diaphorétiques*, c'est-
à-dire ne donnant qu'une douce transpiration. On sait
de quelle importance est l'excrétion de la peau, combien
sa suppression est dangereuse, et que sa trop grande
abondance n'est pas non plus sans danger. L'augmentation de cette sécrétion est due à l'abondance de la sérosité, à la force systaltique des vaisseaux et à la liberté
de la peau. Il y a donc plusieurs espèces de sudorifiques, selon qu'ils doivent relâcher ou resserrer la peau.
Les sudorifiques ne conviennent pas, en général, dans
les maladies inflammatoires ni lorsqu'il y a embarras des
premières voies. Nous ne donnerons pas le détail de tous
les cas où ils sont contre-indiqués ; mais ils nous suffira
d'appeler l'attention sur la pratique aveugle qui, dans le
monde, consiste à faire suer une personne malade,
quelle que soit la cause de son indisposition. On conçoit
d'après cela que la transpiration ne peut être provoquée indifféremment, sous peine d'accidents souvent fort
graves.

Les sudorifiques sont utiles dans beaucoup de maladies chroniques : dans les hydropisies, certaines paraly-

sies, les scrofules, les rhumatismes, le scorbut, les douleurs ostéoscopes provenant de la syphilis, et cette dernière
a souvent guéri sous la seule influence des sudorifiques,
plus puissants alors que le mercure, qui n'avait fait que
l'aggraver.

Les sudorifiques sont pris dans la classe des végétaux,
ainsi que dans celle des préparations minérales ; ils sont
en grand nombre. L'eau chaude pure est le premier des
sudorifiques. L'infusion ou la décoction des substances
suivantes constitue d'énergiques sudorifiques, et nous
citons les principaux : toutes les boissons aromatiques
chaudes, le thé, les fleurs de sureau, la saponaire, la
bardane, la bourrache, le gayac, la squine, et surtout
la salsepareille, l'ammoniaque et ses préparations, l'an-
timoine diaphorétique, etc.

Sueurs des pieds supprimées.

Sueurs des pieds supprimées. Pour rappeler la transpiration des pieds, on saupoudrera l'intérieur des bas
d'une poudre composée de parties égales de chaux vive
et de sel ammoniac, ou tout simplement de poudre de
moutarde.

Surdité. — Dureté d'oreille.

Surdité, abolition complète ou diminution plus ou
moins considérable de la faculté d'entendre. Cette infirmité est le résultat de deux causes directes, générales,
savoir : ou d'une lésion matérielle de l'un ou de plusieurs des organes qui composent l'oreille, ou d'une
modification dans la sensibilité naturelle des nerfs audi-
tifs. Chez les uns, c'est une paralysie complète ou incomplète de ces nerfs ; chez les autres, un catarrhe du
conduit auditif, un abcès, une carie, l'obstruction d'un
conduit interne, le développement d'une petite tumeur,
la lésion d'un nerf par une cause quelconque. Beaucoup

de cas de surdité sont dus à la répercussion d'affections cutanées, d'affections dartreuses. Enfin, on voit fréquemment des personnes atteintes d'une surdité incomplète, occasionnée par une suppuration du canal auditif, que leur a léguée une maladie grave, telle qu'une fièvre typhoïde ou une petite vérole confluente, et que rien n'a jamais pu faire cesser.

On voit d'après ce qui précède qu'il est un grand nombre d'espèces de surdités contre lesquelles le *Rob Boyveau-Laffecteur* sera employé avec le plus grand succès, et notamment contre celles qui ont pour cause un principe rhumatismal, catharreux, scrofuleux, dartreux, ou qui sont sympathiquement entretenues par une affection hystérique, des congestions sanguines ou des obstructions abdominales. On ne devra pas négliger de mettre en usage en même temps quelques moyens locaux appropriés, tels que des injections émollientes ou légèrement excitantes dans l'intérieur de l'oreille, suivant que l'on juge qu'il y a irritation ou faiblesse, des frictions éruptives autour de l'organe, un vésicatoire à la nuque, au besoin, une application de sangsues, s'il y a congestion sanguine ou suppression d'écoulements naturels. Dans tous les cas, plus l'infirmité sera ancienne, plus long devra être le traitement par le *Rob*.

Surdité accidentelle. La surdité accidentelle est très-souvent occasionnée par un amas de matières dans l'intérieur du conduit. Il faut entretenir dans l'oreille un liquide émollient, et faire matin et soir des injections très-rapides avec le même liquide pour les entraîner. S'il y a douleur et des signes d'inflammation du conduit, on applique quelques sangsues derrière le pavillon de l'oreille. Si la surdité paraissait tenir à un état de congestion du cerveau, on mettrait les sangsues à l'anus, un vésicatoire derrière le cou, et on prendrait les pilules suivantes :

Jalap.	2 grammes.	Aloès.	12 décigr.
Scammonée.	12 décigr.		

Mettez pour 20 pilules. Une à trois fois par jour.

(Prix : 1 fr.)

T

Taies sur les yeux.

Ces taches sont, les unes légères, peu épaisses et superficielles; les autres, profondes et très-épaisses. Les premières se dissipent assez facilement sous l'influence de moyens appropriés; mais les secondes, qui détruisent complétement la vue lorsqu'elles sont entièrement opaques et qu'elles couvrent toute la prunelle, résistent très-fréquemment au traitement le plus actif. Dans ce dernier cas, elles sont presque toujours le résultat d'une ophthalmie scrofuleuse, et elles ont pour principe un vice constitutionnel du sang.

Il y a donc dans ces maladies deux indications à remplir : la première consiste à détruire le plus promptement possible l'inflammation des yeux, afin de prévenir le développement des taies. Indépendamment des moyens rafraîchissants, émollients, des émissions sanguines légères, lorsqu'il y a lieu, on doit particulièrement insister sur les dépuratifs, parmi lesquels nous n'en connaissons pas de plus actifs et de mieux indiqués que le *Rob Boyveau-Laffecteur*, dont les succès sont aussi prompts que certains.

Dans la seconde espèce de taies, c'est-à-dire de celles qui sont anciennes, dures et épaisses, l'emploi du *Rob Boyveau-Laffecteur* sera d'autant plus indispensable que les astringents, les résolutifs et autres moyens sont insuffisants pour obtenir leur résolution.

On fera en même temps usage de collyres astringents d'eau de rose (100 grammes) et sulfate de zinc (demi-gramme).

En outre, tous les soirs on soufflera dans l'œil une

11.

pincée de la poudre suivante avec un tuyau de plume taillé en bec de flûte :

| Calomel. | 2 grammes. | Sucre candi. | 2 grammes. |
| Tuthie. | 2 — | | |

Et, tous les matins, on fera tomber entre les paupières deux ou trois gouttes de teinture aqueuse d'opium.

Taches hépatiques. — Éphélides.

Ces taches, provenant d'une maladie de foie, ne peuvent être confondues avec les taches de rousseur ; elles n'en ont ni l'aspect, ni la conformation, ni la couleur, et, d'un autre côté, elles se développent constamment sur la poitrine, le creux de l'estomac, et quelquefois elles couvrent le corps tout entier, tandis que les autres ne se déclarent que sur les surfaces habituellement exposées à l'air. Elles sont brunes, et leur grandeur varie depuis celle d'une lentille jusqu'à un diamètre de quelques pouces.

C'est en vain qu'on tenterait de les faire disparaître par des moyens locaux appliqués extérieurement. Il faut avant tout combattre l'affection interne qui en est la cause par un traitement général. Le *Rob Boyveau-Laffecteur* est l'un des dépuratifs les plus efficaces que l'expérience ait sanctionnés. On doit d'abord l'employer pendant un mois environ avant d'appliquer extérieurement aucun ingrédient sur les parties *tachées*. Mais au bout de ce temps on pourra sans danger humecter fréquemment les taches avec une liqueur composée de :

| Borax. | 4 grammes. | Eau de roses. | 60 grammes. |

Mêlez ensemble.

On aura soin de continuer l'usage du *Rob* pendant plusieurs mois encore après que toute éruption aura disparu.

On doit aussi purger les malades trois ou quatre fois,

de huit en huit jours, avec trois ou quatre pilules écossaises.

(Prix : 90 c.)

Taches de rousseur.

Ces taches, qui défigurent si désagréablement une personne, sont très-prononcées au printemps et en été, et diminuent, s'effacent même en hiver. Elles sont le produit d'une altération du sang et des humeurs, d'un grand échauffement, de mauvaises digestions. Elles ne peuvent disparaître que sous l'influence d'un traitement interne, et le *Rob Boyveau-Laffecteur* est le spécifique le plus sûr qu'on puisse employer pour les combattre. L'usage doit en être continué fort longtemps, attendu que ces taches, ainsi que nous venons de le dire, tiennent à un vice interne, à un trouble des fonctions auxquels il s'agit de remédier.

Il faudra localement bassiner les parties tachées avec :

Borax.	10 grammes.	Eau de roses.	150 grammes.

(Prix : 1 fr. 10 c.)

Pour les taches hépatiques, comme pour les taches de rousseur, on doit en outre prendre six ou huit bains, où l'on ajoutera 200 grammes de sulfure de potasse, dans une baignoire en bois.

Teigne.

La *vraie teigne* ne doit pas être confondue avec la teigne faveuse, dite gourme, croûtes laiteuses, etc. Celle-ci est une maladie particulière aux enfants en bas-âge; la vraie teigne s'observe à tout âge, et persiste la vie entière si on ne la traite pas. Les croûtes laiteuses ne se communiquent pas; la vraie teigne, quoi qu'on en dise, est contagieuse, c'est-à-dire qu'elle se transmet par le contact médiat et immédiat.

La teigne est, comme le favus, le produit d'une constitution scrofuleuse, rachitique ; elle est extrêmement commune parmi les crétins du Valais et de la Savoie ; elle annonce une altération plus ou moins profonde du sang et des humeurs, un dérangement plus ou moins considérable des principales fonctions. L'usage du *Rob Boyveau-Laffecteur* est donc parfaitement indiqué dans cette dégoûtante affection, et ses succès sont aussi nombreux que certains. Cependant on devra, ou bout d'un certain temps, employer à l'extérieur les moyens ci-après, en continuant le *Rob :*

1° Couper les cheveux près de la tête, et ramollir les croûtes, pour les faire tomber avec les cataplasmes de farine de lin ;

2° Au bout de cinq ou six jours, nettoyer la tête tous les jours avec de l'eau de savon, essuyer et frictionner légèrement toutes les parties malades avec la pommade suivante :

| Soude du commerce. | 60 centigr. | Axonge. | 120 grammes. |
| Chaux éteinte. | 4 gramm. | | |

Mêlez.   (Prix : 1 fr.)

3° Au bout de six semaines ou deux mois, tout en continuant les frictions, on sème tous les deux jours dans les cheveux la poudre suivante :

| Chaux vive. | 120 grammes. | Charbon pulvérisé. | 8 grammes. |

(Prix : 75 c.)

4° Lorsque les cheveux sont tout à fait décollés de la peau, on les arrache avec une petite pince ou avec les doigts ;

5° Enfin, quand les parties malades sont tout à fait à nu, on n'a plus qu'à mettre de la pommade ci-dessus tous les deux ou trois jours ;

6° Bonne nourriture, purgatifs de temps à autre, et vésicatoire au bras.

Tremblements nerveux.

On rencontre fréquemment dans le monde des personnes qui, quoique jeunes encore, sont atteintes d'un tremblement nerveux. Chez les unes, le corps entier est agité continuellement par des mouvements; chez d'autres, ce sont les jambes qui s'agitent, ou les bras seulement, ou la tête. Les uns éprouvent un battement violent d'un bras ou d'une jambe, qui fait que le malade se donne malgré lui de grands coups; d'autres, des secousses, des ébranlements qu'ils ne peuvent maîtriser.

Cette triste infirmité accuse un profond affaiblissement du système nerveux. Tout ce qui est de nature à fortifier les nerfs et le système musculaire, à surexciter l'influx cérébral, à réagir sur la constitution générale du malade, doit être mis en usage. Le *Rob Boyveau-Laffecteur*, porté à des doses élevées et continué longtemps, produira nécessairement d'excellents effets. On devra aussi engager le malade à se livrer à un exercice forcé, à prendre une nourriture succulente et à se faire pratiquer des frictions toniques excitantes tout le long de la colonne vertébrale et sur les membres qui sont le plus affectés. Le baume opodeldoch, associé à l'extrait alcoolique de quinquina, convient parfaitement dans ces sortes de cas.

U

Ulcères. — Ulcérations.

Pour les ulcères scrofuleux, les caries, les abcès froids ou par congestion, consultez l'article *Scrofules*. Nous ne voulons parler ici que des plaies ordinaires, résultant de blessures ou de boutons que l'on a ouverts en les grattant ou par un frottement accidentel, et qui, sans paraître entretenues par un vice spécial, sans présenter un caractère particulier, se transforment en ulcères, résistent à tous les moyens et font le désespoir des malades et des médecins. Ces sortes de cas ne sont pas rares; mais toutes les fois qu'ils se présentent, soyez convaincus qu'il existe un vice dans la constitution des individus, un principe scrofuleux, rachitique, syphilitique ou dartreux, une altération des humeurs ou une imperfection des fonctions digestives. Tous les moyens que l'on emploie à l'extérieur pour animer ces plaies, pour y développer un degré d'inflammation nécessaire au travail de la cicatrisation, sont sans effet. Elles tendent, au contraire, à s'agrandir; elles restent blafardes; leurs bords sont saignants et la suppuration est de mauvaise nature. L'usage du *Rob Boyveau-Laffecteur* devient alors indispensable, car on ne parviendra à modifier les symptômes locaux qu'en modifiant la constitution générale, en détruisant les virus qui infectent les humeurs et le sang, en rendant à ceux-ci leurs qualités physiologiques et en donnant aux tissus l'action vitale qu'ils ont perdue. C'est pour avoir méconnu ces principes que les hommes de l'art ont échoué si fréquemment dans le traitement de ces sortes d'ulcérations.

Les ulcères les plus rebelles sont ceux des jambes. On devra les panser avec du cérat opiacé, et les laver avec du vin de quinquina.

On doit aussi toucher les bords des ulcères avec un crayon de nitrate d'argent.

V

Vaccine.

La vaccination est une opération sans art; il serait à désirer, pour qu'elle se propageât plus aisément, que sa

pratique devînt vulgaire : les mères, les nourrices elles-
mêmes, peuvent s'en charger. Il suffit de quelques notions très-simples et faciles à acquérir pour reconnaître
d'abord la vraie vaccine d'avec la fausse, qui ne préser-
verait pas ; et ensuite à ce moment où le bouton a atteint une maturité convenable pour fournir un fluide
propre à une nouvelle inoculation.

Pour vacciner un enfant, il suffit d'ouvrir avec la pointe
d'une lancette très-aiguë un bouton de vaccin. Cette lancette
devra toujours être très-propre et point rouillée. On voit
sur-le-champ qu'il s'agit ici de la vaccination *de bras à
bras,* infiniment préférable à celle que l'on pratique en
recueillant le vaccin sur des verres destinés à le conserver. Nous ferons remarquer, toutefois, que celui qui est
contenu dans des tubes *capillaires* soudés à leurs extrémités offre plus de garanties que les verres plats, quelque bien *lutés* qu'ils soient. En ouvrant le bouton, on
reçoit donc sur la pointe de la lancette la gouttelette du
fluide qui s'est échappée. La lancette est seulement introduite sous l'épiderme à l'aide d'une piqûre légère.
Pour que cette piqûre se fasse convenablement, la main
gauche embrasse le bras de l'enfant à sa partie postérieure, afin de tendre exactement la peau, tandis que
la main droite introduit la lancette horizontalement sous
l'épiderme. On doit faire au moins deux piqûres à chaque bras. Trois ou quatre jours après l'opération, les
pustules se développent ; et, vers le commencement du
huitième, elle offre un bouton formé d'une auréole rougeâtre qui s'étend plus ou moins dans le tissu de la peau
environnant, d'un bourrelet de couleur grisâtre, argenté,
renfermant le fluide qui, dans cet instant, est propre
à être transmis à un autre sujet.

Il est bon d'insister sur le caractère du fluide vaccin
arrivé à sa maturité : il doit être transparent, mais légèrement visqueux ; quand il est limpide comme des larmes et sans consistance, il n'est pas encore bon ; quand
il est devenu jaune et purulent, il ne l'est plus. Ce n'est

que du vingt-troisième au vingt-quatrième jour que disparaissent toutes les marques de la vaccination, par un travail successif et gradué. Dans la fausse vaccine, tout a déjà disparu huit jours après l'insertion.

On peut vacciner à tout âge, et même quelques jours après la naissance. On attend ordinairement l'époque de deux à trois mois, sauf le cas où la petite vérole est aux portes d'une habitation.

Varices.

Varices. La nuit, on enveloppera le membre variqueux de compresses trempées dans une décoction de genièvre, ou du gros vin de Roussillon, ou dans l'eau suivante :

Eau végéto-minérale.　1 litre. | Alcool camphré.　60 grammes.

Le jour, on portera un bas lacé. Si les veines sont ouvertes, il faut consulter le médecin et employer les moyens indiqués au mot ULCÈRES.

Végétations. — Excroissances.

Nous comprenons sous cette dénomination toutes les productions charnues qui se développent contre nature sur la surface muqueuse des différents orifices naturels du corps, tels que la bouche, les narines, le conduit des oreilles, l'anus et autres, et sur les différentes régions de la surface du corps tout entier. Ces excroissances, qui ont reçu des noms divers suivant leur nature, reconnaissent toutes pour cause un vice scrofuleux, syphilitique ou cancéreux ; et, de plus, dans les cas mêmes où elles sont dues à l'action d'une cause extérieure, telle qu'un coup, une chute, une blessure, une irritation produite d'une manière quelconque, elles subissent à la longue une dégénérescence cancéreuse.

Ces considérations démontrent la nécessité de faire subir aux individus qui en sont affectés un traitement interne par de puissants dépuratifs, tels que le *Rob Boyveau-Laffecteur*. Ce traitement doit précéder, d'un temps plus ou moins long, l'emploi du traitement local et des moyens chirurgicaux que l'affection pourrait exiger. Mais, en outre, on ne doit pas oublier que les végétations et excroissances de différente espèce sont toutes sujettes à récidive, et qu'elles tendent incessamment à se reproduire si l'on n'a soin de purger l'économie du principe vireux ou contagieux qui leur a donné primitivement naissance. On devra donc continuer l'administration du *Rob* longtemps encore après que le mal apparent aura été enlevé.

Les végétations doivent être enlevées avec des ciseaux ou cautérisées avec le crayon de nitrate d'argent.

Vers. — Maladie vermineuse.

Chacun sait combien de désordres dans les fonctions organiques, et même dans les facultés intellectuelles, combien de maladies diverses et dangereuses les vers intestinaux peuvent produire.

Une affection vermineuse annonce toujours une surabondance d'humeurs et un grand relâchement des tissus et des organes chez les enfants, une mauvaise constitution, un tempérament profondément lymphatique, un dérangement dans les fonctions digestives, un état saburral du canal alimentaire, une altération de la bile chez les adultes. D'un autre côté, les vers, par leur présence, contribuent eux-mêmes à aggraver cet état général du sujet qui en est affecté. Leurs excréments, en effet, et leurs cadavres produisent des saburres putrides et muqueuses dans les intestins.

Le *Rob Boyveau-Laffecteur* est un excellent antidote contre le développement de ces fâcheux parasites, et un moyen précieux, non-seulement pour les détruire, mais encore pour remédier aux ravages qu'ils ont causés. Sans doute on devra employer, pour les tuer et les expulser, les substances vermifuges dont l'expérience a constaté l'efficacité absolue ; mais là ne doit pas s'arrêter le traitement : il faut fortifier la constitution trop souvent minée par l'affection vermineuse, relever les forces abattues, rétablir les fonctions digestives, détruire surtout la disposition individuelle à la reproduction des vers.

Pour les tout petits enfants, les pastilles de santonine sont très-commodes :

Santonine.	4 grammes.	Gomme adragante. 2 grammes.
Sucre.	150 —	

Pour 144 pastilles, dont on donne 6 ou 8 par jour.
(Prix : 15 fr.)

Poudre vermifuge :

Poudre de mousse de Corse.	20 grammes.
Poudre de semen-contra.	20 —
Calomélas.	5 —

Mêlez. (Prix : 1 fr. 50 c.)

Une prise de 5 à 12 décigrammes par jour, suivant l'âge de l'enfant.

Ver solitaire. — Ténia.

Les symptômes auxquels la présence du *ver solitaire* donne lieu sont extrêmement nombreux, variés, et souvent fort bizarres. Voici quels sont les principaux et les plus ordinaires : chatouillements, picottements à la gorge et au creux de l'estomac, sensation d'un corps qui remonterait tout à coup du côté gauche à la gorge, et retomberait ensuite, sensation d'un poids, d'une masse dans l'un ou l'autre côté du ventre, sentiment de succion dans le corps, vertiges, fourmillements et engourdissements dans les doigts et les orteils, cessation brusque des effets que l'on éprouve dans le bas-ventre lorsqu'on boit une gorgée d'eau-de-vie ou d'absinthe, amaigrissement progressif du malade, oppressions, suffocations fréquentes, état moral bizarre; chez les uns, appétit continuel et insatiable; chez d'autres, inappétence, renvois, vomissements.

Les deux substances reconnues jusqu'à ce jour les plus efficaces contre le ténia, ou ver solitaire, sont la racine fraîche de grenadier et la fleur du kousso, plante exotique :

Racine de grenadier fraîche.   60 grammes.

Faites bouillir dans 750 grammes d'eau jusqu'à réduction d'un tiers. On prend les 500 grammes restant en trois verres de demi-heure en demi-heure.

Fleurs de kousso.   20 grammes.

Faites infuser pendant un quart d'heure dans :

Eau tiède.   250 grammes.

(Prix : 20 fr.)

On avale le mélange en une seule dose et sans rien laisser, et l'on en attend l'effet. Pour l'usage de ce dernier médicament, le malade doit être à la diète depuis 24 heures.

Pour rétablir les forces, on devra avoir ensuite recours au *Rob Boyveau-Laffecteur,* comme puissant dépuratif.

Vertiges.

Le *vertige* est cet état particulier dans lequel il semble au malade que tous les objets tournent sur eux-mêmes. A un haut degré la marche est chancelante, la vue se voile, et quelquefois le malade perd connaissance. Beaucoup de personnes sont sujettes à cette fâcheuse infirmité, qui expose souvent leur vie à de grands dangers, en tombant d'un lieu élevé, sous les roues d'une voiture ou sous les pieds des chevaux, ou encore en donnant de la tête sur un corps dur dans leur chute.

Les causes de cette affection, qui dure quelquefois plusieurs années, ainsi que nous en avons vu des exemples, sont une surcharge de l'estomac, la présence de vers ou de saburres, les congestions de sang vers le cerveau, ou un affaiblissement du système nerveux par suite d'excès de différents genres.

La nature de ces causes nous indique encore que le *Rob Boyveau-Laffecteur* est le médicament le plus convenable que l'on puisse opposer à cette maladie, quelle que soit l'indication principale qui se présente. Dans beaucoup de cas même où l'affection paraîtrait entretenue par une congestion de sang, l'usage du *Rob* permettra d'éviter aux malades des émissions sanguines par la saignée ou par les sangsues, auxquelles ils se résignent rarement sans répugnance.

Quand on éprouve des vertiges, il faut se desserrer le cou et la poitrine, respirer du vinaigre ou un sel ammoniacal, se coucher horizontalement, et ensuite se traiter. Les purgatifs répétés, les frictions sèches avec une brosse, sont d'excellents moyens préservatifs.

Vésicatoires. — Cautères.

On donne le nom de *vésicatoire* à certains topiques irritants dans lesquels entrent le plus ordinairement les cantharides. On donne aussi très-communément le nom de *vésicatoire* à la plaie qui résulte de l'application d'un emplâtre vésicant. Les formules d'emplâtres vésicatoires existent en assez grand nombre. Dans ces derniers temps, cette préparation a été portée à un degré de perfection des plus remarquables : on doit ajouter que cela répond entièrement à l'importance du rôle que remplit souvent cet agent thérapeutique. Il n'est rien moins qu'indifférent pour les personnes du monde de connaître l'emploi d'un moyen qui peut être à chaque instant entre leurs mains.

Lorsqu'on veut placer un vésicatoire, on commence

par raser exactement la partie si elle est couverte de poils. On la frotte avec un linge sec, ou imbibé de vinaigre, jusqu'à ce qu'elle rougisse ; puis on y place l'emplâtre : dans l'hiver, on l'approche un peu du feu pour le ramollir. On était dans l'usage de maintenir en place l'emplâtre à l'aide de bandelettes de diachylon qui se croisaient par-dessus en sens opposé. Aujourd'hui, ce soin devient inutile attendu que, dans la préparation des vésicatoires, on se sert de sparadrap agglutinatif dont on laisse autour de l'emplâtre 5 ou 6 lignes de libre. Lorsque l'on craint toutefois que le vésicatoire se déplace, à cause de la forme de parties où il est appliqué, on le maintient par un bandage convenablement serré. Il faut avoir bien soin de ne pas exercer alors sur l'emplâtre une constriction trop forte, car il est d'observation que, dans ce cas, l'effet du vésicatoire est absolument nul.

Au bout de douze heures environ, la vessie (ou la cloche) est ordinairement formée si le vésicatoire est bon : il est en conséquence inutile d'attendre vingt-quatre heures pour le lever, ainsi qu'on a coutume de le faire. On enlève alors l'emplâtre que l'on détache avec précaution de peur de crever l'ampoule par un mouvement trop brusque. S'il en reste quelques parties adhérentes sur la peau, on les détache avec un linge imprégné d'eau tiède. Maintenant, au lieu d'inciser la vessie par son bord déclive, d'emporter l'épiderme qui la forme, et d'appliquer ensuite un corps gras sur le tissu muqueux mis à découvert, ce qui est extrêmement douloureux, on l'incisera en commençant par son bord supérieur, avec des ciseaux longs et effilés, puis on achèvera de couper tout autour la pellicule qui forme l'ampoule, de manière à la laisser en place quoique détachée. La sérosité s'écoule, et le corps muqueux ne se trouvant pas en contact immédiatement avec l'air atmosphérique, le malade n'éprouve presque aucune douleur. On applique ensuite sur cette pellicule un linge fin, ou une feuille fraîche de poirée, ou même encore un morceau de papier brouillard enduit d'un corps gras : le beurre ou le cérat ; enfin, on place une bande sur la partie. Le pansement a lieu le lendemain. On enlève alors la pellicule, et cette fois le papier brouillard se place immédiatement sur la plaie, ce qui se fait presque sans douleur. Si l'on veut entretenir le vésicatoire, on ne doit pas continuer l'emploi du corps gras, car la plaie serait fermée au bout de trois à quatre jours ; mais on enduira le papier brouillard de pommade *épispastique* à chaque pansement qui aura lieu tous les jours. Nous avons dit que l'on a singulièrement perfectionné aujourd'hui les préparations destinées à établir ou à entretenir les vésicatoires. Dans cette dernière intention surtout, on trouvera de précieux avantages à employer entre autres les produits d'*Albespeyres,* à l'aide desquels on peut modifier les pansements selon les diverses indications qui se présentent, en évitant ainsi les difficultés que présentent les méthodes ordinaires.

Les vésicatoires agissent de manières fort différentes : tantôt comme des stimulants énergiques, tantôt comme des évacuants, et souvent comme révulsifs : dans beaucoup de cas, ces divers effets réunis se combinent. Leur mode d'action sur l'économie est passager ou durable. Lorsqu'on les a entretenus un certain temps, on ne peut les supprimer brusquement, mais en employant une diminution graduée dans les pansements. Nous croyons important de faire savoir que l'on peut convertir un vésicatoire en cautère, et ce dernier en véricatoire. Dans le premier cas, on place un pois d'iris ou tout autre au centre du vésicatoire. On le recouvre d'une compresse et l'on place une bande par-dessus. La pression méthodique de cette bande se continue jusqu'à ce que le pois se soit logé dans la profondeur des tissus. Pour changer le cautère en vésicatoire, il suffit de supprimer le corps étranger (le pois d'iris) et de panser la plaie avec une pommade excitante.

Les vésicatoires s'appliquent sur toutes les parties du

corps. On évitera cependant de les placer sur les endroits qui peuvent être constamment accessibles à la vue. Ce soin doit être employé particulièrement pour les dames. C'est dans la même intention que l'on placera une feuille de papier brouillard *huilée* entre la peau et le vésicatoire, ce qui n'empêche pas son action, mais diminue singulièrement les rides d'une cicatrice toujours désagréable.

En parlant de l'action des vésicatoires sur l'économie, nous n'avons pu entrer dans aucun développement à ce sujet : ce que ne permet pas le cadre de cet ouvrage ; mais nous ne pouvons passer sous silence ce qui regarde l'abus arbitraire ou aveuglément empirique que l'on fait trop souvent des vésicatoires. Il y a une foule de personnes qui croient pouvoir employer ce moyen d'après leurs idées particulières basées sur des théories imaginaires. Il faut bien se persuader que l'action des vésicatoires n'est rien moins que des plus positives, et que, dans une foule de cas, surtout chez les femmes et les enfants, un vésicatoire employé mal à-propos est souvent la cause occasionnelle des plus graves accidents : on comprend dès lors qu'il faut toujours, à cet égard, consulter un médecin.

Des cautères.

Nous avons indiqué plus haut comment on peut convertir un vésicatoire en cautère. Ce moyen convient surtout aux personnes qui redoutent l'emploi de l'instrument tranchant ; mais on doit faire observer que ce procédé est long et douloureux. Les cautères s'établissent de deux manières : par l'incision de la peau, ou avec la pierre à cautère, qui est de la potasse caustique. Les cautères, réclamant nécessairement la présence d'un homme de l'art, nous n'en dirons pas davantage. Le lieu d'élection pour les établir est le plus ordinairement au bras ; ensuite à la cuisse, dans sa partie inférieure et interne, au-dessus du genou ; à la jambe, au-dessous de la partie interne du genou. Dans certaines affections, on place encore des cautères sur le trajet de la colonne vertébrale ou au-devant de la poitrine. Les exutoires superficiels, tels que les vésicatoires, conviennent surtout dans les inflammations chroniques des membranes muqueuses et séreuses. Les exutoires profonds, tels que les cautères, sont, d'après l'expérience, plus utiles dans les altérations des organes situés à l'intérieur du corps, c'est-à-dire des viscères, comme chez les personnes disposées à la phthisie pulmonaire, etc. On est généralement, dans le monde, disposé à faire abus des exutoires, par suite du préjugé qui les considère à l'instar d'un égout donnant issue aux matières morbifiques renfermées à l'intérieur du corps. C'est en conséquence de cette fausse opinion que beaucoup de personnes pensent qu'il faut garder indéfiniment un cautère. Il y a là une erreur des plus complètes. On doit supprimer un vésicatoire, aussi bien qu'un cautère, lorsque la cause de leur emploi n'existe plus. En prolongeant inutilement l'action d'un exutoire, on peut produire l'effet contraire à celui qu'on en attend ; de plus, on amène ainsi une déperdition de sucs nourriciers destinés à réparer l'économie. En parlant des vésicatoires, nous avons indiqué les précautions à prendre en pareil cas ; d'ailleurs, on doit toujours consulter un médecin avant d'agir. Quant aux pansements des cautères, qui exigent beaucoup de soins et de propreté, nous renvoyons à ce que nous avons dit des préparations d'*Albespeyres*.

Vomissements nerveux.

Mixture :

Bicarbonate de potasse.	Sulfate de morphine. 5 centigr.
8 grammes.	Eau distillée. 100 grammes.

Ajoutez une cuillerée de jus de citron, et avalez immédiatement le tout.

Faire usage aussi de limonade gazeuse et de glace en morceaux. (Prix : 1 fr.)

Vomitifs.

Les *vomitifs* employés à propos rendent souvent les plus importants services ; ils figurent souvent dans le traitement des empoisonnements, lorsque les substances vénéneuses sont encore dans l'estomac. Dans un grand nombre de maladies, surtout à leur début, les vomitifs donnés en temps utile peuvent les arrêter comme par enchantement. Il est évident qu'il s'agit toujours ici de l'appréciation du médecin. Les médicaments dont on se sert presque exclusivement pour faire vomir sont le tartre stibié, ou émétique, l'ipécacuanha et l'émétine ; cette dernière substance est le principe extractif de l'ipéca, c'est en lui que réside la propriété vomitive.

Le tartre stibié, appelé aussi *tartrate antimonié de potasse*, ou l'émétique proprement dit, se donne à la dose de 1 à 4 grains (5 à 20 centigrammes). On étend ces doses dans trois verres d'eau, que l'on prend à une demi-heure de distance. Si les deux premiers font suffisamment vomir, on ne prend pas le troisième. On facilite les efforts du vomissement en faisant boire beaucoup d'eau tiède au malade. Plus on boit, et plus on rend complet l'effet du vomitif. On évite d'ailleurs ainsi la brisure générale du corps et le genre de lassitude extrême qui succèdent aux vomitifs qui ont lieu *à sec*, c'est-à-dire lorsque le malade a bu fort peu d'eau tiède.

L'ipécacuanha se prend depuis 12 jusqu'à 30 grains (de 60 centigrammes à 1 gramme 50 centigrammes). Ces doses s'administrent en deux ou trois fois, délayées dans un demi-verre d'eau sucrée, que l'on prend toutes les vingt minutes à peu près, jusqu'à l'effet vomitif ; ensuite, on facilite le vomissement en buvant de l'eau tiède ou une légère infusion de fleur de camomille. L'ipéca convient surtout aux personnes délicates et nerveuses, sur lesquelles l'émétique agit trop énergiquement.

12

L'émétine agit à doses minimes, et a le grand avantage d'être un médicament fidèle et de ne rien offrir de désagréable au goût.

Les vomitifs réussissent merveilleusement chez les enfants, même les plus jeunes, et il ne faut pas craindre d'employer et de répéter ce moyen. Le docteur Hufeland a souvent enlevé par un seul vomitif, donné dans le principe, des affections de gorge et de poitrine, des toux très-violentes, des diarrhées, etc. Voici sa formule :

Prenez :

Poudre d'ipécacuanha.	Sirop de framboise. 15 grammes.
120 centigr.	Eau commune. 15 —
Oxymel scillitique. 15 grammes.	

On donne une cuillerée à café tous les quarts d'heure, jusqu'à effet vomitif.

La potion suivante est pour les adultes :

Prenez :

Émétine.	25 centigr.	Sirop de fleurs d'oranger.
Eau.	150 grammes.	30 grammes.

A prendre en trois doses toutes les vingt minutes.

Vue (DE LA).

La *vue* est une faculté si précieuse, qu'on ne saurait trop multiplier les soins qui tendent à la conserver. On cherchera autant que possible à se conformer aux préceptes suivants : on ne se placera pas, dans un appartement bien éclairé d'ailleurs, en face de la croisée, mais de côté, de manière que la lumière du soleil arrive de gauche à droite. Les mêmes soins seront observés quand on voudra s'éclairer de la lumière artificielle d'une chandelle, d'une bougie, d'une lampe, etc.

Les artisans qui travaillent au feu de charbon ardent, comme les forgerons, les taillandiers, les fondeurs, etc., doivent souvent se laver les yeux avec de l'eau fraîche, pendant la durée de leur travail. Il en est de même pour les personnes exposées aux ardeurs du soleil, comme les jardiniers, les fermiers, les moissonneurs, etc.

Les personnes qui ont une vue faible ne peuvent se dispenser de se reposer pendant leur travail de jour et de nuit, sous peine des accidents les plus graves. Ces personnes doivent porter des visières de couleur verte ou bleue. Les appartements trop chargés de dorures, ornés de beaucoup de glaces, sont dangereux pour la vue. Il faut éviter des vêtements trop serrés, surtout autour du col; éviter les vapeurs irritantes, les vents secs et violents, les lieux trop obscurs, qui obligent à des efforts de la rétine pour distinguer les objets; par conséquent, ne jamais chercher à travailler avec une lumière douteuse, comme celle du commencement ou de la fin du jour, etc.

Les enfants et les vieillards ne doivent pas se livrer longtemps à l'exercice de la vue pendant le cours de la journée. La variation dans les travaux est une chose importante. Lorsqu'on est obligé de se servir de lunettes, elles doivent être appropriées à la vue de la personne qui en fait usage. Les plus grands inconvénients ont lieu lorsqu'elles sont trop fortes ou trop faibles. Ainsi, au début de leur emploi, elles ne doivent jamais trop grossir les objets; ceux-ci doivent également être perçus très-clairs, très-nets, en un mot tels qu'ils sont. On doit pouvoir lire avec des lunettes aussi facilement qu'on le faisait sans leur secours. Les verres de lunettes doivent être sans globules, sans rayures, sans étoiles, d'une épaisseur égale dans toutes leurs parties, d'une transparence parfaite et uniforme, d'un grossissement (quand le grossissement est nécessaire) exactement pareil, d'une courbure également semblable, etc. Toutes ces qualités dans les verres de lunettes sont d'une haute importance.

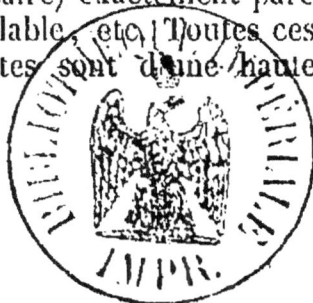

MÉDECINE USUELLE.

FAITS PRATIQUES.

Observations de guérisons recueillies dans les hôpitaux.

Après une longue expérience toujours couronnée de succès, il est utile de ramener l'attention publique à l'idée que le *Rob Boyveau-Laffecteur* est une des plus heureuses découvertes dont la médecine puisse s'honorer. C'est à cette multitude de malades guéris radicalement, c'est aux hommes de l'art que les cures étonnantes, opérées sous leurs yeux par ce remède, ont amenés à un mode de traitement moins dangereux et plus certain, qu'il convient d'en appeler. De pareils suffrages ne peuvent être suspects; ils parlent d'eux-mêmes avec éloquence, ils étoufferont les efforts de la malveillance, et conserveront à ce remède la confiance qu'il a obtenue dans toutes les parties du monde.

Nous devons maintenant citer au hasard quelques-unes des observations qui nous ont été communiquées.

Monsieur et très-honoré confrère, comme chirurgien de nos hôpitaux depuis trente-cinq ans, je dois vous féliciter d'avoir fourni à l'administration le moyen de faire essai du *Rob Boyveau-Laffecteur*, dont les résultats obtenus par moi ont été satisfaisants : aussi vous en a-t-on redemandé trente bouteilles, et j'en suis également content. J'en ai demandé pour le bureau de bienfaisance et pour les prisons dont je suis le médecin, et je ne sais encore si on m'en accordera, je le désire beaucoup dans l'intérêt des malades. Je crois pouvoir vous dire aujourd'hui que vous avez rendu un grand service à nos malades en faisant revivre le *Rob Boyveau-Laffecteur*, et la postérité vous devra sa reconnaissance.

Je suis avec le plus profond respect, Monsieur, votre tout dévoué confrère.

Provins, 12 septembre 1850.   HUBLIER, docteur-médecin.

Comme la quantité de *Rob Boyveau-Laffecteur* que vous m'avez envoyée est employée, et que les résultats de son emploi sont toujours bons, je viens vous prier de m'en expédier encore une caisse. L'administration des hospices doit vous en faire une nouvelle demande ces jours-ci.

Provins, 12 novembre 1850.   HUBLIER, docteur-médecin, chirurgien des hôpitaux.

Il y a longtemps que j'ai eu occasion de constater l'efficacité du *Rob Boyveau-Laffecteur* ; mais le prix élevé de ce remède, comparativement aux autres moyens, m'empêchait seul de le prescrire plus souvent. La remise que vous voulez bien faire en faveur des hospices, remise que vous étendez sans doute aux indigents traités à domicile aux frais des bureaux de bienfaisance, me permettra, je l'espère, de faire participer à l'avenir cette classe de malades aux bienfaits de votre précieux remède.

Sarreguemines, 29 novembre 1850.   ROUSSET, docteur-médecin, médecin cantonnal.

J'ai été parfaitement satisfait des résultats obtenus par l'usage du *Rob Boyveau-Laffecteur*. Je viens vous prier de m'en envoyer pour un nouveau client.

LEGAY, docteur-médecin, chirurgien de l'hospice civil, à Dunkerque.

Veuillez m'envoyer, pour un de mes clients, cinq bouteilles de *Rob Boyveau-Laffecteur*. Les bons effets que j'en ai obtenus me déterminent à le prescrire.

LEVIS, docteur-médecin, médecin en chef de l'hospice civil, à Saverne.

Le *Rob Boyveau-Laffecteur* continue à faire merveille ; c'est pourquoi j'en prescris beaucoup, et, encore aujourd'hui, il en faut quinze litres pour M. M....

Saverne, 27 février 1852.   Docteur LEVIS, médecin en chef de l'hospice civil.

Dans une lettre que vous avez eu l'obligeance de m'adresser, vous m'offrez gratuitement dix bouteilles de *Rob Boyveau-Laffecteur*, pour l'hospice que je dirige et dont je suis le médecin. Je me rappelle qu'étant interne sous Dupuytren, qui était l'ami de M. Boyveau, il nous vantait beaucoup ce médicament. J'accepte avec reconnaissance votre offre aussi philanthropique que désintéressée.

27 janvier 1851.   MONFANCE, médecin de l'hospice de Nontron (Dordogne).

Le *Rob Boyveau-Laffecteur* ne m'était pas inconnu. Depuis trente-six ans que j'exerce la médecine dans la Vendée, j'ai eu souvent l'occasion d'en prescrire l'usage, et presque toujours avec succès, alors que les moyens ordinaires avaient échoué ; et si ce n'eût été l'élévation de son prix, qui ne le mettait pas à la portée de toutes les bourses, il est vraisemblable que je l'aurais employé plus fréquemment.

Napoléon-Vendée, 16 novembre 1850.   D. BUNCHET, docteur-médecin, médecin en chef de l'hôpital.

Mon cher confrère, j'ai l'honneur de vous prier de m'envoyer cinq bouteilles de votre *Rob Boyveau-Laffecteur* contre le remboursement ; j'en fais usage pour mes malades depuis quelque temps, et j'ai le bonheur d'ajouter avec un plein succès. Je serais charmé que vous augmentassiez l'envoi pour mes pauvres. J'aurai sans doute de fréquents rapports avec vous. Agréez, etc.

GIGANON, docteur-médecin, rue Bannier, 15, à Orléans.

Nous sommes chargés par le directeur de l'hôpital militaire de vous prier de vouloir bien nous faire parvenir aussi promptement que possible, par le chemin de fer et à notre adresse, douze flacons de *Rob Boyveau-Laffecteur*.

Hanovre, 12 octobre 1851.   ANDREAE et Cie, pharmaciens.

Nous vous prions, sur la demande du directeur de l'hôpital militaire de notre ville, et par le premier train partant du chemin de fer, de vouloir bien nous envoyer à notre compte et à notre adresse trente-six bouteilles du *Rob Boyveau-Laffecteur*, conjointement avec la facture.

Dans un temps donné, vous toucherez, Monsieur, le montant du compte par une lettre de change sur nous. Le *Rob Boyveau-Laffecteur*, selon l'aveu du directeur de notre hôpital militaire, a été d'une efficacité excellente contre un mal syphilitique très-invétéré ; c'est pourquoi il désire en faire encore usage chez d'autres personnes.

Hanovre, 16 novembre 1851.   ANDREAE et Cie, pharmaciens.

Veuillez m'envoyer cent bouteilles dont je vous envoie le montant. Votre *Rob Boyveau-Laffecteur* a déjà rendu de grands services, et j'espère qu'il en rendra encore beaucoup d'autres.

Les malades de l'hôpital étant traités par ce moyen, on ne peut manquer d'obtenir, à l'aide de cette clinique, d'importants résultats.

Bremen, 11 janvier 1852.   G. HOFFSCHENGER, pharmacien.

Ayant le désir d'introduire votre *Rob Boyveau-Laffecteur* parmi les médicaments délivrés aux hôpitaux de la marine militaire allemande, je vous prie de m'envoyer vingt-quatre bouteilles, avec l'indication du prix auquel vous voudrez vous engager à fournir votre *Rob Boyveau-Laffecteur* à notre établissement.

Bremerhaven, 24 février 1852.   Docteur HEINS, médecin en chef de la marine.

Il y a quelque temps que j'ai reçu de votre bonté quelques bouteilles de *Rob Boyveau-Laffecteur*. J'en ai déjà fait l'expérience ; de sorte que je m'empresse de vous prier de m'en envoyer vingt-cinq bouteilles pour guérir des dartres invétérées.

20 septembre 1850.   FRICK, docteur-médecin, médecin de l'hôpital civil de Mayence.

C'est en ma qualité de chirurgien en chef de l'hôpital de Toulouse que je m'adresse à vous pour avoir dix bouteilles du *Rob Boyveau-Laffecteur*. Il y a déjà longtemps que j'ai employé avec un grand avantage, pour combattre des maladies qui avaient résisté aux préparations mercurielles, ce *Rob Boyveau-Laffecteur*, auquel je reprochais seulement de ne pas être à la portée de toutes les fortunes. Je destine l'envoi que vous allez me faire à un malade qui a pris en vain des préparations mercurielles et de l'iodure de potassium.

> ROLLAND, docteur-médecin, chirurgien
> en chef de l'hôpital des syphiliti-
> ques de Toulouse, professeur de
> l'Ecole de médecine, rue du Mu-
> sée à Toulouse.

Nous, soussigné, médecin de l'hôpital militaire de Stenay (Meuse), vu le besoin que nous avons chaque jour du *Rob Boyveau-Laffecteur* dans notre service, désirons que M. l'économe de la maison fasse une demande de quelques bouteilles de ce remède, au prix réduit qu'on accorde aux établissements de bienfaisance.

Stenay, 6 mars 1854.   DARCQ, docteur-médecin.

Je n'ai eu qu'à me louer jusqu'à ce jour de l'emploi du *Rob Boyveau-Laffecteur*, et j'espère encore une fois en obtenir de très-grands avantages.

En conséquence, veuillez, je vous prie, m'en envoyer six demi-bouteilles le plus promptement possible.

Lyon, 28 janvier 1853.   RONDIL, aide-major, chargé du service
                                 de l'artillerie de l'armée de Lyon.

Veuillez faire expédier à M. X..., capitaine d'infanterie, six bouteilles du *Rob Boyveau-Laffecteur* que je lui ai prescrites.

Metz, 16 février 1853.   SCOUTTETEN, docteur-médecin.

Monsieur, nous sommes au 10 mai ; j'ai terminé les six litres du *Rob Boyveau-Laffecteur* que vous avez eu la bonté de m'adresser, le 11 mars 1853 ; je n'ai qu'à me féliciter d'avoir eu recours à cet excellent remède. Aujourd'hui, les aphthes de la bouche, les inflammations de la gorge, ainsi que les rougeurs et démangeaisons de la tête ont disparu.

J'ai des remercîments à adresser au digne et respectable docteur Scoutteten de m'avoir conseillé l'usage de votre *Rob Boyveau-Laffecteur*, usage que je vais continuer encore pendant un certain temps de la belle saison, afin d'assurer ma guérison.

J'ai l'honneur, etc.

                                            X., capitaine.

Monsieur et honoré confrère, un de mes amis, officier d'artillerie, a besoin de faire usage du *Rob Boyveau-Laffecteur ;* je vous serai reconnaissant de vouloir bien faire remettre au porteur de ce mot six bouteilles de ce médicament.

Recevez, monsieur et honoré confrère, l'assurance de ma considération distinguée.

Paris, 8 mars 1853.   A. PASQUIER, docteur-médecin, major
                                du régiment des Guides.

Je vous serais fort obligé de me faire parvenir sept bouteilles de votre *Rob Boyveau-Laffecteur* pour deux de nos officiers qui en ont éprouvé déjà les bons effets.

Nancy, 14 juin 1853.   CHAMPENOIS, aide-major au septième
                               de ligne.

Si les purgatifs sont un des moyens les plus héroïques et le plus utilement employés pour la curation des maux les plus fréquents et les plus variés, la médecine retire aussi un grand avantage des dépuratifs méthodiquement appliqués au traitement des affections cutanées, des engorgements lymphatiques, des chloroses, etc.

Je me plais à déclarer que, pendant ma longue et laborieuse carrière, tant dans les hôpitaux militaires que dans la pratique civile, j'ai retiré les plus grands avantages du *Rob Boyveau-Laffecteur*, aujourd'hui si soigneusement préparé sous les yeux de M. le docteur Giraudeau de Saint-Gervais.

Paris, 10 mars 1854.

Docteur GUILLIÉ , chevalier de la Légion d'honneur, auteur de l'Elixir antiglaireux.

Pratique civile.

DARTRES ET MAUX D'OREILLES. — J'ai eu l'honneur, il y a trois semaines, de vous demander six bouteilles du *Rob Boyveau-Laffecteur*. La personne qui en fait usage s'en trouve extrêmement bien, et me prie de vous donner quelques détails sur les affections diverses qu'elle éprouvait.

C'est un homme de 40 ans, d'une très-belle constitution, ayant eu, il y a plusieurs années, un ulcère induré qui ne laissa pas de trace pendant longtemps ; mais depuis trois ans, cet homme a éprouvé vers l'oreille droite des bourdonnements et un sifflement régulier que tous les traitements que vous pourriez imaginer n'ont point modifiés. En même temps, un eczéma très-confluent s'est développé sur le corps ; il s'est un peu apaisé par les moyens ordinaires ; mais les douleurs générales que le malade éprouvait en même temps ne se sont point calmées, et il est resté longtemps dans le même état, ne conservant d'espérance que dans l'usage du *Rob Boyveau-Laffecteur*, que les médecins les plus distingués à Paris lui avaient conseillé comme dernière ressource.

Depuis l'usage de cette préparation, l'eczéma et les douleurs ont presque totalement disparu ; les bruits d'oreille se sont sensiblement modifiés, et la personne, confiante dans ce dernier moyen qu'elle vient de mettre en œuvre, me prie de vous adresser ces remarques, et me fait vous demander six nouveaux flacons de *Rob Boyveau-Laffecteur*.

Douay (Nord), 28 juin 1852.

Docteur GELEZ fils.

TEIGNE DARTREUSE. — M. M... a été parfaitement guéri d'une dartre qu'il avait à la tête et qui avait résisté à plusieurs traitements. Il est bon de faire observer que ce monsieur n'a pris qu'un seule bouteille.

— Madame F... a été complétement guérie par le *Rob Boyveau-Laffecteur* d'une affection dartreuse aux jambes ; cette dame n'a pas même suivi le traitement complet : trois bouteilles ont suffi.

BRU, pharmacien, à Montauban.

DARTRE VIVE. — Une dame, âgée de 40 à 45 ans, était affectée depuis fort longtemps d'une dartre vive sous le sein gauche ; tous les moyens employés jusqu'ici avaient été infructueux ; bien plus, l'approche de l'âge critique avait amené une irritation plus grande, et la plaie avait pris un développement effrayant. Dans cette pénible situation, elle eut recours, suivant le conseil qu'on lui donna, au *Rob Boyveau-Laffecteur*, qui amena une prompte et entière guérison.

Émile COET, pharmacien, à Roye,
membre du jury médical du dé-
partement de la Somme.

LÈPRE DU VISAGE. — Une dame, âgée de 68 ans, avait depuis vingt ans une dartre qui lui couvrait la plus grande partie de la figure, et qui, elle aussi, avait résisté à tous les traitements. Deux seules bouteilles ont suffi pour la guérir.

BROU-DUCLAUP, pharmacien, à Ro-
chefort.

— Madame X... était, depuis longues années, affectée d'une dartre dont le visage était souvent le siège. L'emploi de quatre bouteilles en a produit la guérison, qui parait être durable.

COUTANT, pharmacien, à Fontainebleau.

SYPHILIDE. — M. D...., âgé de 48 ans, portait à la jambe gauche, depuis l'âge de 25 ans, une dartre qu'il avait en vain traitée par tous les moyens ordinaires. Six bouteilles de *Rob Boyveau-Laffecteur* et quelques bains la firent disparaître complétement.

LECOQ, pharmacien, à Saint-Quentin.

CONSTITUTION DARTREUSE. — Le sieur X..., après avoir suivi différents traitements indiqués par de savants médecins, afin de le guérir d'une immense quantité de dartres qui lui couvraient une partie du corps, n'a pu trouver sa guérison que par l'emploi du *Rob Boyveau-Laffecteur*, et quelques bouteilles lui ont suffi.

Arnay-le-Duc, 7 juin 1852.   DAVID, pharmacien.

ECZÉMA DES MAINS. — J'ai l'honneur de vous adresser le rapport sur le résultat du traitement, au moyen du *Rob Boyveau-Laffecteur*, chez la dame d'officier pour laquelle la demande de cette substance avait été faite le 29 mai dernier.

Cette dame était atteinte, depuis un an environ, d'une éruption herpé-tique occupant les mains et les pieds; les diverses médications préconisées pour ce genre de maladie avaient été vainement employées, lorsqu'un des médecins traitants crut reconnaître, dans le caractère de l'éruption, sa nature syphilitique; c'est d'après ces indications que cette dame fut sou-mise au traitement par le *Rob Boyveau-Laffecteur*. Celui-ci fut com-mencé le 6 juin; l'amélioration ne se fit sentir que deux mois plus tard, mais dès lors la maladie marcha avec rapidité vers la guérison. Huit bou-teilles ont été prises, et depuis deux mois qu'on a cessé le traitement, cette dame n'a éprouvé aucune réminiscence de son ancienne maladie. En sorte qu'actuellement on peut considérer la guérison comme étant complète.

Louvain, 8 décembre 1850.   (Note de M. HAIRION, transmise à
M. le médecin de la garnison,
COFFIN.)

Observation extraite du procès-verbal des malades soumis
à l'expérience, du faubourg Saint-Denis.

1. ULCÈRE GANGRÉNEUX. — Il ne fallut que trois mois de traitement

pour guérir chez un sujet un engorgement gangréneux qui avait l'étendue de cinq pouces de long sur trois et demi de large, et qui avait fait juger la maladie incurable. Sa guérison a été complète.

2. PUSTULES CONTAGIEUSES. — Soixante jours suffirent pour un malade qui, à la suite d'un autre engorgement de l'aine prêt à se résoudre, avait le visage couvert de dartres et de pustules en suppuration.

3. PHTHISIE. — Une suite d'accidents fort graves, comme maux de tête violents, pustules, toux opiniâtre, crachement de sang, ulcère à la gorge, avaient affligé un malade pendant douze ans ; il lui restait, lorsqu'il a commencé le *Rob Boyveau-Laffecteur*, un ulcère aux amygdales à la luette, des tubercules à la base de la langue, des douleurs insoutenables à la partie moyenne du bras droit, un engorgement aux glandes inguinales, etc., etc. Le *Rob Boyveau-Laffecteur* l'a guéri malgré son épuisement, quoique jugé incurable par les quatorze médecins qui ont suivi les expériences et rédigé les procès-verbaux.

Je vous prie de m'adresser six bouteilles de votre excellent *Rob Boyveau-Laffecteur*. Trois fois je l'ai employé et trois fois j'en ai obtenu un succès qui a dépassé mes espérances.

Authon, 15 avril 1852   **DESVEAUX**, Médecin.

Le *Rob Boyveau-Laffecteur* a fait merveille à mon ami, mais je crois que deux nouvelles bouteilles compléteraient assurément sa guérison. Je compte donc sur votre obligeance bien connue pour vous prier de les lui livrer. Je vous en remercie d'avance et vous prie de me croire toujours votre dévoué confrère.

Paris, 27 mai.   **TALON**, docteur-médecin, 98, rue de Cléry.

DARTRE REBELLE. — L'an dernier, j'ai employé votre *Rob Boyveau-Laffecteur* dans deux maladies cutanées différentes, et je les ai parfaitement guéries par son emploi. Aujourd'hui, je vois une malade atteinte d'une affection dartreuse qui a résisté aux préparations arsénicales et à plusieurs autres traitements ; je viens vous prier de vouloir bien m'expédier le plus tôt possible une caisse de votre excellent *Rob Boyveau-Laffecteur*.

Béhen, 15 juin 1852.   **J. VASSEUR**, médecin.

AFFECTION DE LA PEAU. — J'emploie avec un succès toujours constant votre *Rob Boyveau-Laffecteur* contre les affections chroniques ou contre les maladies de la peau qui ne sont pas de cette nature, toutes les fois que les moyens des personnes qui me consultent le permettent, et j'en étendrai l'usage le plus que je pourrai.

Solbre-le-Château, 18 mai 1852.   **E. BEVENOT**, médecin.

Obtenant, Monsieur, dans ma pratique, des succès constants du *Rob Boyveau-Laffecteur*, je m'adresse directement à vous pour que vous vouliez bien m'en faire parvenir une caisse.

Fréjus, 12 juin 1852.   **SERRAILLIER**, docteur-médecin.

J'ai deux observations bien concluantes à vous transmettre en faveur du *Rob Boyveau-Laffecteur*, pour des affections de la peau des plus rebelles.

6 août 1849.   **DUTOY**, docteur-médecin, à Guingamp.

ECZÉMA CHRONIQUE. — En plusieurs circonstances déjà, j'ai employé avec succès votre excellent *Rob Boyveau-Laffecteur*. J'ai aujourd'hui à traiter un malade atteint d'un eczéma chronique ; faites-moi le plaisir de m'adresser de suite, par la diligence et en remboursement, dix grandes bouteilles.

CAPRON, docteur-médecin, major au
10e chasseurs.

HUMEURS FROIDES. — Comme chirurgien-major dans le 20e régiment de ligne, j'ai eu fréquemment occasion de recommander le *Rob Boyveau-Laffecteur* à des officiers qui avaient suivi divers traitements sans en obtenir une guérison complète, et je dois rendre hommage à la vérité en déclarant que l'emploi du *Rob Boyveau-Laffecteur* a procuré constamment une guérison tant désirée.

J'ai remarqué que les affections scrofuleuses, chez les enfants surtout, étaient notablement améliorées par l'emploi du *Rob Boyveau-Laffecteur*, qu'ils prennent toujours avec plaisir ; et j'ai obtenu plusieurs guérisons en faisant reprendre de ce *Rob Boyveau-Laffecteur* pendant plusieurs printemps de suite, et en y ajoutant les moyens hygiéniques que la médecine ne doit jamais négliger.

JOURDAIN, docteur-médecin, ancien
chirurgien-major, à Paris, 349,
rue Saint-Honoré.

RHUMATISME. — J'ai eu occasion d'employer le *Rob Boyveau-Laffecteur* souvent, et je me plais de le dire, avec succès, dans des cas d'affections rhumatismales chroniques ; je veux le prescrire encore chez un de mes malades atteint de gonflement articulaire et de gravelle. Ayez l'obligeance de donner au porteur quatre bouteilles de *Rob Boyveau-Laffecteur*.

Montpellier, 6 septembre 1851.   HÉBERT-RODRIGUES, docteur-médecin.

GONFLEMENT DES ARTICULATIONS. — M. P..., ancien officier de la marine, vint me consulter pour un gonflement du genou gauche. Il y avait douleur intolérable, s'exaspérant fortement pendant la nuit, malgré l'emploi des vésicatoires, de la morphine et de bains hydro-sulfureux. L'affection ne diminuait point. Nous soumîmes le malade à l'emploi du *Rob Boyveau-Laffecteur*, et en deux mois la guérison fut obtenue.

Docteur THOMASSIN.

Monsieur et honoré confrère, je vous ai adressé hier un artiste distingué qui a besoin de suivre un traitement dépuratif par le *Rob Boyveau-Laffecteur*. Déjà j'ai eu l'honneur de vous adresser quelques malades que vous avez parfaitement guéris, M..., M..., banquiers, M..., juge au tribunal de ..., etc.

Docteur AUSSANDON, rue Notre-Dame-
de-Lorette, 42.

ULCÈRE. — Longtemps j'ai douté de l'efficacité si justement proclamée du *Rob Boyveau-Laffecteur* contre les maladies constitutionnelles ; mais l'été dernier, un de mes clients, M..., ayant des syphilides ulcérées au front, à l'axe du nez, fut vous consulter, et, après un usage de quelques mois du *Rob Boyveau-Laffecteur*, les ulcérations se cicatrisèrent admirablement, et tout symptôme disparut. Sa femme, qui, aussi, depuis quelques années, avait une fort mauvaise santé, éprouvant des symptômes qui faisaient supposer une lésion organique de l'utérus, fut vous consulter, et votre opinion vint confirmer la mienne ; elle se mit à l'usage du *Rob Boyveau-Laffecteur*, et, au bout de quelque temps, tous les symptômes sympathiques des voies digestives disparurent.

Verberie (Oise), 14 février 1849.   DELAMARRE, docteur-médecin.

GALE. — Je déclare que M. C..., habitant le département des Vosges, était atteint depuis cinq ans de gale, qu'il avait combattue par plusieurs traitements toujours infructueux. Éveillé toutes les nuits par un prurit devenant purulent au premier frottement, il a été parfaitement guéri, en suivant les conseils du docteur Giraudeau de Saint-Gervais, par le *Rob Boyveau-Laffecteur*.

— Une dame du même département avait depuis longtemps une dartre vive qui, à certaines époques, rendait sa situation insupportable. Au moyen de sept bouteilles de *Rob Boyveau-Laffecteur* et des soins appropriés à sa position, cette dame a non-seulement été guérie parfaitement, mais elle a déclaré avoir vu disparaître des flueurs blanches qui, depuis longues années, affaiblissaient son tempérament, et elle me prie, monsieur le docteur, de vous adresser des remercîments pour le bien que vos conseils lui ont procuré.

GRANET, ex-chirurgien des hôpitaux.

TUMEUR. — Madame C..., ayant une tumeur au côté gauche, avait employé mille remèdes pour s'en débarrasser ; six bouteilles de *Rob Boyveau-Laffecteur* accompagnées de la tisane dépurative de salsepareille, ordonnée par son docteur, amenèrent une guérison tant désirée.

Bernay, 22 mars 1849.   E. FOSSEY, pharmacien.

OPHTHALMIE. — M. J..., négociant, âgé de 30 ans, atteint depuis plusieurs années d'une maladie des yeux qui le faisait considérablement souffrir, a été guéri avec deux bouteilles.

Je pourrais vous en citer beaucoup d'autres qui ont obtenu avec le *Rob Boyveau-Laffecteur* les résultats les plus encourageants.

Agen, 20 décembre 1847.   BACHON, pharmacien.

GOUTTE. — J'ai eu à traiter M. Van H..., capitaine au long cours.

Tous les moyens indiqués pour le traitement de la goutte furent épuisés sans succès par mon malade. Je le soumis au *Rob Boyveau-Laffecteur*. Les trois premières bouteilles amenèrent beaucoup de modifications. Douze bouteilles complétèrent le traitement.

Je viens de voir M. Van H..., deux ans après sa guérison. Dans sa joie, il m'autorise à publier son observation, que j'ai beaucoup abrégée.

— Dans les maladies de la peau, le *Rob Boyveau-Laffecteur* a toujours été employé avec succès. C'est avec ce médicament que j'ai guéri une dame qui portait à la cuisse une dartre furfuracée. Six bouteilles suffirent pour le traitement.

J'ai soumis une autre dame, affectée d'une leuchorrée, au *Rob Boyveau-Laffecteur*. Dans peu de temps, les maux d'estomac cessèrent, l'embonpoint reprit.

J. LAVOLLET, docteur en médecine.

OPHTHALMIES CHRONIQUES. — Je continue à être parfaitement satisfait des effets du *Rob Boyveau-Laffecteur* et dans les affections cutanées particulièrement. Je ne lui trouve rien de comparable pour la guérison de certaines ophthalmies purulentes.

Vendeuvre-sur-Borse (Aube),   A. HERMENT, docteur.
12 septembre 1853.

PERTE D'APPÉTIT. — Mademoiselle W..., de 25 ans, vint me consulter pour une affection dartreuse très-grave, avec démangeaisons insupportables et manque total d'appétit.

Traitée d'abord par les moyens ordinaires, les résultats furent presque négatifs. Cette jeune personne s'est soumise à l'usage de votre excellent *Rob Boyveau-Laffecteur*, et six bouteilles ont amené une guérison complète.

Montmartre, 5 janvier 1854.

MAUVAISE HALEINE. — Un de mes clients, M. E. L..., de 23 ans, était atteint depuis deux ans d'une fétidité repoussante de l'haleine. Huit bouteilles de *Rob Boyveau-Laffecteur* ont suffi pour obtenir une guérison complète.

PREZIOSI, docteur-médecin.

VICE DARTREUX. — Madame G..., demeurant à Angers, n'avait pu guérir, par tous les autres moyens ordinaires, une dartre écailleuse aux cuisses et aux jambes. Depuis qu'elle était en traitement, à peine si elle avait pu se soulager pendant quelques mois. Depuis un an qu'elle a fait usage du *Rob Boyveau-Laffecteur*, sa santé s'est améliorée progressivement. D'après les conseils de son médecin, qui prescrit journellement l'emploi du *Rob Boyveau-Laffecteur*, elle suspendit son traitement, afin de s'assurer si véritablement les bons résultats qu'on obtenait étaient dus à l'efficacité de votre préparation. Depuis six mois qu'elle n'en fait plus usage, elle est complétement guérie. Je puis vous dire aujourd'hui sans crainte toute la satisfaction qu'elle en éprouve.

Angers, 24 novembre 1847.   CH. MÉNIÈRE, pharmacien.

CANCER AU SEIN. — J'ai expérimenté votre *Rob Boyveau-Laffecteur*; la personne sur laquelle j'ai observé s'en est trouvée admirablement bien. Voici, du reste, l'observation dont vous pourrez faire tel usage qu'il vous plaira. Madame X..., d'une constitution bilioso-sanguine, était depuis longues années indisposée souvent par des dartres furfuracées : un traitement approprié fit disparaître cette affection cutanée. Il y a quinze mois, une induration squirrheuse de la glande mammaire survint, le bout du sein disparut, une ulcération ne tarda pas à arriver. J'appelai en consultation MM. Magne et Barbot; l'amputation du sein fut reconnue urgente, et pratiquée le lendemain. La plaie se présentait sous un aspect satisfaisant pendant les vingt premiers jours, puis elle devint fongueuse, saignante; une récidive paraissait imminente : tous nos moyens de traitement, de pansement, restaient sans succès depuis trois mois, quand l'envoi que vous m'avez offert arriva. Aussitôt, j'administrai ce remède, et je comprimai la plaie avec une lame de plomb laminé. Après cinq bouteilles, la cicatrisation s'est faite rapidement et régulièrement; le teint de la malade est meilleur; elle a repris sa gaîté et ne désapprouve pas la communication que je viens vous faire ici. Je vous verrai bientôt à Paris. L'administration, j'espère, aura autorisé l'achat d'une certaine quantité de ce remède, que je veux expérimenter sur une plus grande échelle.

MEIRCÉ, chirurgien en chef de l'hospice
de Mende.

NÉVRALGIE. — ASTHMES. — M. X..., atteint de douleurs névralgiques depuis plusieurs années, vint me consulter le 15 décembre 1851. À cette époque, il était en proie à une névralgie cérébrale d'une intensité très-grande. Depuis plusieurs mois, les douleurs atroces et intolérables qu'il éprouvait, et qui étaient continues, l'avaient privé complétement du sommeil. Des battements de cœur qui se faisaient sentir dans une grande étendue de la poitrine existaient simultanément et occasionnaient une gêne dans la respiration qui augmentait surtout pendant la marche. Soumis au traitement dépuratif que je lui prescrivis et dont le *Rob Boyveau-Laffecteur* du docteur Giraudeau faisait partie, une amélioration très-grande eut lieu peu de jours après; en vingt jours sa guérison fut complète et a été exempte de toute récidive.

C. VIDAL, D. M. P., ancien chirurgien-major de la marine.

Établissements de charité.

Monsieur, permettez-moi de vous exprimer toute ma reconnaissance pour le bien qu'a fait votre excellent *Rob Boyveau-Laffecteur* à notre petite malade; tout le temps qu'elle en a pris, elle n'a eu ni migraine ni maux d'estomac; elle se portait à ravir, et même ses quatre plaies s'étaient refermées; mais depuis qu'elle a cessé, quelques accidents ont reparu. Vous avez dit à la mère que vous feriez quelque concession, puis votre excellent cœur a fait remise de la somme entière. Je n'osais espérer un tel sacrifice.

Recevez, Monsieur, etc.

Versailles, 20 novembre 1849.
Sœur ÉMILIE, supérieure.

Monsieur, le *Rob Boyveau-Laffecteur* de l'année dernière a produit de si heureux résultats, que j'ai l'honneur de vous prier de nous en expédier par la voie la plus directe, et le plus promptement possible, huit grandes bouteilles.

Hôpital de Joigny, 29 avril 1854.
Sœur CÉCILE, supérieure.

Monsieur le Docteur, puisque vous permettez à mes consœurs de profiter de la remise que vous faites sur l'infaillible *Rob Boyveau-Laffecteur*, je viens vous prier de me faire le même avantage, et de m'envoyer quatre bouteilles de ce *Rob Boyveau-Laffecteur* pour un de nos malades. Ayez donc la bonté de me l'envoyer au plus tôt, et m'indiquer le moyen de vous en faire passer le montant.

Hôpital de Mirecourt, 13 avril 1854.
Sœur PLACIDE LEDUC, pharmacienne.

Ayant, en différentes circonstances, fait usage du *Rob Boyveau-Laffecteur* et m'en étant bien trouvée, je vous prie d'avoir la bonté d'en remettre au commissionnaire.

Paris, 29 juillet 1853.
Sœur SAINTE-MAXIME, de St.-J., supérieure à l'institution des Dames de Saint-Joseph.

Je vous prie de vouloir bien remettre six bouteilles du *Rob Boyveau-Laffecteur* à la personne porteur de cette lettre et qui devra remettre l'argent.

Hôpital Saint-Pierre de Châtillon,
1er mars 1853.
Sœur RIGAUD, supérieure.

Voudriez-vous nous faire envoyer par la diligence, et de suite, s'il vous plaît, six bouteilles de *Rob Boyveau-Laffecteur* ; je pourrai rembourser en le recevant, ou je vous enverrai de suite un mandat par la poste.

Saint-Brieuc, 18 avril 1852.
SŒUR SUPÉRIEURE du Bureau de charité.

D'après votre lettre et les rabais que vous avez la bonté de faire aux pauvres hospices, je viens vous prier de nous faire un envoi de seize bouteilles de *Rob Boyveau-Laffecteur*. Je pense que ce ne sera pas la dernière fois que nous vous ferons cette demande. Recevez, etc.

Mâcon, 22 juin 1850.
La SUPÉRIEURE DES RELIGIEUSES AUGUSTINES ET HOSPITALIÈRES de l'Hôtel-Dieu.

Nous, soussigné, médecin de l'hôpital militaire de Stenay (Meuse), vu le besoin que nous avons chaque jour du *Rob Boyveau-Laffecteur* dans notre service, désirons que M. l'économe de la maison fasse une demande de quelques bouteilles de ce remède, au prix qu'on accorde aux établissements de bienfaisance.

Stenay, 6 mars 1854.
DARCQ, docteur-médecin.

Veuillez avoir la bonté de nous envoyer six bouteilles ou douze demi-bouteilles de votre *Rob Boyveau-Laffecteur*. L'adresse du ballot et la traite ainsi qu'il suit :
A sœur Constance, pharmacienne de l'hospice de Stenay.

Hospice de Stenay (Meuse), mars 1854.
BAUDSON secrétaire-économe de l'hospice.

Je vous prie de m'expédier huit bouteilles du *Rob Boyveau-Laffecteur*, vous l'adresserez à la supérieure de l'hospice qui a signé ici-bas. Vous obligerez infiniment celle qui a l'honneur de vous saluer.

Bourgoin (Isère), 30 mai 1854.
Sœur PONCET, supérieure de l'hospice.

Je certifie que madame X..., qui était atteinte depuis deux ans d'une maladie de peau qui revenait périodiquement et attaquait même la figure, a été radicalement guérie par l'emploi de six bouteilles de *Rob Boyveau-Laffecteur*.

Massey (Aube), 1er juillet 1853.
HENAUT, curé à Massey.

Un de mes paroissiens, nommé X..., qui a eu recours à votre *Rob Boyveau-Laffecteur*, si avantageux, me prie d'être, auprès de vous, l'interprète de sa reconnaissance.

Aumagne, 13 mars 1854.
L. AUBONEZ, curé d'Aumagne, près St.-Jean-d'Angely.

Je vous remercie de la célérité avec laquelle vous m'avez expédié les six bouteilles de votre excellent *Rob Boyveau-Laffecteur*, et de la générosité avec laquelle vous m'avez traité.

Écouis, 18 octobre 1853.

Une chose qui vous surprendra, c'est que j'ai la presque certitude d'arriver à la complète guérison d'une phthisie pulmonaire avec votre excellent *Rob Boyveau-Laffecteur.*

Écouis, 20 mars 1854.   CHRÉTIEN, curé doyen à Écouis (Eure).

Monsieur, voici les observations sur les deux guérisons obtenues au moyen de votre *Rob Boyveau-Laffecteur.*

1° Une jeune fille de 18 ans, mademoiselle X..., de Pont-Audemer, offrait depuis plusieurs années des signes caractéristiques de la constitution scrofuleuse : engorgement des glandes du cou et de l'aisselle, teinte mate de la peau, atonie, etc. Après avoir consulté plusieurs médecins et épuisé toutes les ressources ordinaires de la médecine pendant trois années consécutives, le mal allait toujours croissant et était en dernier lieu jugé incurable. Cette jeune personne, d'après mes conseils, s'est soumise à l'usage du *Rob Boyveau-Laffecteur* pendant trois ou quatre mois, et sa guérison ne laisse rien à désirer.

2° Madame C..., âgée de 31 ans, était, depuis huit à dix mois, en proie aux douleurs d'une affection dartreuse très-grave (il y avait plaie), écoulement suspect et abondant, perte d'appétit, insomnie, fièvre lente et continue. Il y avait engorgement des glandes du cou et des autres parties du corps.
Douze bouteilles lui ont rendu une santé parfaite.

Étreville, 22 décembre.   ,   LAPLANCHE, curé d'Étreville (Calvados).

Monsieur, M. X..., âgé de 40 ans, a attrapé une maladie contagieuse. Ayant examiné de plus près, il aperçut des taches sanguinolentes. Il n'y fit pas d'abord une grande attention, mais en peu de temps ces taches se sont agrandies, et aujourd'hui la presque totalité de la peau présente des espèces d'ulcères d'un fond très-rouge, avec des taches blanchâtres au milieu ; ces taches sont plus fermes que le reste de la plaie, qui occasionne une légère suppuration d'une couleur verte et d'une odeur un peu forte. Il a eu assez de confiance en moi pour me faire part de ses inquiétudes, mais je n'ai pu le déterminer à faire connaître son état à un médecin ; alors j'ai pensé au *Rob Boyveau-Laffecteur* et je le lui ai conseillé, etc.

Varaville, 5 juin.   BOUET, curé de Varaville.

Je n'ai qu'à m'applaudir des résultats obtenus par l'emploi du *Rob Boyveau-Laffecteur* à l'égard de M. X..., pour lequel j'ai eu l'honneur de vous consulter. Il en a pris trois bouteilles et demie, et tous les symptômes du mal ont entièrement disparu. Je le crois parfaitement guéri, etc.

BOUET, curé de Varaville (Calvados).

Je viens encore vous prier de vouloir bien nous obliger en expédiant, par le retour du courrier, dix grandes bouteilles de votre *Rob Boyveau-Laffecteur.* L'excellence en ayant été reconnue par nos docteurs, ils l'ordonnent fréquemment à nos malades.

Grenoble, 10 janvier 1854.   WERNETH, commissaire général de la Société des Gantiers.

Je trouve encore l'occasion de faire un peu de bien et de la même sorte que les deux fois où j'ai eu recours à vous. Soyez donc assez bon, Monsieur, pour m'adresser le plus tôt possible six bouteilles de votre *Rob Boyveau-Laffecteur*.

Paris, 29 juillet 1852.

SAINT-ARNOULT, inspecteur du travail des enfants dans les ateliers et manufactures de la Seine.

Vous savez quelle confiance j'ai dans votre *Rob Boyveau-Laffecteur*, par suite des notions que j'ai acquises sur sa préparation, soit par ma visite à votre usine, soit par l'analyse que j'en fis à l'occasion de votre discussion avec vos contrefacteurs.

Je le conseille donc à toute personne qui m'intéresse, et, aujourd'hui, pour un de mes amis je viens vous en demander six bouteilles.

Paris, 6 avril 1852.

Jules BARSE, chimiste.

Nous venons vous témoigner toute notre gratitude pour l'offre obligeante que vous nous avez faite, par votre lettre du commencement de ce mois, de dix bouteilles de votre *Rob Boyveau-Laffecteur* pour les malades de notre hospice ; nous acceptons votre offre, et nous vous prions, Monsieur, d'y joindre dix autres bouteilles pour lesquelles vous voudrez bien envoyer une facture timbrée.

Recevez, Monsieur, l'assurance de notre parfaite considération très-distinguée.

Havre, 26 juin 1850.

LES ADMINISTRATEURS DE L'HOSPICE CIVIL DU HAVRE.

Je viens vous prier de m'expédier à la pharmacie de l'hôpital de Saint-André six bouteilles et six demi-bouteilles de *Rob Boyveau-Laffecteur*.

L'hôpital, ne recevant pas de maladies contagieuses, n'a pas employé de ce remède ; mais, cependant, ne pouvant refuser des malades atteints de maladies chroniques et dont les maux actuels dérivent de ces maladies, des médecins ont demandé du *Rob Boyveau-Laffecteur*.

Bordeaux, 20 janvier 1855.

JARDET, économat des hospices civils.

Si je fais venir du *Rob Boyveau-Laffecteur*, c'est moins par spéculation que par humanité. Établi depuis quinze ans dans un pays où j'ai élevé une assez nombreuse famille et où je remplis les fonctions de vice-consul de France, je cède, en faisant venir ce *Rob Boyveau-Laffecteur*, aux instances de plusieurs amis qui, ici et dans l'intérieur, ont, à son aide, soulagé bien des souffrances.

Maracaïbo, 24 février 1854.

P. CASAUX, vice-consul de France.

HOSPICE DE NÎMES. — L'administration de l'hospice de cette ville accepte avec reconnaissance l'offre que vous lui avez faite, au profit des pauvres de notre établissement, de dix bouteilles de *Rob Boyveau-Laffecteur*, et elle m'a chargé d'être son interprète auprès de vous pour vous prier d'agréer ses remerciments pour cet envoi que vous voulez bien faire gratuitement.

Agréez, etc.

Hospice de Nîmes.

LE PRÉSIDENT DE LA COMMISSION ADMINISTRATIVE DE L'HOSPICE.

Monsieur et très-honoré confrère, depuis mon enfance médicale, j'ai une foi illimitée dans le *Rob Boyveau-Laffecteur*, les autorités scientifiques, surtout dans la marine, m'en ayant fait un éloge dicté par les faits. Veuillez donc bien, Monsieur et cher confrère, adresser votre généreux envoi à M. Cordou, économe-receveur de l'Hôtel-Dieu d'Avranches. Je reviens, en deux mots, au médicament que j'aurais été mille fois à portée de mettre en usage si son prix eût été en rapport avec les bourses.

Comme officier municipal et comme médecin en chef de l'hôpital et d'autres établissements publics d'Avranches, je saisirai, moins dans votre intérêt que dans celui de mes malades, l'occasion de prescrire le *Rob Boyveau-Laffecteur*.

Avranches, 22 avril 1851.

ED. VOISIN, docteur-médecin, maire de la ville d'Avranches, membre du Conseil général du département.

M. Payoit, pharmacien en chef de l'hôpital civil de Mons, et M. Stals, pharmacien de l'hôpital Saint-Jean, à Bruxelles, ont reçu du *Rob Boyveau-Laffecteur* pour leurs hôpitaux.

Le conseil général d'administration des hospices et secours de la ville de Bruxelles vient d'adresser la lettre suivante à M. le docteur Giraudeau de Saint-Gervais, médecin de la Faculté de Paris, propriétaire du *Rob Boyveau-Laffecteur*.

« Monsieur, par votre lettre du 7 de ce mois, vous avez la bonté de nous faire l'offre gratuite de cent grandes bouteilles de *Rob Boyveau-Laffecteur*, comme témoignage de reconnaissance pour les marques de sympathies que vous avez reçues du corps médical en Belgique. Nous acceptons avec empressement cette offre généreuse, et nous avons donné des ordres pour la réception de ces cent bouteilles à la pharmacie de l'hôpital de Saint-Pierre.

« Nous vous prions, Monsieur, de recevoir au nom de nos administrés, avec nos remerciments sincères, l'expression de notre gratitude et de notre considération distinguée.

Bruxelles, 14 août 1849.

DE BONNE, DUMONCEAU, VANSCHOOR, TIÉVRY, DE BUISSERET, administrateurs des hospices de Bruxelles.

Guérison du docteur Bellanger

RACONTÉE PAR LUI-MÊME.

Première note.

J'adresse les lignes suivantes aux infortunés atteints de maladies nerveuses. J'ai partagé pendant quatre longues années leurs impatiences et leurs tortures. Les incrédules ne m'ont point épargné les sarcasmes et m'ont traité de malade imaginaire. La médecine a trompé toutes mes espérances. J'ai connu le découragement et le désespoir !... Enfin, le jour de la délivrance est arrivé ! J'ai trouvé un moyen de salut que je ne soupçonnais pas. J'apporte la bonne nouvelle à mes compagnons d'infortune : *Non ignarus mali, miseris succurrere disco*.

Les premières atteintes du trouble nerveux dont il va être question, remontent à quatre ans. Je fus alors, pour la première fois de ma vie, sérieusement malade et affecté d'un violent rhumatisme siégeant dans le genou droit et dans l'articulation tibio-tarsienne gauche.

Le rhumatisme proprement dit a disparu en quelques semaines, tandis que les actes nerveux qui en avaient paru être la manifestation symptomatique lui survécurent et continuèrent plusieurs années. Pendant le cours de l'affection rhumatismale, ces accès furent très-nombreux, le jour comme la nuit. Après la chute du rhumatisme et de la fièvre, ils se montrèrent plus rares et plus franchement intermittents, sans jamais se régulariser toutefois comme les fièvres d'accès. Ils arrivaient à des heures diverses. Leur invasion nocturne ou diurne était brusque ou annoncée par quelques symptômes prodromiques étranges. Un malaise subit, des vertiges, une tristesse sans cause, de singulières dépravations de l'odorat et du goût, me faisaient souvent prévoir qu'un accès allait me surprendre.

Un indéfinissable malaise caractérisait chaque accès. Je n'en donnerai qu'une faible idée en le comparant à celui qui précède les fièvres et les autres maladies aiguës. Je n'ai jamais rien éprouvé de semblable. C'était un accablement, un brisement douloureux des forces qui m'obligeait à prendre immédiatement le lit. Je n'étais plus alors qu'un cadavre vivant. Le temps coulait sans que j'en eusse la conscience. A la fin de l'accès, j'étais toujours étonné de l'heure que marquaient les pendules. J'étais dans un état intermédiaire entre la vie et la mort, qui ne comporte ni le besoin d'action ni l'ennui.

A l'accablement et au malaise se joignait invariablement un trouble spasmodique de la respiration, qui devenait irrégulière et accélérée, de telle sorte qu'une inspiration était involontairement suivie de deux expirations brusques et convulsives ; d'autres fois, c'était le contraire : une expiration nécessitait deux inspirations également rapides et saccadées. Je ne me sentais pas néanmoins menacé de suffocation ; l'anhélation n'était ni le signe ni l'effet d'un obstacle matériel à l'introduction de l'air ; le phénomène était purement nerveux. Ma respiration était en outre bruyante, sibilante. On s'imaginait autour de moi que j'étouffais : on me comparait à un poisson hors de l'eau.

Les accès avaient pour troisième et invariable caractère un sentiment très-pénible de constriction à la région épigastrique. Il semblait que j'avais un poids sur l'épigastre, que mes hypochondres étaient placés entre des étaux.

Toutes les fois qu'un accès m'était annoncé par quelque altération singulière du sens de l'odorat, j'étais sûr de voir ce symptôme devenir prédominant. [Une odeur infecte, *sui generis*, me poursuivait partout.

Tels étaient les caractères constitutifs et dominants de tous les accès. Je ne parle pas de quelques symptômes variables qui venaient accidentellement compliquer la scène. Des éblouissements subits, des vertiges, un refroidissement général ou partiel, le plus souvent borné aux mains, des frissons fugaces courant dans le dos, dans les membres, quelquefois des nausées et des vomissements, des soubresauts dans les muscles des membres ou du tronc, et jusqu'à ces resserrements convulsifs ou spasmodiques des organes abdominaux. Je sentais distinctement l'estomac ou une portion de l'estomac se contracter et se relâcher tout à coup.

J'étais dans le triste état que je viens de décrire depuis environ six semaines, lorsque j'eus le très-grand bonheur de trouver dans l'opium un puissant, un héroïque palliatif qui, sans jamais éteindre le mal dans son principe, l'annula presque complétement dans ses effets et me rendit en quelque sorte l'existence.

C'est ainsi que j'ai été involontairement conduit à grossir le nombre des *thériakis* et à devenir mangeur d'opium. L'opium m'est devenu plus nécessaire que le boire et le manger. Je ne faisais, il est vrai, que par nécessité, ce que font les *thériakis* par sensualité. Je n'en suis pas moins devenu esclave de l'humanité et contraint de toujours accroître les doses. Il m'a fallu arriver successivement à prendre par grammes à la fois une substance qui ne se compte et ne s'administre que par centigrammes ou par grains.

J'ai ainsi vécu pendant plus de trois ans, prenant chaque jour de l'opium, sous peine de voir infailliblement renaître le mal dont le principe était toujours en moi ; je ne pouvais nullement en douter.

J'ai fait de nombreuses tentatives pour trouver un moyen curatif qui pût atteindre le mal dans son principe et me soustraire à cet assujettissement d'une prophylaxie périodique dont les inconvénients et les périls devaient croître avec le temps. Je ne raconterai pas toutes les tentatives que j'ai faites. Il me suffira de dire qu'elles ont été toutes infructueuses.

Je ne savais donc plus quel parti prendre. Toutes mes espérances étaient donc déçues. Je ne pouvais plus compter sur rien. Il ne me restait qu'à attendre du temps ou du hasard un secours incertain et une guérison de plus en plus problématique. Dans ces tristes dispositions, j'entendis parler d'une maladie singulière qui, après avoir résisté à tous les moyens réguliers de la science, venait de céder comme par enchantement à l'administration de quelques bouteilles de *Rob Boyveau-Laffecteur*.

Une expérience demi-séculaire a constaté, il est vrai, dans certaines affections, l'incontestable efficacité de ce médicament; mais je ne concevais pas bien comment il pouvait être utile contre une affection nerveuse. Toutefois, ce que je ne concevais pas venait d'arriver. Je pris le parti de ne pas raisonner, mais d'essayer. Je n'avais pas beaucoup d'espoir. Je fis comme le chasseur malheureux qui lâche au hasard son dernier coup du côté où il entend dire que le gibier passa la veille. Je me suis donc mis à l'usage du *Rob Boyveau-Laffecteur*. A peine en eus-je pris quelques bouteilles que je me trouvai, à ma très-grande surprise et à ma très-grande satisfaction, dans un état que je ne connaissais plus depuis quatre ans.

Pour la première fois, je pus m'abstenir d'opium sans voir reparaître mes opiniâtres et maudits accès. Mais était-ce bien à l'action du *Rob Boyveau-Laffecteur* que je devais ce merveilleux résultat? Je n'avais aucune raison d'en douter. Je n'avais été soumis à aucune influence assez puissante pour rendre raison de la disparition soudaine d'un mal invétéré qui avait résisté à tant de moyens. Je cessai de prendre du *Rob Boyveau-Laffecteur*, les accès revinrent, mais au bout d'un mois. J'ai repris immédiatement le *Rob Boyveau-Laffecteur*; ils cessèrent de nouveau, non pas, il est vrai, aussi promptement que la première fois, mais après quinze jours de l'emploi de ce médicament. Depuis trois mois, je ne prends plus de *Rob Boyveau-Laffecteur*, et je ne vois plus d'accès reparaître. Je continue à prendre de l'opium, mais ce n'est plus qu'à doses décroissantes et déjà fractionnées, et comme un dernier tribut qu'il me faut payer à une longue habitude.

BELLANGER, docteur en médecine.

Seconde note.

L'espace qui m'était accordé] dans le feuilleton d'un journal ne comportait pas une histoire complète et détaillée ; toutefois, j'en ai dit assez pour avoir l'espérance d'être utile à mes compagnons d'infortune. Je souhaite que l'exemple que j'ai donné provoque des imitateurs. Je souhaite que les médecins nous disent toutes les fois qu'ils auront été malades : Voilà ce que j'ai souffert, voilà ce qui m'a été utile ou nuisible ; voilà ce qui m'a guéri. On dit que les murs du temple d'Esculape étaient couverts d'*ex-voto ;* mais ils y avaient été placés par les malades : ce n'étaient en général que des fables adressées au dieu fabuleux de la médecine.

Je voudrais que la médecine moderne eût aussi son temple ; mais je voudrais qu'il n'y eût point d'autres *ex-voto* sur les murs que ceux qu'y graveraient les médecins, en nous faisant connaître les maux qu'ils ont soufferts et les remèdes qu'ils ont employés.

Quand j'ai publié l'histoire abrégée du mal nerveux qui m'avait tant tourmenté, et dont je me voyais pour ainsi dire miraculeusement délivré, je n'ai point songé, dans l'excès de ma joie, à une objection qu'on pourrait m'adresser et à un doute qu'on pourrait légitimement concevoir ; j'étais guéri, je l'ai dit, cela était vrai ; mes souffrances avaient entièrement cessé ; mais ma guérison était encore bien récente et n'avait pas subi l'épreuve définitive du temps. On peut me demander aujourd'hui si un mal si longtemps rebelle, si profondément enraciné et si promptement enlevé n'a pas eu de récidive ? Je dois la vérité à ceux qui m'ont lu, comme je la dois à tout le monde, et je ne prends la plume en ce moment que pour la dire.

Voici ce qui s'est passé :

Pendant quatre mois, je n'ai pas ressenti la plus légère atteinte d'un mal dont la nature et les caractères m'étaient si bien connus. Après ce laps de temps, le monstre que j'avais cru anéanti a montré qu'il conservait encore un reste de vie et m'a menacé de renaître. L'indéfinissable sentiment de malaise qui accompagnait tous mes accès ; la dépravation du sens de l'odorat qui empoisonnait tous les objets ; cette espèce de folie de la respiration qui imprimait aux inspirations et aux expirations des mouvements saccadés, spasmodiques et irréguliers ; la réapparition de diverses tentations internes inaccoutumées : toute cette résurrection de mes anciennes souffrances est venue troubler momentanément ma joie et m'a causé une certaine inquiétude.

On comprend que j'ai dû m'empresser de recourir au moyen qui m'avait si bien réussi une première fois, c'est-à-dire me remettre à l'usage du *Rob Boyveau-Laffecteur.*

Toutefois, j'ai voulu, malgré mes souffrances et mes inquiétudes, faire quelques expériences préalables et essayer de nouveau l'action de quelques-uns des plus puissants agents de la médecine. L'opium me soulageait et faisait, comme autrefois, cesser mes accès, mais ils revenaient infailliblement le lendemain. il n'agissait donc toujours que comme palliatif. Tous les autres médicaments que j'ai essayés : les antispasmodiques, les excitants, le sulfate de quinine lui-même, qui m'avait été plusieurs fois favorable, n'ont pu changer en rien mon état. Après ces inutiles tentatives, je me suis remis à l'usage du *Rob Boyveau-Laffecteur ;* quatre bouteilles prises en quelques semaines ont mis fin à tout désordre. J'ai cessé de prendre le *Rob Boyveau-Laffecteur,* le mal est revenu après une intermission de huit jours ; je l'ai repris de nouveau, le mal a de nouveau disparu en quelques jours.

Après avoir ainsi constaté itérativement l'action puissante et rapide du médicament, j'ai mis fin à toutes mes expériences. Pour confirmer ma guérison, j'ai continué à prendre le *Rob Boyveau-Laffecteur* à doses successivement décroissantes ; depuis lors, il n'est plus question pour moi ni de mal ni de remède.

BELLANGER, docteur-médecin,

Maladie nerveuse. — Symptômes extraordinaires.

On peut dire à juste titre des maladies nerveuses, ce que l'on dit depuis si longtemps des figures humaines. Bien qu'elles aient toutes un même caractère, et un même type, il n'en est pas deux qui se ressemblent. Il n'est pas de formes qu'elles ne prennent, qu'elles n'aient prises, qu'elles ne puissent prendre. C'est donc faire preuve d'inconséquence et de légèreté, que de se montrer surpris de leurs excentriques et capricieuses évolutions. Il faut convenir néanmoins qu'il est quelquefois pardonnable aux malades de s'effrayer, et aux médecins de perdre un peu la tête, en présence de scènes confuses et tumultueuses, qui semblent accuser un si profond trouble et comme une dissolution des lois normales de la vie.

Il est vrai que tout ce désordre est souvent plus apparent que réel : c'est notre ignorance qui, le plus souvent, lui donne ses proportions et son étrangeté. Nous ne possédons aucune notion sous laquelle nous puissions représenter les fonctions du système nerveux. Nous ne connaissons ni les forces qui animent ce mystérieux instrument de la vie, ni les mouvements qui se produisent et se correspondent dans ces myriades de fibres et de molécules, si singulièrement entrelacées et entremêlées, qui ne sont pour nous que le symbole matériel de l'inconnu et de l'infini. Quant à ces autres inconnus plus incompréhensibles encore qui en sortent, et que l'on nomme sensibilité, force vitale, vie physique, vie morale, etc., que sont-ils dans la faible logique humaine, sinon des mystères ou des miracles permanents ?

On rencontre pourtant des médecins qui font sérieusement des systèmes sur les maladies nerveuses, qui nous donnent des explications dites physiologiques, qui instituent des traitements dits rationnels, philosophiques ! Mais peut-on faire autre chose que des faux pas, quand on cherche à soumettre aux règles carrées d'une théorie des maladies qui, dans leur invasion, dans leur marche, leurs symptômes et leur issue, semblent échapper aux lois ordinaires et réciproques qui proportionnent et enchaînent les causes aux effets ? Y a-t-il rien de plus chimérique que ce qu'on entend dire et ce qu'on voit faire chaque jour à cet égard ? On nous vante sous les titres de Nervins, d'Antispasmodiques, de Calmants, des médicaments qui jouissent du privilége de posséder les vertus les plus contraires, qui sont en même temps des excitants et des sédatifs. Les médecins se transmettent d'âge en âge cette monnaie courante et conventionnelle que les malades n'acceptent que parce qu'ils ne peuvent pas en vérifier le titre ; mais c'est la nature qui, par des crises imprévues et spontanées, vient le plus souvent solder les comptes. Néanmoins, les médecins ne se lassent pas de refaire sans cesse ici la fable de la mouche et du coche. L'un passe pour être savant en pathologie nerveuse, l'autre croit l'être ; celui-ci possède des principes profondément analytiques ; celui-là assigne avec autorité des rangs et des vertus à des agents, à des formules antispasmodiques.

Telle est l'origine de ces théories officielles qui règnent exclusivement dans la science, et qui ne rallient bien souvent les médecins que parce qu'elles leur placent un commun bandeau sur les yeux. Le temps vient ajouter son prestige à ces imaginations et en fait des préjugés. Il n'y a plus alors à les contester ni à sortir du cercle dans lequel on se trouve emprisonné. Que s'il arrive qu'un esprit indépendant s'avise de soumettre ces merveilles au contrôle de l'expérience, il sera le plus souvent étonné de ne pas leur trouver une raison d'être. Il ne le sera pas moins peut-être de reconnaître combien il est difficile de détrôner d'anciennes chimères, et de faire prévaloir dans l'esprit des hommes des vérités longtemps méconnues sur des erreurs accréditées par la coutume.

Je ne prétends pas assurément, par les réflexions qui précèdent, me déclarer à l'abri des préjugés que je signale. Je venais même dans un instant confesser le contraire. Je puis toutefois plaider en ma faveur le bénéfice des circonstances atténuantes, attendu que j'ai fait preuve de bonne volonté pour me rendre à l'évidence.

J'ai été une seule fois malade et atteint d'une maladie nerveuse. Pendant trois mortelles années, j'ai vécu d'une vie de martyr. Je combattais continuellement mon mal par les moyens que la science indique : je n'en éprouvai jamais aucun soulagement. Je ne songeai pas un instant au remède qui m'a guéri ; il n'est pas au nombre des antispasmodiques officiels. Je connaissais, comme tout le monde, le puissant remède connu sous le nom de *Rob Boyveau-Laffecteur*. Je savais, comme tous les médecins instruits et sincères, qu'il est dans certaines affections constitutionnelles un antidote, un spécifique incomparable ; mais ce que je ne savais pas, c'est qu'il est en même temps, dans certains cas au moins, un merveilleux antispasmodique. Je dus au hasard d'une rencontre d'en faire l'essai sur moi. Je ne le pris que pour répondre à un intérêt qu'on me témoignait. Le soulagement que j'éprouvais fut pour ainsi dire immédiat. Je continuai de le prendre avec ardeur. J'accrus progressivement les doses. Le mal cédait au remède, comme l'ombre suit le soleil. Eh bien ! tel est l'empire des idées préconçues, que j'hésitais à croire ce que je voyais si clairement. Je faisais de vains et stériles efforts pour trouver ailleurs que dans le remède lui-même la cause d'un résultat auquel je ne m'étais pas attendu, que tous mes préjugés scientifiques m'empêchaient de concevoir. J'ai dû quelquefois scandaliser le possesseur privilégié du *Rob Boyveau-Laffecteur*, qui me voyait impatiemment mettre en question l'influence de son héroïque médicament, incliner à faire honneur de ma guérison à la nature, invoquer intempestivement le hasard, l'inconnu. Il me disait avec raison que les véritables antispasmodiques étaient ceux qui guérissaient les maux des nerfs, et non pas ceux que les livres honoraient d'une telle vertu. Il me citait plusieurs cas semblables au mien. Il m'apprenait que si le *Rob Boyveau-Laffecteur* ne jouit pas, comme antispasmodique, de la vertu qu'on lui accorde depuis si longtemps à d'autres titres, cela venait uniquement de ce qu'on ne s'était pas avisé de le prescrire assez souvent dans les maladies nerveuses. Mes hésitations et mes doutes ne pouvaient tenir contre des faits positifs et nombreux ; mais je n'avais pas été témoin de ces faits. Or, je n'ai guère en médecine que la foi de saint Thomas : sans nier absolument tout ce qu'on me raconte, je ne crois fortement que ce que j'ai vu.

Venez avec moi voir une de mes malades, me dit enfin le docteur Giraudeau : je vous rendrai témoin d'un fait saillant. Vous retrouverez là la reproduction de votre propre histoire ; vous verrez et vous croirez.

J'acceptai avec empressement l'invitation qui m'était adressée, et me rendis le jour convenu chez madame Q..., femme d'un négociant honorable. Voici en peu de mots l'histoire de cette malade, que j'ai vue et entendue.

Madame Q... est âgée de 48 ans. Elle a joui toute sa vie d'une parfaite santé. Aucune maladie de nerf ne tourmenta jamais ni son enfance ni sa jeunesse. Les fonctions périodiques propres aux femmes se sont établies et ont cessé chez elle aux époques de la vie que la nature leur assigne, sans trouble notable, sans accidents d'aucune sorte. Six couches également heureuses, qui semblent n'avoir rien ajouté dans la constitution physique de madame Q... aux empreintes ordinaires du temps, accusent un organisme vigoureux et sain. Si l'on excepte une assez singulière délicatesse des conjonctives qui fait presque infailliblement naître des ophthalmies légères, sous l'influence des excitations les plus diverses, on peut dire que cette dame a vécu sans connaître les maladies, et sans avoir besoin d'invoquer le secours des médecins.

Une de ces irritations oculaires auxquelles madame Q... était accoutumée, se développa chez elle il y a longtemps, et parut avoir été, comme toutes les précédentes, provoquée par quelques fatigues insolites du corps et de l'esprit. Mais cette fois la scène prit un caractère tout à fait nouveau. Une impressionnabilité inaccoutumée servit de prélude à des douleurs incessantes et poignantes, qui envahirent les régions oculaires et retentirent bientôt dans toute la tête, sous forme d'élancements et de pulsations insupportables. Les sens s'exaltèrent à un point tel, que les plus faibles influences étaient redoutées et impatiemment tolérées. Les yeux étaient rouges, gonflés, irritables comme ils l'avaient été tant de fois. Tous les accidents firent chaque jour des progrès nouveaux, et acquirent bientôt une intensité qui, dépassant toutes mesures, arrachait à la malade des cris involontaires, et causait autour d'elle d'inexprimables alarmes. L'ophthalmie marchait avec une acuité croissante. On ne trouvait néanmoins aucun parallélisme, aucune proportion naturelle entre l'affection locale et l'état nerveux général. Le désaccord devint chaque jour plus manifeste. Il ne fut bientôt plus permis de le méconnaître, quand on vit l'état nerveux s'isoler en quelque sorte, prendre une marche, un caractère, un type indépendant, montrer des exacerbations et des rémissions qu'on ne pouvait rattacher par aucun lien au mal local, et se produire enfin sous une de ces formes morbides effrayantes, qui accusent une lésion profonde du système nerveux tout entier. La malade tombait dans des états névropathiques, caractérisés par un érétisme, un agacement outré, qui la rendaient incapable de supporter les conditions ordinaires de la vie. Une faible excitation, un bruit léger, un simple mouvement de l'air provoquaient une explosion de plaintes et de cris, qui montraient que, pour l'infortunée patiente, il n'y avait plus de différence entre sentir et souffrir. Il fallait imaginer mille précautions, mille artifices, pour amortir toutes les impressions. Il eût fallu pouvoir placer madame Q... dans un milieu plus doux que celui où nous vivons, pour la soustraire entièrement aux supplices continuels qui naissaient pour elle de l'exercice naturel des sens. Il ne fut bientôt plus au pouvoir de personne de prévenir des crises, dont le retour spontané devint périodique et régulier. L'explosion avait lieu le matin. L'accès durait toute la journée, et vers le commencement de la nuit l'orage se calmait. Il y avait alors comme une détente, ou plutôt un affaissement, qui semblait annoncer l'épuisement de la sensibilité. La malade retrouvait un peu de repos pendant la nuit, puis le lendemain recommençait l'affreuse scène de la veille. Pendant deux mois entiers, il n'y eut pas une seule interruption dans ces périodiques tortures.

Les médecins auxquels la malade se confia ne purent ni la guérir ni même la soulager. Ils appartenaient à des écoles diverses. L'un d'eux était homœopathe. La médecine officielle échoua, comme la médecine dissidente. Il n'y eut de commun entre les ministres de l'un et de l'autre, qu'une égale impuissance.

Ce fut dans ces désolantes conjonctures qu'un ami, amené par le hasard, proposa d'essayer le *Rob Boyveau-Laffecteur*. La malade et son mari avaient également perdu tout espoir et toute patience. Ils furent faciles à persuader, et saisirent, comme une dernière planche de salut, le moyen nouveau qu'on leur offrait.

Le docteur Giraudeau fut appelé. Il commença immédiatement le traitement par un purgatif qui était fortement indiqué : puis il prescrivit d'abord le *Rob Boyveau-Laffecteur* à la faible dose d'une demi-cuillerée : tout était à redouter chez une telle malade. Il était prudent d'interroger la sensibilité de l'estomac et de se mettre en garde contre une révolte possible de cet organe. Le *Rob Boyveau-Laffecteur*, d'ailleurs si doux, fut parfaitement supporté ; la dose, en quelques jours, put facilement être portée à une, deux et même trois cuillerées à la fois, et plusieurs fois réitérées dans le cours de la journée. La surprise et la joie de la malade, de son mari, de tous ceux qui les entouraient, furent extrêmes quand, après une semaine de traitement, on vit tous les accidents se mitiger, le calme succéder aux orages et la sensibilité reprendre un type et une mesure qui faisaient concevoir les plus légitimes espérances d'un prompt et complet succès. Le *Rob Boyveau-Laffecteur* fut continué avec une ardeur et une régularité qu'il est facile de concevoir. Il était très-probable qu'il pourrait suffire à tous. Toutefois, le docteur Giraudeau, qui ne voulait négliger aucune chance favorable à sa malade, résolut d'associer au *Rob Boyveau-Laffecteur* le sulfate de quinine.

Ce dernier médicament paraissait en effet bien indiqué par le caractère périodique des crises ; mais cette tentative n'eut pas de suites. L'estomac se révolta contre le sulfate, et ne put même pas en supporter un grain ; il fallut donc se borner au *Rob Boyveau-Laffecteur*. On n'eut point à regretter d'être forcé d'en agir ainsi. Exclusivement soumise à l'action d'un seul médicament qui se montrait pour elle si bienfaisant, si héroïquement antispasmodique, la malade ne cessa de faire chaque jour un pas vers sa délivrance. Après deux mois de traitement, l'affreuse maladie n'était plus que l'ombre d'elle-même ; quinze jours plus tard elle n'était plus qu'un souvenir : la cure était accomplie.

C'est bien ma propre histoire, plus nettement tranchée, plus fortement démonstrative, que je retrouve dans l'histoire de madame Q... J'ai souffert comme elle, moins vivement, mais beaucoup plus longtemps qu'elle. J'ai, comme elle, inutilement invoqué les secours de la médecine officielle. Parmi tous les antispasmodiques si emphatiquement vantés, il ne m'a pas été possible d'en trouver un seul qui pût calmer et guérir mes nerfs. Comme madame Q..., je n'ai eu recours au *Rob Boyveau-Laffecteur* que tardivement et par hasard, prenant plutôt conseil de mon désespoir que de ma conviction. J'ai été soulagé et guéri comme elle. Le *Rob Boyveau-Laffecteur* a été pour elle et pour moi un véritable, un énergique, un héroïque antispasmodique. Mais y a-t-il donc lieu de se montrer si étonné d'un pareil résultat ? Avons-nous une idée nette, une vague intelligence, un soupçon même, de ce que l'on nomme propriété ou vertu antispasmodique ? Savons-nous quelles sont la nature, la composition, quel est le mode d'action des éléments qui donnent à certaines substances végétales le pouvoir d'agir favorablement sur les nerfs ?

Nous honorons un certain nombre de médicaments du titre de calmants, de nervins, d'antispasmodiques ; mais les qualités qui les rendent tels sont pour nous bien occultes ; les chimistes ne nous les ont pas montrées.

Elles sont invisibles aux yeux du corps comme aux yeux de l'esprit. Sont-elles simples, sont-elles complexes? Nous l'ignorons. On dit que plus de vingt plantes différentes concourent à la composition du *Rob Boyveau-Laffecteur* et mettent ainsi en commun toutes leurs propriétés, toutes leurs vertus, toutes leurs énergies diverses. Qui peut concevoir, prévoir et dire quels peuvent être les effets d'une telle polygamie? Nous savons tous qu'il en sort un antidote spécial, un spécifique incomparable qui n'a jamais été ni surpassé ni même égalé. Mais pourquoi n'en naîtrait-il pas un autre? Pourquoi ne se trouverait-il pas parmi les produits inconnus d'une si nombreuse promiscuité un principe sédatif, un antispasmodique?

BELLANGER, docteur en médecine.

Observations du docteur Besuchet.

VOMISSEMENTS. — Un ecclésiastique d'une grande érudition, et qui avait surtout lu beaucoup de livres de médecine, après avoir suivi pendant quelque temps mes conseils pour se débarrasser de fréquents accès de vomissements qui le tourmentaient depuis dix ans, me dit, un jour que je m'étonnais avec lui de l'insuccès qu'il avait jusque-là éprouvé pour la cure complète de sa maladie, qu'il croyait que cela provenait d'un vice interne; qu'il savait confusément que dans sa jeunesse, il avait été atteint d'une affection dartreuse qui probablement avait été mal traitée. Il me dit qu'il avait eu plusieurs fois l'idée de faire usage du *Rob Boyveau-Laffecteur*, dont on lui avait vanté les propriétés dépuratives; mais que la crainte de nuire à l'effet des divers traitements qu'il avait suivis, l'en avait empêché. Je lui dis qu'il pouvait faire un essai sans crainte, et que le trouvant bien disposé sous le rapport des voies digestives, je serais fort aise d'observer moi-même l'effet du remède en question. Après dix ou douze bouteilles de *Rob Boyveau-Laffecteur*, ce digne malade se trouva parfaitement guéri de ses vomissements, et put dès lors se livrer à la continuation de ce que je lui avais prescrit, pour achever de fortifier son estomac.

GASTRALGIE. — Madame L..., atteinte depuis longtemps d'une affection nerveuse fixée principalement sur les voies digestives, ayant pris séjour à Paris pour être plus à même de recevoir mon conseil, et se voyant complétement guérie, eut le malheur, en rentrant au foyer domestique, d'y contracter une maladie qui porta le désespoir dans son âme, et par suite le plus grand trouble dans des organes si récemment guéris. Elle se voyait menacée de retomber dans son premier état, et peut-être de devenir pire encore. Ne voulant confier qu'à moi son nouveau malheur, elle m'écrivit aussitôt, et je me trouvai assez embarrassé, car je n'osais, connaissant la grande susceptibilité de son estomac, lui conseiller l'usage d'aucune préparation mercurielle. Je pensai au *Rob Boyveau-Laffecteur* dont elle prit quelques bouteilles. Cette dame fut promptement guérie; sans perdre, ce qui était un grand bonheur pour elle, le bénéfice du traitement spécial qu'elle venait de suivre sous ma direction.

GASTRITE. — M. le marquis D... avait vu peu à peu ses organes digestifs s'affaiblir, au point que les aliments les plus légers passaient avec la plus grande difficulté. Soupçonnant, par les détails qu'il me donna, une ancienne affection herpétique répercutée, je lui fis faire quelques applications de mon sparadrap, dit magnétique. Chaque fois elles produisirent l'apparition de nombreuses pustules sur les parties où elles avaient été faites. Complétement éclairé par ce phénomène, j'engageai M. D... à se mettre à l'usage du *Rob Boyveau-Laffecteur* auquel je fis ajouter une certaine proportion d'iodure de potassium; puis il reprit mon traitement et fut complétement guéri,

15 janvier 1846.

BESUCHET DE SAUNOIS, médecin de la Faculté de Paris, chevalier de la Légion d'honneur, actuellement Inspecteur-général des prisons de France.

Observations diverses.

Ayant eu occasion, dit M. Clavel, d'employer un grand nombre de fois dans ma pratique médicale le *Rob-Boyveau-Laffecteur* dépuratif du sang du docteur Giraudeau, j'en ai constaté les effets les plus satisfaisants. Rarement un remède inerte et sans efficacité résiste-t-il à la double épreuve du temps et de la jalousie; or, comme en dehors de toutes les oppositions, le *Rob Boyveau-Laffecteur* est l'un des remèdes populaires les plus anciens et jouissant d'une réputation soutenue, je crus devoir en faire l'essai. Je prescrivis donc à des personnes affectées de dartres, de teignes, de scrofules, de cancers, d'ulcères, de gales dégénérées, de scorbut, de goutte, de douleurs rhumatismales, de marasme, de rhumes, de gastrites, de maladies de foie, d'asthmes et de toux opiniâtres. Les résultats que j'en obtins me conduisirent à me méfier du jugement que des hommes de science jettent souvent avec trop de légèreté contre les remèdes accrédités. Dans une foule de cas les succès du *Rob Boyveau-Laffecteur*, modifié suivant les circonstances par mes conseils, furent si surprenants que je les aurais à peine crus s'ils avaient eu lieu hors de ma vue et de ma surveillance. Plusieurs de ces cas méritent surtout d'être connus, et neuf observations recueillies à ce sujet ont été publiées dans le journal la *Vérité* du 16 juillet 1855, et dans l'*Ami de la Religion*.

Abbé CLAVEL, chanoine, médecin reçu à la Faculté de Paris, auteur du *Traité expérimental de Botanique*, etc.

Veuillez nous envoyer par la diligence six bouteilles du Rob de Laffecteur, nous rembourserons en recevant.

Saint-Brieuc. — Bureau de charité.   SOEUR SUPÉRIEURE.
18 juin 1853.

Je vous prie de vouloir bien m'envoyer le plus tôt possible la quantité de six bouteilles de Rob B. Laffecteur.

Veuillez, s'il-vous-plaît, y joindre la manière d'en faire usage.

Hospice de Boulogne-sur-Mer,   Sœur LOUISE.
21 mars 1854.

Le Rob que vous avez eu la bonté de m'expédier, a déjà produit de très-heureux résultats sur la jeune malade dont je vous ai déjà parlé et pour

F. 20

laquelle vous avez bien voulu prescrire un traitement. Deux autres malades sont soumis au régime du Rob, et s'en trouvent bien. Je viens vous prier de me faire expédier le plus tôt possible, une caisse de huit bouteilles, contre remboursement par la diligence.

Fumel, 2 mai 1855.   RIEUBLANC, curé à Fumel (Lot-et-Garoune).

Gastrites. Mes nombreuses occupations du Carême, et des fêtes de Pâques m'ont empêché de vous accuser de suite réception de votre envoi, et de vous témoigner, selon mon désir, mes remerciments bien sincères ; aussi j'ai grande hâte de vous faire agréer mes excuses.

Il n'y a guère que trois semaines que la jeune malade a commencé à suivre le traitement que vous eûtes l'obligeance de prescrire. Confiée aux soins d'une personne intelligente, elle a grande espérance de guérison. Moi-même aidé des renseignements marqués sur votre livre, j'ai pu donner quelques conseils touchant le régime à suivre sur la nature des aliments et l'emploi du Rob qui au commencement semblait la fatiguer beaucoup. On m'assure qu'en ce moment il y a un mieux prononcé. Je ne puis que vous communiquer ce résultat, sans entrer dans le détail, ma position ne me permettant pas de faire des questions inutiles, dès lors que le mieux est assuré.

Croyez, monsieur le docteur, à toute ma reconnaissance, etc.

Montbard, 3 mai 1855.   MIOT, vicaire à Montbard (Côte-d'Or).

Dartres rebelles. M'étant trouvé dans l'occasion d'appliquer votre remède à une de mes paroissiennes qui était dans le plus triste état par suite de rubans de dartres qui résistaient à tout traitement, j'ai obtenu une complète guérison seulement avec deux bouteilles de Rob, des bains de son et tisane de pensée, comme vous les prescrivez dans vos petits livres je devins dès lors propagateur de ce remède, dont j'avais reçu le prospectus comme tant d'autres, c'est-à-dire sans y faire nulle attention. J'ai donc, au moyen de vos livres et de votre Rob, rendu service à beaucoup de personnes.

BOFFAIS, curé de Foissy, canton d'Arnay-le-Duc (Côte-d'Or).

Eczema. J'ai employé le Rob que vous m'avez adressé au mois d'octobre dernier contre une maladie chronique de la peau de nature dartreuse qui avait résisté aux remèdes ordinairement les plus efficaces en pareille affection. Le succès a été très-prompt et complet.

Agréez, etc.

Bitche, le 9 février 1856.   Docteur WILLIGENS, médecin cantonal.

Névralgie de la tête. J'allais vous écrire pour vous demander six grandes bouteilles de votre Rob, *pour M. le gros-major de la légion étrangère,* lorsque m'est arrivée votre lettre. Le major commandant notre régiment, me charge de vous dire que grâce aux six bouteilles de Rob que je lui ai conseillées, et que vous m'avez envoyées pour lui en novembre, il a passé un hiver charmant, comme il n'en avait pas passé un ainsi depuis six ans, à cause de ses névralgies faciales. Il me charge de vous dire de publier ma lettre, désirant donner à sa guérison une grande publicité. Je lui conseille encore d'en prendre six grandes bouteilles que je vous demande au commencement de cette lettre.

Bastia, 20 mai 1855.   MATURIÈ, D. M. P.

Hydropisie. Quelques bouteilles de votre Rob ont fait passer une hydropisie à un homme qui depuis quatre semaines était étendu dans un fauteuil sans pouvoir bouger ; aujourd'hui il se promène par la chambre.

Vevey (Suisse), 26 avril 1855.   G^{me} **KEPPEL**, pharmacien.

Accidents secondaires. Au mois de septembre dernier, je vous fis une demande de six grandes bouteilles de votre Rob que j'employai immédiatement chez un jeune homme affecté depuis trois ans d'une maladie avec symptômes secondaires et tertiaires, qui avait résisté aux divers traitements d'iodure de potassium, etc., que d'autres médecins lui avaient conseillé.

M'ayant consulté, en dernier lieu, je le mis immédiatement à l'usage de votre Rob et à la fin des six bouteilles, il était radicalement guéri.

Émerveillé de ses bons effets, je vous prie de m'envoyer six autres grandes bouteilles, etc.

Ajaccio (Corse), 12 mars 1855.   B. **BENIELLI**, docteur-médecin.

Vous rappelez-vous les heureux résultats que nous avons obtenus à l'aide de l'usage de votre Rob, contre une syphilis devenue constitutionnelle chez M. X... ainsi que chez la femme que vous avez jugée être dans ce même cas. Aujourd'hui j'ai dans ma clientèle une femme qui se trouve dans ce même état et je voudrais essayer si votre Rob aura le même succès contre une affection que je crois occasionnée par un principe devenu constitutionnel et contre laquelle tout a échoué jusqu'à présent.

Verberie, 4 mai 1855.   **DELAMARRE**, docteur-médecin.

Veuillez, je vous prie, m'envoyer par la voie du chemin de fer, quatre bouteilles de Rob de Laffecteur ; les résultats heureux obtenus par cette précieuse préparation m'encouragent à en prescrire l'usage à mes malades.

Triancourt (Meuse), 29 mars 1855.   Docteur **NOLETTE.**

Mes 51 ans de services militaires, et mes 81 ans d'âge me pèsent, et me dispensent de soigner des malades ; mais dans certains cas graves, dans certaines maladies qui ont épuisé le savoir et la patience des médecins, je me remémorie les succès obtenus par mon excellent père, mort directeur de la Faculté de médecine de Strasbourg en 1814. Je me souviens aussi des nombreux malades qu'à son exemple, j'ai traités et guéris avec le *Rob de Laffecteur.*

J'écris par ce courrier à M. X..,, colonel d'état-major, en faveur de sa belle-sœur, pour avoir votre avis sur sa cruelle maladie que je n'ai point vue, mais qui s'est développée, m'a-t-on dit, sur le côté du nez, et a envahi les parties osseuses de cette région. J'ai une telle confiance dans le Rob, d'après la longue et intelligente expérience de mon père, et la mienne, que j'ai supplié M. X... de vous présenter sa belle-sœur qui jusqu'ici a essayé vainement de toutes les médications. La confiance que j'ai dans le Rob, pour ces maladies de *nature dartreuse*, et qui résistent à tous les autres traitements, me décide à renouveler mon invitation.

Dans cette confiance, agréez, Monsieur et honorable confrère, etc.

Lons-le-Saunier (Jura), 29 septembre 1855.   **VILLARS**, docteur-médecin, officier de la Légion d'honneur, ancien médecin en chef des hôpitaux militaires, etc.

Je dois vous dire que jamais je n'ai trouvé votre Rob infidèle et que presque toujours je lui ai dû des guérisons difficiles sinon impossibles par d'autres voies. Permettez-moi de vous citer quelques cas pris au hazard.

Cachexie scrofuleuse. M. D..., à Toulouse, ayant tous les caractères du vice scrofuleux qui, par parenthèse le firent exempter de la conscription, fut atteint, le 20 décembre 1853, d'un engorgement général des glandes axillaires et inguinales que l'on attribua à des excès commis quelques jours auparavant. Bientôt la région du cou devint le siège d'un gonflement inflammatoire qui fut combattu par les applications de sangsues, par des cataplasmes et des bains joints à un régime sévère, à la diète lactée. Malgré cette médication et le mal ne diminuant pas, on s'adressa, par mon conseil, à votre Rob et ce ne fut que par son influence que les duretés de glandes du cou, de l'aisselle et de l'aine se fondirent ; et une entière résolution s'est opérée à l'aide de votre seul remède, dont le malade a largement usé pendant plus de six mois ; aujourd'hui encore, quoiqu'il ne reste plus de trace de l'affection primitive notre malade a recours de temps à autre à ce moyen efficace dont il a tant à louer.

Glandes au sein. Madame X..., âgée de 40 ans, à laquelle je donnais mes soins avec un estimable confrère qui ne partageait pas mes sentiments au sujet de votre remède, nous offrit dans le cours d'une maladie aiguë étrangère à notre sujet, quelques symptômes de vice scrofuleux qui s'annoncèrent par l'engorgement des glandes du cou et des mamelles ; l'on attribua ce désordre à un froid très-vif que madame X... avait ressenti quelques jours avant, et en conséquence, il fut ordonné des applications et des bains chauds qui calmèrent les douleurs sans diminuer l'engorgement. Ce ne fut qu'après plusieurs tentatives résolutives sans succès que l'on se rendit à mes raisons et que l'on commença l'usage de votre Rob. Sous son influence, les duretés se fondirent insensiblement et leur entière disparition a eu lieu dans l'espace d'un mois, à l'exclusion de toute autre médication, car je ne voulais pas faire partager à d'autres substances l'honneur d'une guérison que je regardais certaine par votre Rob seul. La malade en a consommé cinq bouteilles durant son traitement qui s'est prolongé quatre mois, quoiqu'on puisse dire que la guérison était déjà obtenue dès le premier.

Engorgement inguinal. M. N... avait dans l'aine gauche un engorgement énorme, et que son médecin s'obstinait à considérer comme syphilitique, malgré les assurances contraires du malade et les habitudes bien connues d'une vie régulière. Des applications de sangsues d'abord, des cataplasmes émollients, les emplâtres fondants, rien ne fit, et notre malade se croyait assujetti à garder éternellement une dureté et une grosseur considérable qui lui étaient devenues tout à fait incommodes.

Nous lui conseillâmes de cesser toute médication, et le seul usage de votre Rob a, dans l'espace de 45 jours, opéré la fonte et la disparition de cette énorme tumeur, à la grande satisfaction du malade et de sa famille ; néanmoins il n'a été consommé que deux bouteilles de Rob, mais pour être juste il faut dire que le malade a puissamment contribué à sa guérison par l'exacte observation du régime et du repos auxquels nous l'avions assujetti.

Marasme. M. X... que diverses maladies mal guéries avaient laissé dans un état de marasme et de langueur extrêmes, ne pouvait plus travailler et quoique jeune encore, avait renoncé à tout espoir de guérison. Il nous fut adressé le 15 mars 1854, et le plus difficile n'était pas de lui prescrire des remèdes mais plutôt de lui inspirer de la confiance en ces remèdes. Je fis donc à mes frais l'épreuve de votre Rob, que j'engageai mon [malade à continuer au moins quinze jours, et après ce laps de temps les douleurs ostéocopes, s'étaient déjà apaisées, le sommeil avait reparu et notre malade espéra un rétablissement qu'il n'avait pas soupçonné; quelques moyens secondaires, continués avec votre Rob dont le malade a usé pendant six mois ont amené une amélioration telle dans son état que l'on peut se vanter à bon droit de la guérison si, ce dont je ne puis douter, il suit encore quelque temps nos conseils à cet égard.

Voilà, Monsieur, quelques observations que parmi tant d'autres je me hâte de vous transmettre; elles vous donneront une idée de ma méthode, et du fréquent usage de votre Rob dans ma pratique. J'ai d'autant plus de foi en lui, que je l'ai vu plus souvent produire d'excellents effets, où d'autres moyens bien vantés, et employés même avec discernement avaient partout échoué. Aussi est-il peu de maladies chroniques, surtout de celles où l'on peut soupçonner quelque altération d'humeurs, où je n'en tente l'usage presque toujours heureusement.

Toulouse, 12 décembre 1855.   Docteur JALABERT, 26, rue de la
                                    Chaîne, à Toulouse.

On lit dans le *Traité pratique des Maladies des voies urinaires*, édition de 1855, page 461, par le docteur Em. Jozan de Saint-André.

« Fréquemment des malades désirant employer le *Rob Boyveau-Laffecteur* me demandent mon avis sur l'efficacité de ce remède célèbre, beaucoup trop exalté par les uns comme une panacée universelle, et dédaigné par d'autres comme un agent inutile. L'examen de la composition de ce médicament, et les résultats qu'en obtiennent tous les jours les praticiens permettent d'apprécier sa valeur thérapeutique et les indications de son emploi.

« Les circonstances qui réclament surtout son emploi sont les suivantes : 1° A la suite du traitement par les agents minéraux, quelques malades sont affaiblis, leurs facultés digestives altérées, le corps amaigri ; dans ce cas l'administration du Rob rétablit promptement les organes, en favorisant l'assimilation des aliments, et active le retour à la santé.

« 2° Dans les cas invétérés qui malheureusement se présentent si souvent à l'observation du praticien, où les manifestations de syphilis constitutionnelles non-seulement sont rebelles à l'action du mercure, de l'iodure de potassium, de l'arsenic, mais encore semble pulluler sous leur influence, loin de doubler, de tripler, de quadrupler les doses de ces médicaments, comme le font quelques praticiens des plus célèbres, je cesse complétement l'administration des agents minéraux, et je me contente à l'extérieur de douches de vapeur et de bains de Baréges, et à l'intérieur du *Rob Boyveau.Laffecteur*. En quinze jours, trois semaines, un mois au plus, la scène est complétement transformée, et, en même temps que les accidents disparaissent, le malade renaît à la santé.

« 3° Les enfants qui ont hérité de leurs parents d'accidents syphilitiques tertiaires, présentent fréquemment les attributs extérieurs du tempérament lymphatique, et doivent être pendant plusieurs années soumis à l'action dépurative et inoffensible du Rob. Deux ou trois mois suffisent à chaque printemps.

« Le mode d'administration est fort important à connaître parce qu'il rend compte de l'appréciation fausse de certaines personnes. Si le malade attend quelques changements dans les accidents qu'il peut présenter après l'emploi d'une bouteille de Rob, il sera déçu, parce que ce n'est qu'après la prise de cinq à six litres qu'on aperçoit de l'amélioration. La dose est de quatre à six cuillerées à soupe par jour, en deux ou trois fois dans un verre d'eau, ou de tisane de feuille de chicorée, ou de saponaire. »

Dʳ JOZAN DE SAINT-ANDRÉ.

« Mon cher confrère,

« Je n'ai pas dit de votre précieux médicament tout le bien que les exemples que j'ai de son action sous les yeux, m'auraient engagé à rapporter, parce que j'étais limité par l'espace ; mais vraiment dans une foule d'indications, je suis heureux de le trouver. »

Paris, ce 29 septembre 1855.   E. JOZAN DE SAINT-ANDRÉ, docteur
en médecine de la Faculté de
Paris, professeur de pathologie
spéciale.

Noms des principaux médecins

Qui ont transmis des Observations de guérisons par le ROB

BOYVEAU-LAFFECTEUR.

Dʳ Allié ; — Andreae, ph.; — Arselin, chir.-maj. au 2ᵉ hussards ; — Astié, aide-maj. au 13ᵉ de ligne ; — Aumoine, ph.; — Dʳ Aussandon.

Dʳ Bellanger ; — Dʳ Bolut; — Dʳ Bedor ; — Bachou, ph.; — Dʳ Bacon ; — Dʳ Ballet ; — Bas, méd.; — Dʳ Bassereau ; — Dʳ Baud ; — Dʳ Basignau ; — Dʳ Bedor ; — Bélugou, ph.; — Dʳ Blanc ; — Barse, chim.; — Dʳ Blanchard ; — Blondeau, aide-maj. au 15ᵉ léger ; — Dʳ Boson ; — Boffais, curé ; — Boisseau; ph.; — Dʳ Bonnafoux ; — Dʳ Bonneuil ; — Dʳ Bouchet ; — Boudant ; — Bouet, curé ; — Dʳ Boulongne ; — Bourdère ; — Bougemont, chir.; — Dʳ Boynet; — Dʳ Brancas ; — Brechot, ph.-drog.; — Bourdin, méd.; — Bru, ph.; — Dʳ Bunchet ; — Burette aîné, doct. méd.; — Bouteillier ; — Bourdenet ; — Dʳ Buet-Duvillard (compte-rend.).

Dʳ Cabanes ; — Dʳ Cabarel ; — Capuron, ph.; — Dʳ Cavalier ; — Dʳ Champenois ; — Dʳ Chanson ; — Dʳ Chardin ; — Charmet, pharmacien ; — Dʳ Chasteau ; — Dʳ Chaudron ; — Chausson, aide-maj. au 18ᵉ léger ; — Dʳ Chauvin, ph.; — Dʳ Cheneau ; — Coët, ph.; — Cohu, ph.; — Dʳ Collot ; — Dʳ Comeau ; — Constantin, ph.; — Dʳ Coste ; — Dʳ Cotin ; — Dʳ Coudougnes ; — Coutant, ph.; — Cuenin, curé ; — Dʳ Cunier ; — Dʳ Champenois ; — Dʳ Collomb ; — Casaux, consul.

Curés. — Chrétien ; — Clavel ; chanoine ; — Aubonez ; — Hénaut ; — Laplanche ; — Bouet.

Danet, ph.; — Dʳ Dassonneville ; — Dautcourt, chir.-maj. au 57ᵉ de ligne ; — Dʳ David Favrot ; — Daydé, ph.; — Dʳ Dejaghen ; — Dʳ Delamare — Mᵐᵉ Delaye ; — Dʳ Desert ; — Dʳ Després ; — Dʳ Detrow ; — Dʳ Deversier ; — Dicharry ; — Dʳ Didiot, aide-major au 23ᵉ de ligne ; —

Dolivier, ph. ; — Dowe, méd. ; — Dr Duchêne ; — Duchesne-Duparc ; — Dr Ducluzeau ; — Dr Dunoyer ; — Dr Dumoustier ; — Dupin ; — Durant ; — Dr Duringe ; — Dr Duval ; — Duthoya.

Émélie (sœur) ; — Eustache, soldat musicien au 52e de ligne.

Dr Fabrège ; — Fauchon, aide-major au 18e léger ; — Feline, empl. du Bureau de bienfais. du 3e arrond^t ; — Dr Fenet ; — Dr Feron ; — Fossey, ph. ; — Ferrez ; — Ferrer, ph. ; — Flavignon, ph. ; — Fontenelle, ph. ; — Fourquet, chir.-major au 6e léger ; — Dr Frankel ; — Dr Fromont ; — Fromont ; — Dr Frugère fils ; — Dr Frick.

Dr Genard ; — Dr Gibory ; — Giganon ; — Dr Gorlier ; — Dr Graindorge ; — Granet, ph. ; — Dr Grenet ; — Dr Grillot ; — Dr Grosjean ; — Dr Guérin ; — Dr Guilhaud fils ; — Dr Guillaume ; — Dr Guillié.

Dr Hamon ; — Dr Hanon ; — Dr Hublier ; — Hospice d'Arras ; — Hospice de Valence ; — Hubert Rodrigues ; — Herment (A.) ; — Dr Huart.

Hôpitaux. — Provins ; — Château-Thierry ; — Namur ; — Bruxelles ; — Lorient, Institut ophthalmique ; — Reims ; — Toulouse ; — Havre ; — Embrun ; — Nîmes ; — Valognes ; — Verdun ; — Napoléon-Vendée ; — Honovre ; — Saint-Denis ; — Bordeaux.

Dr Jalaert ; — Dr Jaquin ; — Jolicœur, ph. ; — Dr Jourdain ; — Dr Jousseaume.

Dr Kisinski ; — Dr Knape ; — D^r Kœnig ; — Dr Kosser.

Labiche, ph. ; — Lafont, ph. ; — Lagane, ph. ; — Laplanche, curé ; — Lardet, ph. ; — Dr Latour, aide-major de 1re classe ; — Lauras, ph. ; — Dr Lavolley ; — Dr Leclerc ; — Lecocq, ph. ; — Lecomte ; — Dr Legrand, sage-femme ; — Legros, ph. ; — Léguillon, ex-chir.-major ; — Le Maout ; — Lequay, chir. ; — Dr Levis ; — Linaut, ph. ; — Dr Lochweatraz ; — Lumer ; — Dr Langlet ; — Dr Lafosse ; — Dr Lataud.

Dr Machart ; — Maignan, ph. ; — Dr Mancel ; — Mariotte, ph. ; — Dr Martineau ; — Manfisle, prêtre ; — Maynard, ex-officier de santé ; — Meircé, chir. ; — Ménier, drog. ; — Ménière, ph. ; — Menou (de), aide-major au 7e de ligne ; — Dr Michaud ; — Michel, ph. ; — Mittenberger, aide-major au 19e de ligne ; — Dr Molin ; — Dr Molinier ; — Monatte ; — Monfauge ; — Monicolle ; — Moreau, médecin ; — Moucleau, aide-major au 15e léger ; — Mazars.

Dr Noguès ; — Dr Notré.

O'Daide, doct.-méd. ; — Olivret, médecin.

Dr Pasquier ; — Dr Payen ; — Dr Penotière ; — Pepin, ph. ; — Perridier ; — Dr Perrin ; — Dr Pietri ; — Pigeon (Mme V^e) ; — Dr Pihorel ; — Pineau, ph. ; — Plumet-Gallien ; — Dr Polony ; — Pomonti, ph. ; — Dr Pringué père ; — Parent-Aubert ; — Pétit, ph. ; — Dr Preziozi.

Rascol, ph. ; — Dr Rueymaeckers ; — Regnault, ph. ; — Rejoni, ph. ; — Dr Raymond ; — Ricord ; — Ricque, méd. ; — Dr Robinet ; — Dr Roch ; Rogée, ph. ; — Dr Rollet ; — Dr Rolland ; — Dr Rondil, aide-major au 53e de ligne ; — Rossi, ph. ; — Rousset, méd. ; — Rousseau.

Dr Scouttetten ; — Dr Secretain ; — Simon, méd.

Sœurs. — *Supérieure de maison.* — Rigaud, de Châtillon ; — Sainte-Maxime, à Pau ; — Placide-Leduc, à Mirecourt ; — Cécile, à Joigny ; — Poncet, à Bourgoin.

Dr Talon ; — Dr Tampelini ; — Dr Tellier ; — Dr Teste ; — Dr Thomassin ; — Dr Thouvenet ; — Tournay ; — Dr Tourrette ; — Trasrieu aîné ; — Dr Trigée.

Vandulich ; — Vidal, doct.-méd. ; — Dr Vallerant ; — Dr Vanier ; — Van Meldert ; — Van Moons ; — Voisin.

Werneth ; — Woirhaye, chir.-maj. au 8e chasseurs à cheval.

Autorisation du Gouvernement.

Lettres patentes et arrêt du conseil d'État.

Vu la requête, signée Auda, avocat du suppliant, ensemble les procès-verbaux qui y sont énoncés, et la délibération de la Société royale de médecine : ouï le rapport, LE ROI ÉTANT EN SON CONSEIL, ayant aucunement égard à ladite requête, a permis et permet audit DENIS LAFFECTEUR de vendre et débiter dans tout le royaume ledit *Rob*. En conséquence, Sa Majesté a autorisé et autorise ledit LAFFECTEUR à marquer les bouteilles qui contiendront ledit *Rob*, de son nom, de son cachet, ou de telle autre marque qu'il avisera ; fait Sa Majesté très-expresses inhibitions et défenses à toutes personnes de contrefaire ladite marque, à peine de faux, et de mille livres d'amende, applicables, moitié au profit de Sa Majesté, et moitié au profit dudit LAFFECTEUR ; enjoint Sa Majesté au sieur lieutenant-général de police de Paris, et aux sieurs intendants et commissaires départis dans les provinces, de tenir la main, chacun en droit soi, à l'exécution du présent arrêt, sur lequel toutes lettres nécessaires seront expédiées.

Fait au conseil d'État du Roi, Sa Majesté y étant, tenu à Versailles, le douze septembre mil sept cent soixante-dix-huit.

Signé : AMELOT.

Extrait du 'Bulletin des Lois, n° XLVIII. (N° 813.) — *Décret impérial relatif à l'annonce et à la vente des remèdes secrets.*

Art. 1er. La défense d'annoncer et de vendre les remèdes secrets, portée par l'article 36 de la loi du 21 germinal an XI, ne concerne pas les préparations et remèdes qui, avant la publication de ladite loi, avaient été approuvés, et dont la distribution avait été permise dans les formes alors usitées ; elle ne concerne pas non plus les préparations et remèdes qui, d'après l'avis des écoles ou sociétés de médecine ou des médecins commis à cet effet depuis ladite loi, ont été ou seront permis par le Gouvernement, quoique leur composition ne soit pas divulguée.

A Montirone, 25 prairial an XIII.

Signé : NAPOLÉON.

Extrait de l'enregistrement fait à la préfecture de police.

N° 1. Vu et enregistré le présent titre, dont copie collationnée a été déposée à la Préfecture de police, conformément à l'article 2 de l'ordonnance de police du 10 thermidor an XIII, pour (par le sieur PIERRE BOYVEAU, ancien médecin, demeurant à Paris, rue de Varennes, n° 10, division de l'Ouest), continuer à vendre et annoncer le remède connu sous le nom de *Rob Boyveau-Laffecteur.*

A la Préfecture de police de Paris, le 11 vendémiaire an XIV.

Le conseiller d'État, Préfet de police, DUBOIS.
Le chef de la 3e division, CHICOU.
Par le conseiller d'Etat, Préfet : le Secrétaire général, PIIS.

Des arrêtés de préfectures ou de sous-préfectures ont autorisé la vente du *Rob Boyveau-Laffecteur* dans toute la France ; nous ne les répéterons pas tous, car ils sont conçus à peu près dans les mêmes termes que ceux que nous allons citer.

Préfecture de la Meurthe. (1er Bureau, n° 1298). — *Pharmacie.*

Monsieur,

Le préfet de la Meurthe, sur la demande du sieur Giraudeau de Saint-Gervais, tendant à obtenir l'autorisation d'établir des dépôts du *Rob de Boyveau-Laffecteur* chez les sieurs Suard, à Nancy ; Leprieur, à Dieuse ; et Vasy, à Lunéville.

Vu le décret du 25 prairial an XIII ;

Vu l'avis du jury médical de la Meurthe, considérant que les pharmaciens ci-dessus désignés sont légalement reçus,

Autorise lesdits sieurs Suard, Leprieur et Vasy, tous trois pharmaciens en résidence dans le département de la Meurthe, à tenir le dépôt dont il s'agit, sous les conditions prescrites par le décret précité.

Nancy, 7 décembre 1846.   Le préfet de la Meurthe, signé : ARVAUD.

Préfecture de l'Aisne. (1er Bureau, n° 52.) — *Objet : Police médicale. Dépôt du Rob Boyveau-Laffecteur.* — *Autorisation.*

Nous, Préfet du département de l'Aisne,

Vu la requête du sieur Giraudeau de Saint-Gervais, tendante à obtenir pour les sieurs Housset, pharmacien, à Laon ; Blanquinque, pharmacien, à Vervins ; Lecocq, pharmacien, à Saint-Quentin ; et Flavignon, pharmacien, à La Fère, l'autorisation de tenir en dépôt le *Rob de Boyveau-Laffecteur ;*

Vu une dépêche de M. le Ministre du commerce, du 19 décembre dernier ;

Vu les propositions de MM. les Maires de Laon et de La Fère, et de MM. les Sous-Préfets de Vervins et de Saint-Quentin :

Vu le décret du 25 prairial an XIII (14 juin 1805), autorisons les sieurs Housset, Blanquinque, Lecocq et Flavignon, pharmaciens, à tenir le dépôt dont il s'agit, sous les conditions prescrites par le décret précité.

Fait à Laon, lesdits jour et an.

Laon, 22 janvier 1847.   Signé : CRÈVECŒUR

Fourniture à la marine.

Rapport au Conseil de la Marine.

Je soussigné, auteur du *Rob*, demeurant à Paris, rue [de] Bondy, me soumets et m'engage, ce acceptant monseigneur le comte de la Luzerne, secrétaire d'État, ayant le département de la marine, à fournir pour le service des vaisseaux de Sa Majesté, ainsi que des hôpitaux de la marine, chaque bouteille de pinte de trente-deux onces de *Rob*, à raison de dix-huit livres tournois chacune, en me chargeant des frais de l'emballage pour les expéditions dans les différents ports du roi, garantissant les avaries qui pourraient être occasionnées par le transport. Je me soumets de plus à supporter la déduction des quatre deniers pour livre attribués

14

aux invalides de la marine, ainsi que les frais de quittance, sous la condition d'être payé de ces fournitures six mois après leur livraison.

LAFFECTEUR.

Vu et accepté au conseil de marine, dans sa séance tenue à Versailles, le 8 août 1788, pour avoir son exécution pendant trois années, à compter du premier juillet dernier.

LA LUZERNE, le chevalier DE BAUSSET.

Marine. — 1793. — Brest. — Séance du conseil d'administration du 29 frimaire de l'an deuxième. — Hôpitaux. — Achats de marchandises. — Le citoyen Boyveau-Laffecteur. — ROB LAFFECTEUR. *— Soumission pour fourniture à faire au port de Brest, pendant la durée de la guerre actuelle, du Rob nécessaire au service des hôpitaux, à raison de* VINGT-QUATRE FRANCS *la pinte de 32 onces, ci..... 24 francs.*

Je soussigné, BOYVEAU-LAFFECTEUR, médecin, propriétaire du *Rob Laffecteur*, promets et m'engage envers le citoyen Lefebvre, chef des bureaux civils, préposé aux approvisionnements, stipulant pour la République, en présence des citoyens Bernard, contrôleur de la marine, et Lherci, sous-chef des approvisionnements, ce acceptant, le citoyen Sane, principal chef des bureaux civils de la marine, à Brest; de fournir et livrer dans les magasins dudit port, pendant la durée de la guerre actuelle, la quantité de *Rob Laffecteur* qui me sera demandée pour le service des hôpitaux de la marine, à raison de *vingt-quatre francs* pour chaque pinte dudit *Rob*, pesant *trente-deux onces*.

Fait double à Paris, le 1er décadi de frimaire, l'an II de la République française, une et indivisible.

Signé : BOYVEAU-LAFFECTEUR, LHERCI, LEFEBVRE et BERNARD.

Accepté par le chef principal des bureaux civils de la marine à Brest, en présence du conseil d'administration, et sous l'approbation du ministre.

A Brest, le 29 frimaire de l'an II de la République française, une et indivisible.

Signé : BERNARD et SANE, et ensuite ROLLAND, LHERCI, J.-M.-J. MORVAN, BIGONNEZ, LEFEBVRE et VIAL.

Vu et approuvé.
Le ministre de la marine, signé : DALBARADE.

De tous les remèdes inscrits dans les pharmacopées, l'historique du *Rob Boyveau-Laffecteur* est certainement un des plus curieux, et nous avons sous les yeux un document qui prouve l'importance de ce médicament, puisqu'il fit fléchir la sévérité du comité révolutionnaire; voici à quelle occasion : le marquis de Marcilly était co-propriétaire du *Rob* avec le docteur Boyveau; comme noble, il fut forcé de quitter Paris, on ne put fabriquer ce médicament, et alors parut le décret suivant dont le fac-similé est entre les mains du docteur Giraudeau de Saint-Gervais :

Gouvernement révolutionnaire. Réquisition du comité de Salut public. Paris, le 6 floréal, an II de la République une et indivisible.

« Le comité de Salut public, en vertu du décret du 27 germinal concernant les mesures de police générale de la République, requiert le citoyen Marcilly pour être employé à servir la République dans les hôpitaux et pour l'administration du (*Rob Laffecteur*) remède reconnu utile.

« Les membres du Comité de Salut public :

« BARRÈRE, BILLAUD-VARENNES, CARNOT, COLLOT-D'HERBOIS, PRIEUR. »

Approuvé par lettres-patentes de Louis XVI, par un décret de la Convention, par la loi de prairial an XIII, ce remède a été récemment admis pour le service sanitaire de l'armée belge, et une décision du gouvernement russe en a permis la vente et l'annonce dans tout l'empire.

La sévérité des hospodars s'est adoucie ; on expédie par 500 et 600 bouteilles à la fois, à M. Keun, agent-général, et les journaux de Bucharest ont publié cette note : « Les effets heureux du *Rob de Boyveau-Laffecteur*, dans les cas désespérés, ayant été constatés à Bucharest, l'honorable commission médicale en a autorisé la vente en Valachie. »

Ukase de l'empereur de Russie

AUTORISANT LE ROB LAFFECTEUR.

Traduction d'une lettre officielle, adressée par le ministre impérial des affaires étrangères à l'ambassade de Russie, à Paris, en date du 17 janvier 1851.

« M. le docteur Giraudeau de Saint-Gervais, à Paris, en transmettant en juillet 1850, à M. le Ministre de l'intérieur, différents documents qui constatent son privilége pour la préparation du *Rob de Laffecteur*, a sollicité l'autorisation de publier dans les journaux une annonce que le *Rob de Laffecteur* se vend à Saint-Pétersbourg et à Odessa.

« Le conseil de médecine, appelé à porter son jugement sur cette affaire, n'a trouvé aucun empêchement à autoriser M. le docteur Giraudeau de Saint-Gervais de publier dans les journaux russes, dans des formes et des expressions convenables, les deux annonces précitées. Toutefois, le susdit conseil a cru devoir faire observer que les pharmaciens russes qui acquièrent à l'étranger le *Rob de Laffecteur*, soit du propriétaire lui-même, soit de ses mandataires, ne sauraient être privés de vendre ce remède conformément aux règlements établis.

« L'ambassade impériale est invitée à faire connaître cette décision à M. le docteur Giraudeau de Saint-Gervais.

« Pour traduction conforme :
« Le secrétaire d'ambassade, DE BALADINE. »

Royaume de Belgique.

Fourniture du Rob à l'armée du royaume de Belgique.

Depuis le 2 janvier 1850, le ministre de la guerre a fait acheter un grand nombre de bouteilles de *Rob Boyveau-Laffecteur* pour le service des hôpitaux militaires. Nous allons relater les termes de l'une des dernières commandes, les précédentes étant conçues dans le même sens.

Le directeur de la Pharmacie centrale à M. le docteur
Gireaudau de Saint-Gervais.

En vertu des ordres de M. le Ministre de la guerre, j'ai l'honneur de vous prier de vouloir bien me fournir une caisse de *Rob Boyveau-Laffecteur*, au prix offert par vous au département de la guerre, le 2 août 1849.

Vous aurez soin, Monsieur, de faire cette expédition à mon adresse, pour être déposée à l'entrepôt de Bruxelles, et de recommander particulièrement aux Messageries de ne point acquitter les droits d'entrée sur ce *Rob*, attendu que M. le Ministre des finances en a ordonné l'entrée libre pour celui destiné au service sanitaire de l'armée. Vous voudrez bien établir le compte de cette fourniture en triple expédition, dont une sur timbre belge de 45 centimes, et deux sur papier libre. Agréez mes salutations empressées.

Bruxelles, 5 mars 1852.   Le directeur de la pharmacie centrale
de l'armée, CLÉMENTZ.

Veuillez envoyer deux caisses de *Rob de Laffecteur* pour la pharmacie centrale.

Bruxelles, 31 mars 1852.   CLÉMENTZ.

Pharmacie centrale. — Procès-verbal d'expertise (n° 55).

L'an 1852, aujourd'hui, le 27 du mois de mars, à deux heures de relevée.

Nous, Morin, intendant militaire de deuxième classe, chargé de la surveillance administrative de la pharmacie centrale, nous nous sommes transporté, en exécution de l'article 5 du Règlement du 28 décembre 1836, au local de cet établissement, où nous avons trouvé M. Clémentz, pharmacien, principal directeur de la pharmacie centrale, et MM. Versé et Maurissen, experts désignés par le ministre de la guerre et convoqués par nous pour procéder à l'expertise du *Rob* fourni par le sieur Giraudeau, de Paris, en vertu de l'autorisation ministérielle du 28 février 1852, 6e division, n° 469.

Le fournisseur, prévenu par le directeur de la pharmacie centrale, du jour et de l'heure fixés pour l'expertise, tous les membres de la commission d'expertise étant réunis, nous avons procédé de concert à l'examen des objets désignés au tableau ci-après :

Une caisse de Rob de Laffecteur.

Après examen et confrontation avec les échantillons-types arrêtés par procès-verbal, nous avons reconnu que les objets désignés au tableau ci-dessus étaient de bonne qualité, et nous en avons, en conséquence, prononcé l'admission.

De tout quoi, nous avons dressé le présent procès-verbal en triple expédition, qui a été inscrit au registre d'expertise, et signé par nous après lecture.

Fait et clos à Bruxelles, les jour, mois et an que dessus.

Les experts, MAURISSEN, VERSÉ.
Le directeur de la pharmacie centrale, CLÉMENTZ,
L'intendant militaire de 2e classe, MORIN.

Académie royale de médecine de Belgique. — Séance du
27 janvier 1849.

Une discussion utile à connaître a eu lieu à l'Académie royale de médecine de Belgique, dans sa séance du 27 janvier 1849, sur la proposition
faite par un membre de ce corps savant pour demander au gouvernement
de lever exceptionnellement, en faveur du *Rob végétal dépuratif de*
Laffecteur, la prohibition qui, en Belgique, frappe indistinctement tous
les remèdes secrets, et en particulier les préparations pharmaceutiques,
à base de sucre.

Les motifs émis pour appuyer la demande d'introduction du *Rob Boy-*
veau-Laffecteur constatent l'efficacité de cet agent héroïque, et justifient
la publicité que la presse médicale a cru devoir accorder aux cures opérées par ce précieux remède qui, au milieu de luttes d'intérêts divisés,
perdait chaque jour, dans l'esprit des praticiens, la juste réputation qui
lui était acquise par des succès prolongés pendant plus d'un demi-
siècle.

L'Académie de médecine belge a pris l'initiative pour appeler l'attention de l'autorité sur le débit d'un remède dont la vente, légalement
autorisée, doit avoir lieu dans des conditions qui écartent toute fraude et
qui offrent des garanties complètes contre toute substitution faite au dé-
triment de la santé publique.

Discussion de la proposition de M. Thirion, relative à la prohibition
du Rob de Laffecteur. (Présidence de M. Wleminckx.)

M. WLEMINCKX. — En ma qualité d'inspecteur du service de santé
militaire, j'ai, quelle que fût l'opinion de l'Académie et des Commissions
médicales, intercédé de toutes mes forces auprès du gouvernement pour
qu'il refusât la prohibition qu'on lui demandait. Je lui ai exposé non pas
un cas, mais cent cas où le *Rob Boyveau-Laffecteur* avait sauvé, dans
notre armée, les officiers les plus expérimentés. Je lui ai dit que, si on
empêchait l'introduction de ce médicament dans le pays, on irait nécessairement se faire traiter en France, ou que l'on fabriquerait ici un *Rob*
que les dupes avaleraient pour le *Rob Boyveau-Laffecteur*.

M. CARLIER. — J'ai aussi l'honneur de faire partie d'une Commission.

Il a été également question, dans le sein de cette Commission, du *Rob*
Boyveau-Laffecteur, et elle s'est prononcée, je dois l'avouer, par son
interdiction ; mais vous voudrez bien remarquer que, comme moyen
thérapeutique, l'efficacité de ce remède n'a pas été contestée. Le *Rob*
Boyveau-Laffecteur a été considéré comme un remède, je ne puis pas
dire indispensable, mais souverainement utile dans des cas déterminés.
On a dit qu'il y avait des agents supplémentaires du *Rob* dont il s'agit.
Cette opinion n'a pas été débattue parce que cela n'était pas nécessaire. La Commission médicale du Brabant a admis que c'était un
remède utile, et elle ne s'est pas prononcée pour la prohibition à ce point
de vue.

Remarquez encore que ce vote est loin d'avoir été unanime, et qu'il n'a
pas passé sans avoir été vivement contesté : si la question revenait à
l'examen de la Commission du Brabant, il est probable qu'une tout autre
résolution serait prise.

M. FRANCOIS. — Lorsqu'en 1828, une Commission formée par le gouvernement était réunie à Bois-le-Duc, la question qui nous occupe fut
aussi mise en discussion, et l'honorable M. Fallot et moi nous combat-
tîmes de toutes nos forces la prohibition du *Rob Boyveau-Laffecteur* que

demandaient les médecins hollandais. La Commission médicale du Hainaut tout entière, que je représentais dans cette assemblée, m'avait autorisé à en agir ainsi.

Je demande, Messieurs, que l'Académie prie le gouvernement de révoquer la prohibition qui frappe le *Rob*.

M. WLEMINCKX. — Je suis obligé, au nom de l'humanité, de répondre à l'observation de l'honorable M. de Messermann. Il prétend que la matière médicale possède d'autres médicaments aussi efficaces que le *Rob Boyveau-Laffecteur*. Dans l'intérêt de l'armée et dans celui des contribuables, il n'est point d'essai que nous n'ayons faits, et constamment nous avons dû en revenir au *Rob Boyveau-Laffecteur*, qui seul nous a procuré des succès.

Les véritables propriétés du *Rob Boyveau-Laffecteur* sont parfaitement connues. J'en appelle à tous les praticiens : il n'en est pas un seul qui n'ait eu l'occasion d'en faire usage. Dans tous les cas, je le répète, nous n'avons qu'une seule chose à faire, c'est de dire au gouvernement : «Il est utile que le *Rob*, le véritable *Rob Boyveau-Laffecteur*, puisse être importé en Belgique. » Mais nous n'avons nullement besoin de faire *hic et nunc* une enquête sur la nature de ce *Rob*.

Après des débats fort animés, l'Académie passe au vote et décide qu'elle demandera au gouvernement, dans l'intérêt de l'art et de l'humanité, qu'il permette la libre entrée du *Rob* en Belgique. (Voir, pour plus de détails, les journaux de médecine de Bruxelles et le *Moniteur belge* du 1er février 1849.)

Royaume de Belgique.

Le gouvernement belge, déférant au vœu de l'Académie, *a levé la prohibition du Rob Boyveau-Laffecteur, par un arrêté royal du 22 mars 1849.*

Après de nouvelles discussions, on a tenté, en 1850, de faire rapporter cet arrêté en faveur du *Rob Boyveau-Laffecteur ;* mais le gouvernement belge à maintenu la décision de l'Académie du 29 janvier 1849, et ce remède entre librement en Belgique.

Académie de médecine de Belgique. — Séance du 4 janvier 1851.

Voici en quels termes s'est exprimé l'honorable président, qui est en même temps inspecteur général du service de santé de l'armée :

« Mais ici, je le comprends, j'ai quelques mots à répondre à ceux qui m'objecteront que, dans l'état actuel de la science, d'autres agents peuvent être substitués au *Rob Boyveau-Laffecteur* sans inconvénient et avec fruit.

« Messieurs, je regrette de devoir vous parler souvent de moi ; mais ma position me le permet et m'en fait un devoir. Je suis depuis vingt ans le centre vers lequel viennent converger de nombreux rapports sur la syphilis constitutionnelle. Si je pouvais dérouler devant vous mes archives, vous y constateriez, et l'honorable M. Tallois est là du reste pour l'affirmer, qu'il n'est pas un moyen, pas une médication auxquels on ait eu recours dans l'armée contre les phénomènes tertiaires de la maladie vénérienne, et que si nous avons été assez heureux pour obtenir quelques guérisons à l'aide d'autres agents que le *Rob Boyveau-Laffecteur*, force nous a été de permettre pour un grand nombre l'emploi de ce remède, en désespoir de cause, et lorsque tous les autres avaient

14.

échoué. Les bienfaits que nous en avons retirés sont immenses ; j'en atteste ici tous les membres de l'Assemblée qui ont appartenu ou qui appartiennent encore au service de l'armée ; et, pour le dire en passant, dans les cas où ce remède n'a pas parfaitement répondu à notre attente, il est rare que nous n'ayons pas eu à constater des écarts de régime ou l'inobservance des règles prescrites.

« Certes, l'excellence du régime préconisé par Laffecteur ne saurait être contestée : mais nous avons eu plus d'une fois occasion d'imposer dans les syphilis constitutionnelles (M. Tallois est encore là pour le dire) celte sévérité de régime jointe à la cessation de toute médication, et je vous le déclare, nous avons eu plus d'un échec à enregistrer. C'est alors, à bout de ressources, que nous permettions l'administration du *Rob Boyveau-Laffecteur*, dont les résultats tenaient souvent du merveilleux.

« Laissez-moi vous dire enfin, Messieurs, que nous avons fait usage à plusieurs reprises, dans l'armée, du sirop de Cuisinier, de sirops de salsepareille de toute espèce, d'une foule de Robs, et qu'il a fallu toujours en revenir au *Rob Boyveau-Laffecteur*.

« Depuis le commencement de cette année, nous avons redoublé de précaution, d'abord pour ne pas laisser faire inutilement emploi du *Rob Boyveau-Laffecteur*, ensuite pour être constamment tenu au courant des effets que son administration aurait produits.

Voici, du reste, quelles sont et quelles ont été de tout temps ces précautions.

« Lorsque l'emploi du *Rob Boyveau-Laffecteur* est jugé nécessaire, il en est fait part à l'administration du service de santé. Celle-ci requiert immédiatement l'histoire de la maladie et l'avis du chef de service de la garnison ; si elle juge, d'après ces documents, que le moment d'administrer le remède est venu, elle en autorise la prescription, moyennant de la tenir au courant des suites du traitement quelles qu'elles soient.

« Or, depuis le 1er janvier 1850, nous avons eu à permettre treize fois l'emploi du *Rob Boyveau-Laffecteur*. Eh bien ! sur ces treize cas, nous comptons huit succès des plus remarquables, c'est-à-dire la disparition de tous les phénomènes maladifs, trois malades en voie de guérison et deux améliorations. Pour ces deux derniers cas, le *Rob Boyveau-Laffecteur* a été ordonné par M. Seutin lui-même.

« Les observations que j'ai ici sous la main sont trop intéressantes pour la plupart pour que je ne me croie pas obligé de les mettre sous vos yeux ; il en est d'ailleurs qui appartiennent à des membres de cette assemblée. Laissez-moi donc vous les communiquer.

« Après avoir entendu la lecture de ces observations, l'Académie en a ordonné l'impression. »

(EXTRAIT *du Bulletin de l'Académie royale de médecine*.)

Clinique étrangère.

Extrait des observations de guérisons recueillies dans les hôpitaux militaires de la Belgique et lues à l'Académie de médecine.

Première observation. — M. X.... avait eu trois fois une maladie secrète, lorsqu'il vint réclamer mes soins. Les symptômes étaient fort graves. Plusieurs abcès exigèrent qu'on les ouvrît avec la lancette. La peau se couvrit ensuite d'une éruption dont les caractères spéciaux indiquaient cette période de la maladie, qui était parvenue au plus haut degré d'intensité. On administre le *Rob Boyveau-Laffecteur*, dont les doses sont portées progressivement à 12 cuillerées par jour. Au bout de six semaines, il y a amendement général des symptômes, et après l'emploi de 15 bouteilles de *Rob*, M. X... ne conserva d'une affection aussi grave que le souvenir de ses maux passés.

DE FROMONT, médecin au 4º de ligne.

Deuxième observation. — M. X..., officier, fut atteint de maladies secrètes dans l'espace de trois ans. Traité d'abord par le mercure, les résultats furent complétement négatifs. Il en fut de même des eaux d'Aix-la-Chapelle. Les symptômes devenant alarmants, j'obtins alors l'autorisation de requérir le *Rob Boyveau-Laffecteur*. Le traitement se composa de 8 bouteilles, après l'emploi desquelles tous les symptômes avaient disparu. Depuis son séjour au camp de Beverloo (28 juillet 1850), la santé de cet officier est dans un état parfait.

LEFÈVRE, médecin du 1er lancier.

Troisième observation. — *Note de M. Henrion, transmise à M. le médecin de la garnison, Coffin.*

Monsieur le médecin de garnison,

J'ai l'honneur de vous adresser le rapport sur le résultat du traitement au moyen du *Rob Boyveau-Laffecteur*, chez la dame d'officier pour laquelle la demande de cette substance avait été faite le 29 mai dernier.

Cette dame était atteinte, depuis un an environ, d'une éruption herpétique occupant les mains et les pieds ; les diverses médications préconisées pour ce genre de maladie avaient été vainement employées, lorsqu'un des médecins traitants crut reconnaitre, dans le caractère de l'éruption, sa nature syphilitique ; c'est d'après ces indications que cette dame fut soumise au traitement par le *Rob Boyveau-Laffecteur*. Celui-ci fut commencé le 6 juin ; l'amélioration ne se fit sentir que deux mois plus tard, mais dès lors la maladie marcha avec rapidité vers la guérison. Huit bouteilles ont été prises, et depuis deux mois qu'on a cessé le traitement, cette dame n'a éprouvé aucun symptôme de son ancienne maladie. En sorte qu'actuellement on peut considérer la guérison comme étant complète.

Louvain, 8 décembre 1850.

Quatrième observation. — *Note de M. Gouzée.*

Monsieur l'inspecteur général,

J'ai l'honneur de vous faire parvenir le rapport demandé par votre lettre du 3 décembre courant, n° 24, concernant l'emploi du *Rob Boyveau-Laffecteur*, chez le lieutenant C..., pour un eczéma chronique de la jambe.

Si j'ai tardé à vous adresser ce rapport, c'était pour m'assurer si les effets du traitement étaient stables, ou si, comme il arrive quelquefois, le mal n'avait été pallié que pour un certain temps.

Pendant l'emploi du sirop, aidé d'un régime sévère et bien observé, l'éruption a perdu peu à peu les caractères qu'elle offrait primitivement. Les ulcérations se sont cicatrisées sans retour, les exsudations se sont taries, le volume anormal du membre a diminué et est revenu à son état antérieur.

Maintenant, il y a deux mois que le traitement a été terminé, et le membre reste bien. On n'y observe que peu de desquammation très-limitée, et çà et là une légère rougeur qui peuvent être regardées comme les suites ordinaires d'une affection cutanée longtemps prolongée. Tout porte à croire que la maladie est guérie.

Cet officier, suivant une première lettre de M. Gouzée, en date du 17 juin 1850, portait depuis plusieurs années un eczéma chronique étendu à toute une jambe ; les petites ulcérations creuses, à bords cuivreux, qui s'y formaient par intervalles, lui donnaient le caractère d'une syphilide. Il avait pris pendant longtemps diverses tisanes, le sirop de salsepareille, l'iodure de potassium, suivi de traitements mercuriels par le sublimé, par le proto-iodure de mercure, le tout sans succès. « En pareil cas, m'écrivit M. Gouzée, le *Rob Boyveau-Laffecteur* est souvent très-efficace. »

Anvers, 3 décembre 1850.

Cinquième observation. — M. X..., capitaine, avait eu une affection secrète dont la première apparition remontait à quatre ou cinq ans. Il s'était traité lui-même, c'est-à-dire empiriquement. Après avoir consulté plusieurs médecins, il résolut de faire usage du *Rob Boyveau-Laffecteur,* en cédant aux conseils de ses camarades. N'ayant obtenu aucune amélioration, malgré l'emploi de quatre bouteilles, il vint alors me trouver. Lui ayant exposé mes doutes sur la qualité du *Rob* dont il avait fait usage, il me fit venir cinq demi-bouteilles de la rue Richer, n° 12, à Paris. A cette époque, on constatait les symptômes les plus fâcheux de l'état chronique. J'adressai, le 21 juin, à M. le médecin principal Gouzée, une demande d'autorisation de prescrire le *Rob,* jusqu'à concurrence de quatre bouteilles entières. Les changements les plus favorables étant survenus, on obtint le 15 octobre une seconde fois l'autorisation de prescrire deux bouteilles de *Rob.* Au 26 décembre, la guérison de M. X... était complète ; il ne restait aucune trace de la maladie.

FROMONT, médecin au 4e de ligne.

Sixième observation. — M. C. H..., lieutenant, contracta une maladie secrète en 1847. En 1848, les traitements suivis antérieurement étant demeurés tout à fait inertes, le malade éprouvait de redoutables accidents. Il y avait douleurs ostéocopes aux membres et à la partie supérieure du crâne. Tous les remèdes échouèrent de nouveau, même le *Rob Boyveau-Laffecteur* : M. C. se l'était administré seul et inconsidérément. En décembre 1849, pendant que j'étais chargé du service du camp de Beverloo, le malade était si profondément affecté physiquement et moralement, que je lui proposai de nouveau l'usage du *Rob* en insistant sur l'abus qu'il en avait fait. Il n'eut pas plutôt pris quatre bouteilles que les symptômes s'amendèrent considérablement. Après la cinquième bouteille, le malade ne ressentait plus rien : la guérison ne s'est pas démentie.

ANDRE, médecin de bataillon au 6e de ligne.

(EXTRAIT du tome II, n° 2, 1851, du *Bulletin de l'Académie de médecine de Belgique.*)

FIN.

Spasmes, Convulsions, Névralgics. L'exemple a précédé la règle, en médecine ; l'expérience est antérieure et supérieure aux théories ; les faits observés sont la source légitime et la raison d'être des principes. Il importe de se rappeler ces axiomes de logique médicale, toutes les fois qu'on se trouve en présence de faits, qui semblent étranges, et qui ne se rangent pas naturellement dans les cadres artificiels de nos doctrines. Entre le fait et la doctrine, l'hésitation n'est pas permise ; la nature ne se trompe dans aucune de ses manifestations ; un fait excentrique, s'il est réel et bien constaté, c'est la vérité qui nous arrive sous une forme, que nous ne connaissons pas encore. Dans les sciences d'observation, le témoignage d'un seul fait est admis contre l'autorité.

C'est principalement dans les maladies dites nerveuses, que la nature est prodigue de faits excentriques et semble, par l'inépuisable variété de ses caprices, se jouer de toutes nos maximes ; c'est là que l'observation doit se faire timide et craindre de se perdre sur les pas égarés d'une logique incertaine. L'incohérence et la mobilité des scènes éblouit nos yeux ; les faits se succèdent, sous l'apparence du désordre et de la confusion ; on dirait qu'une puissance aveugle a pris possession de la vie et rompu toutes ses harmonies. Nous ne trouvons plus, entre les choses, le rapport naturel de la cause à l'effet ; tout échappe à nos règles et à nos prévisions. Mais ce chaos n'est qu'apparent ; c'est notre ignorance qui nous empêche de comprendre le langage dans lequel le système nerveux nous exprime ses souffrances.

On pourrait, sans paradoxe, soutenir que le système nerveux ne reste étranger à aucun trouble morbide et que toutes les maladies sont nerveuses. Dépositaire de toutes les forces et de toutes les énergies latentes de la vie, le système nerveux anime tous nos appareils et préside à toutes nos fonctions ; il ressent toutes les impressions, commande tous les mouvements ; il est le principe et la fin de tous les actes vitaux. C'est lui qui nous fait vivre et penser, sentir et souffrir : c'est le système nerveux qui enchaîne et coordonne les innombrables ressorts de l'organisme, pour produire le savant concours de tant d'actions vitales, qui viennent se résoudre dans le merveilleux dualisme de la vie physique et de la vie morale, lesquelles viennent enfin se confondre dans l'admirable et incompréhensible unité de la vie humaine.

Mais bien qu'il semble évident que le système nerveux prend toujours une très-grande part à toutes les lésions de l'organisme, on est convenu toutefois de réserver le nom de maladies nerveuses à celles qui paraissent affecter exclusivement ce système, soit dans sa constitution organique, soit dans ses fonctions propres et directes. Dans ces maladies spéciales, le système nerveux semble concentrer en lui-même tous les désordres, auxquels ne participent qu'indirectement les instruments divers de la vie organique, placés sous ses ordres. Tout est trouble et révolte dans les manifestations de la sensibilité, dans les mouvements, dans les instincts et les émotions, dans les actes du sentiment et de l'intelligence ; l'ordre règne, au contraire, relativement du moins, dans les appareils de la vie physique. Ajoutons deux caractères, qui sont, en quelque sorte, spécifiques dans les maladies nerveuses : 1° l'intermittence des accidents, qui se composent d'une série d'accès que séparent des intervalles de calme, comme des tempêtes qui éclatent sur un ciel pur ; 2° des relations insolites entre les phénomènes ; on voit des effets sortir de causes, qui ne semblent pas les contenir ; on cherche vainement à suivre les événements, comme les anneaux d'une chaîne continue. Entre deux termes, nous voulons un rapport, c'est la loi de l'esprit ; mais à la vue des désordres qui nous confondent, il n'y a de place que pour l'étonnement ; la logique se sent impuissante ; la raison ne hasarde que des pas timides et chancelants et l'art se sauve dans l'empirisme.

L'empirisme ne peut marcher droit et se faire accepter par la raison, qu'à la condition de se soumettre à l'expérience, comme l'aveugle à la main qui le guide ; mais où mène l'expérience elle-même quand elle ne trouve pas, entre les faits, des relations qui puissent se traduire en préceptes ou en règles ? Il faut bien avouer que les faits restent le plus souvent fragmentaires, dans l'étude des affections nerveuses et que tout notre savoir ressemble fort ici à une langue dont nous ne savons que des mots. Ce n'est guère que dans les causes, qui produisent ces maladies, que le médecin peut ressaisir quelques fils de nos théories et trouver quelques règles rationnelles de traitement ; mais le champ des causes est infini ; nous touchons par le système nerveux à la nature entière ; il n'est donc aucun agent, aucune influence, aucune cause qui ne puisse l'atteindre et provoquer ses souffrances. Que penser dès lors de ceux qui nous représentent chaque jour les souffrances du plus sensible des instruments de la vie, de celui qui ressent, avec une égale vivacité les impressions physiques et les influences morales, comme des maladies *essentielles, sans matière*, qui semblent ainsi se créer elles-mêmes et se produire de rien ? Croire que l'on caractérise une maladie, quand on dit qu'elle est nerveuse, c'est prendre un mot pour une chose ; supposer, dans les forces nerveuses, le pouvoir imaginaire de s'exalter ou de se pervertir spontanément elles-mêmes, sans provocation extérieure, c'est supposer des effets sans cause ; c'est peut-être aussi souvent fermer les yeux, pour ne rien voir. Comment atteindre une maladie, qu'on idéalise et dont on fait une abstraction insaisissable ? On a mis à la place des choses un mot, une idée, une chimère ; un autre mot va servir de base à la thérapeutique ! A la maladie qu'on appelle nerveuse, on oppose les remèdes, qu'on appelle anti-spasmodiques. Toute notre science se résume dans le conflit de deux termes ; l'un exprime un trouble spontané, capricieux, mystique dans les organes nerveux ; l'autre exprime une action propre à calmer ce trouble.

L'expérience ne couronne pas toujours, il s'en faut, une aussi pauvre logique ; trop souvent les anti-spasmodiques se montrent infidèles ou nuisibles, mais tel est l'empire des préventions et la soumission d'esprit, que nous imposent les doctrines accréditées, que les plus éclatants démentis de l'expérience ne peuvent ni nous éclairer, ni nous décourager. Un traitement anti-spasmodique ne nous a pas réussi, nous passons à un autre, nous marchons les yeux fermés, de déception en déception, jusqu'au bout de nos systèmes.

Il ne reste au malade trahi par la science, qu'à prendre conseil de son désespoir et à se jeter dans les aventures. Ne désespérons pas de son salut ; le hasard a ses mystères et ses faveurs ; les anciens en avaient fait un dieu. C'est un heureux hasard qui nous a appris, que le célèbre spécifique, connu sous le nom de Rob-Boyveau-Laffecteur, recélait, dans les obscures profondeurs de sa multiple et mystérieuse composition, des vertus inconnues, qui le font triompher, dans certains cas, des maladies nerveuses les plus graves, les plus rebelles, les plus invétérées, de maladies qui avaient obstinément résisté aux plus énergiques, aux plus fameux anti-spasmodiques. Je ne prétends pas m'absoudre de mes propres critiques et je ne fais nulle difficulté d'avouer l'étonnement, que m'ont causé ces guérisons inespérées, dont j'ai été une fois le sujet, deux fois le témoin. Les préjugés d'école, qui inclinaient mon esprit au doute, ont été vaincus par l'évidence et l'éclat des exemples. Quand on voit le mal céder au remède, comme on voit l'ombre suivre le soleil, quand à la preuve, s'ajoute la contre-épreuve, quand la suppression prématurée du médicament ramène les accidents, qui disparaissent de nouveau sous son action, c'est en vain qu'on tenterait de jeter le doute ou le hasard entre la cause et l'effet.

Mais y a-t-il donc une si grande place pour le doute et la surprise dans ces guérisons ? Tient-on que les maladies et les remèdes doivent être considérés comme des espèces de pierre de touche, qui révèlent réciproquement leur nature et qu'une maladie nerveuse dévoile inévitablement, dans le médicament auquel elle cède, le caractère et les propriétés anti-spasmodiques ? On peut dire alors que la vertu anti-spasmodique nous étant entièrement inconnue dans son essence, nous sommes bien forcés de l'attribuer indistinctement à tous les agents qui, dans l'application, nous décèlent sa présence et ses effets ; dans ce cas, le Rob devient un anti-spasmodique, au même titre que tous les autres. Mais on peut interpréter autrement les choses. Au lieu d'attribuer au Rob une vertu nouvelle, ne serait-il pas plus rationnel d'asseoir toute l'argumentation sur ses vertus les moins équivoques et les moins contestées et de dire : le Rob se montre héroïque et tout-puissant contre certaines maladies nerveuses ; eh bien ! cela doit tenir à la cause même du mal, c'est-à-dire à une altération secrète et inconnue, à un vice des humeurs. Dans cet ordre d'idées, le médicament reste l'éminent dépuratif, le spécifique que l'on connaît et l'action merveilleuse qu'il exerce contre les maladies nerveuses, tient à ses propriétés ordinaires, tant de fois constatées ; les troubles nerveux n'étaient que symptomatiques et secondaires ; le système nerveux souffrait ou languissait, comme on verrait s'altérer et languir une plante délicate, dont les racines plongeraient dans un sol impur et insalubre. Il n'y a rien d'étrange assurément dans une interprétation, qui consiste à représenter le plus sensible des instruments de la vie, comme propre à ressentir vivement l'impression des milieux altérés dont il est entouré.

Quoi qu'il en soit de ces tentatives d'explication, qu'elles soient propres à convaincre l'esprit ou seulement à calmer l'imagination, les faits n'en sont pas moins réels, irrécusables. Le Rob, dans certaines maladies nerveuses, est un remède héroïque, qui nous permet de triompher avec éclat, de maux qui avaient bravé toutes les ressources de la science officielle. Ces faits, dit-on, ne sont pas rares ; j'en pourrais invoquer un bon nombre, si je n'avais pour principe de n'attacher mon témoignage, en médecine qu'à ce que j'ai vu ou éprouvé. A ce titre, je raconte le fait suivant :

Madame X..., est une jeune femme, dont la constitution physique semble caractérisée par l'équilibre harmonique de tous les appareils principaux de la vie. Aucune maladie sérieuse n'a tourmenté son enfance ; elle a traversé avec bonheur l'époque orageuse de la puberté ; les maux de nerfs lui sont restés inconnus, pendant ces premières phases de la vie et le mariage n'a provoqué, dans l'état de sa santé, aucun trouble qui pût en altérer les conditions.

Madame X..., appartient donc à cette heureuse tribu des filles d'Adam, qui semblent avoir reçu la vie comme un don gratuit et qui ont toutes chances d'échapper aux crises nerveuses et aux épreuves réservées à tant de personnes de son sexe. Il fallait une impulsion étrangère, pour troubler une organisation qui ne paraissait porter en elle-même aucun germe de désordre.

Le sort jaloux réservait à madame X... plus d'une colère. En 1849 elle vint habiter Paris ; l'épidémie du choléra, qui éclata bientôt dans cette ville, frappa son esprit de terreur ; sous l'influence du simple soupçon d'une attaque, elle se crut une victime marquée par la mort et tomba dans le plus profond découragement. L'atteinte portée aux sources mêmes de la vie, par ces émotions déprimantes, ne tarda pas à provoquer une réaction nerveuse, qui fit explosion sous la forme de spasmes et d'accès convulsifs. Le mal ne disparut pas avec sa cause ; l'épidémie cholérique cessa, mais les accidents continuèrent chez madame X... et prirent tous les caractères de l'hystérie ; les accès étaient fréquents et redoutables ; aucun traitement ne put ni les dompter, ni même les calmer.

En 1852, au moment des événements du 2 décembre, un nouvel orage éclata sur la tête de madame X..., vint porter l'épouvante dans son âme et briser, par la violence de l'émotion, les derniers rapports harmoniques de ses organes. La maison que madame X... habitait, fut envahie par le peuple en armes et par les soldats. La lutte dura plusieurs heures. Madame X... chercha vainement son salut dans la fuite ; la malheureuse femme anéantie, pétrifiée par la frayeur, fut condamnée à attendre dans le coin d'une chambre, sous la protection des matelats de son lit, la fin de cette sanglante mêlée. Au moment de sa délivrance, elle était glacée, respirait à peine et semblait mourante. Les soins qui lui furent prodigués, lui rendirent le sentiment et la vie, mais sans pouvoir lui rendre ni le calme ni la santé.

Telles furent l'origine et la cause d'une série de maux et d'accidents nerveux qui ont empoisonné les jours de madame X... et l'ont condamnée, pendant plusieurs années, à une vie de martyre. Les souffrances, qui tiennent à la perversion vitale du système nerveux, ont des nuances infinies et des modes intolérables, qu'on ne peut faire aisément concevoir, qu'à ceux qui les ont éprouvés. Dire tout ce qu'a souffert madame X..., ce serait faire à la fois son martyrologe et une monographie de la souffrance. Tout souffre dans une machine dont le grand ressort est brisé ; de même dans l'organisme humain, la sensibilité s'exalte ou se pervertit et tout se dérange dans les appareils et les fonctions, quand l'arbre nerveux est atteint. On ne pouvait toucher madame X... sans la blesser ; ses sens s'irritaient contre toute impression, redoutaient tout contact ; elle semblait avoir été jetée dans un milieu trop vif pour ses organes. Aucun jour ne se passait, pour ainsi dire, sans orage ; les attaques de nerfs éclataient sans cause apparente ou sous l'influence des plus légères provocations. Le mal se concentrait sous la forme de douleurs névralgiques, qui sillonnaient le corps d'élancements intolérables. Le plus souvent elles envahissaient la tête et prenaient alors les caractères d'une hémi-cranie pulsative et térébrante. D'autres fois, la névralgie se localisait dans la région du cœur ; les pulsations de l'organe devenaient convulsives, se faisaient percevoir, en s'élevant comme la boule hystérique, jusqu'à la région cervicale, puis provoquaient l'étouffement et finalement une défaillance qui terminait l'accès. Ces tortures duraient trois ou quatre heures ; il n'était pas rare de voir les crises se terminer par des vomissements. L'explosion des accès arrivait la nuit comme le jour, sans périodicité régulière ; il y avait même heureusement des temps de rémission ; le mal, pendant des semaines et même des mois, perdait quelque chose de sa violence. La malade entrait alors dans un état relatif de calme ou plutôt d'affaissement, où la vie tombait comme au-dessous de son niveau dans l'organisme. Les fonctions digestives étaient languissantes ou perverties ; les forces se perdaient ; on apercevait, dans les derniers temps, du trouble dans les idées, des égarements dans la mémoire, dans les instincts, dans les sentiments, la chute du courage et de toutes les énergies vitales. La vie se relevait toujours, sous l'aiguillon des accès, qui n'arrachaient la malade à ses langueurs, que pour la plonger dans un abîme de tortures.

On conçoit tous les efforts qu'on a dû faire pour combattre une aussi désolante maladie, la science a été invoquée dans ses plus habiles représentants ; les agents les plus héroïques de la thérapeutique ont été successivement essayés. On a employé la morphine, les plantes vireuses, les sels de quinine, les purgatifs répétés, etc. ; on a couvert la malade de vésica-

toires, de ventouses scarifiées, de sangsues, etc.. etc. Tout est resté sans
effet ; il n'y a eu, entre les divers traitements, qu'une égale impuissance ;
la malade poussée jusqu'au bout de son courage et épuisée par le mal et
par les remèdes avait fini par les confondre dans son désespoir et n'entre-
voyait plus son salut que dans la mort.

Madame X... était dans cette lamentable détresse, quand le hasard fit
tomber sous ses yeux l'histoire de madame Q..., qui, dans un cas à peu
près semblable, avait trouvé, dans l'emploi du Rob-Boyveau-Laffecteur,
une prompte et merveilleuse délivrance. Une lueur d'espérance renaît
dans son âme ; elle se fait transporter chez madame Q..., pour s'assurer
de la vérité du récit qu'elle vient de lire. Madame Q... la lui confirme de
sa propre bouche. Plus d'hésitation alors ! madame X... se décide immédiatement à prendre le Rob ; elle se rend sans perdre une minute,
chez M. le docteur Giraudeau de Saint-Gervais. Celui-ci lui procure le
bien-heureux breuvage et l'encourage dans ses espérances. Quelles que
soient la douceur et l'innocuité du médicament, le docteur, sachant combien les organes sont capricieux, dans les maladies nerveuses, recommande à madame X... de commencer par de petites doses et de les
accroître progressivement avec prudence.

La malade suivit scrupuleusement le conseil du médecin, prit le Rob,
comme il était prescrit, ne fit rien de plus, ni rien de moins. Maintenant
je raconte ce qu'elle m'a dit de sa propre bouche, ce qu'elle se fait un devoir de dire à tout le monde et ce que j'engage tous ceux qui me liront à
lui demander. « Après avoir pris le Rob pendant une semaine, j'éprouvai
« une rémission sensible dans tous les accidents ; après l'avoir pris pen-
« dant deux semaines, j'étais guérie, »

Paris, 3 décembre 1855.   Docteur BELLANGER.

Pour démontrer les effets thérapeutiques du Rob sous
toutes les latitudes, je crois devoir publier la lettre que
je viens de recevoir de M. le docteur Mallat de Bassilan,
chevalier de la Légion-d'honneur.

Monsieur et cher confrère,

On me charge de vous remettre, ce que je fais sous ce pli, un billet de
mille francs, valeur de la caisse de Rob Boyveau-Laffecteur et débours
que vous envoyâtes à Manille (Océanie), et qui avait été égarée en douane.
Je vous prie de m'en retourner l'acquit. Bien que je n'aie pas eu le plaisir
de vous rencontrer, je suis bien aise de vous dire que pendant mon sé
jour de sept années aux Philippines, où j'ai rempli les fonctions de médecin titulaire de l'hôpital civil de la capitale de ces îles, j'ai employé et
j'ai vu prescrire à mes collègues votre Rob. Les cures que nous avons
obtenues par son emploi, dans les syphilis invétérées et les affections de la
peau, me font un devoir de ne pas vous laisser ignorer plus longtemps
d'aussi beaux résultats. Je dirai plus, c'est que depuis mon retour à Paris
où je me livre spécialement au traitement des douleurs de toute nature,
des maladies des articulations et des paralysies, par l'application externe
du baume dont j'ai rapporté la formule de ces lointains pays, j'ai souvent
conseillé l'emploi du Rob de Laffecteur dans des cas de douleurs générales
profondes, mal localisées mais entachées du vice syphilitique que je
n'avais pu soulager et que le Rob a guéries. *Suum cuique*, car je ne puis

laisser passer cette occasion de vous dire ce que quelques confrères refuseraient d'avouer.

Soyons de bonne foi, et répétons avec ceux qui souffrent que la meilleure méthode en médecine est celle qui guérit. Tel est monsieur, chez un peuple où l'on traite les malades sans saignées, sans l'emploi des sangsues et seulement avec des remèdes composés de simples, tant à l'extérieur qu'à l'intérieur, telle est la logique du *Pen-tsao-cang-mon* ou *Herbier chinois*, cette immense encyclopédie de matière médicale et d'histoire naturelle où l'on pourrait trouver d'inépuisables trésors scientifiques comme le dit le père Duhalde dans son admirable livre sur la Chine.

Agréez, monsieur et confrère, etc.

Paris, 20 mai 1856. Docteur MALLAT DE BASSILAN,
34, rue Saint-Roch.

Extrait du Dictionnaire des Sciences médicales de P. Panckouke, vol. 59, article Rob.

La réputation dont jouit ce remède dans presque toutes les parties du monde civilisé exige qu'on lui consacre ici un article spécial. La puissance du Rob contre les affections syphilitiques les plus graves et les plus alarmantes a été, depuis plus de cinquante ans, tant de fois constatée dans tant de lieux divers, qu'il n'est plus permis aujourd'hui de mettre en question si ce remède peut être considéré comme un des moyens les plus utiles que possède l'art de guérir. Peu de médecins ont autant manié ce médicament que l'auteur de cet article : une juste défiance de tout remède secret le fit longtemps hésiter d'en conseiller l'usage ; mais plusieurs succès éclatants, qu'il eut occasion de remarquer, vainquirent sa répugnance, et depuis près de vingt-cinq ans qu'il prescrit le Rob à ses malades, il ne l'a jamais vu échouer une seule fois sur plus d'une centaine de sujets.

Docteur FOURNIER-PESCAY.

Condamnations des Contrefacteurs.

Première condamnation de M. Saffroy, pharmacien, pour contrefaçon.

Au mois de juillet 1847, M. Saffroy, pharmacien de Paris, s'est permis d'imiter les étiquettes et contrefaire le Rob de Boyveau. M. Giraudeau a déféré cette fraude au tribunal de commerce; le 13 août 1847 est intervenu le jugement suivant :

Attendu que Giraudeau de Saint-Gervais justifie qu'il s'est rendu adjudicataire des droits de fabriquer le remède susdit, sous le nom de Boyveau-Laffecteur, qu'il suffit de jeter les yeux sur les étiquettes, prospectus et dessins employés par Saffroy, pour reconnaître qu'ils sont, non-seulement imités, mais encore servilement calqués :

Attendu que le tribunal possède les éléments nécessaires pour réprimer cette concurrence déloyale ;

Par ces motifs,

Le tribunal fait défense à Saffroy de se servir, à l'avenir, des noms, prospectus et étiquettes dont s'agit, sous peine de cinq cents francs par chaque contravention dûment constatée, et le condamne pour le préjudice passé, à payer, par toutes les voies de droit, même par corps, la somme de cinq cents francs, et, en outre, aux dépens.

Deuxième condamnation de M. Saffroy, pharmacien, pour contrefaçon.

M. Otteni, pharmacien à Constantinople, quartier de Péra, fit en juin

1848, au sieur Saffroy, pharmacien à Paris, une commande de *Rob de Boyveau*, dit *de Laffecteur*, et de boîtes de *pâte pectorale de Regnault*.

À l'arrivée de ces médicaments, M. Ottoni fit constater, par des experts nommés par le chancelier de l'ambassade de France, que la liqueur contenue dans les bouteilles n'était pas celle connue sous le nom de *Rob de Boyveau-Laffecteur*.

Par ces motifs,

Le tribunal jugeant *en dernier, ressort* condamne le défendeur à restituer au demandeur *cent quatre-vingt-un francs cinquante centimes*, avec les intérêts, suivant la loi. Plus, à payer *vingt-cinq francs* à titre de dommages-intérêts ; et pour satisfaire à ce que dessus, sera le défendeur *contraint*, par toutes les voies de droit, et même par corps, conformément aux lois des 17 avril 1832 et 13 décembre 1848, et condamne le défenseur aux dépens.

Abeille médicale du 1er mai 1849.

Contrefaçon du Rob de Laffecteur. (Audience du 28 mars 1850.)

Attendu que le sieur Giraudeau de Saint-Gervais est propriétaire exclusif de la formule d'un remède secret ayant pour titre : *Rob de Laffecteur* ; que ce remède a toujours été publié et vendu sous l'étiquette de *Rob de Laffecteur* ;

Attendu que cette étiquette et le nom de *Laffecteur*, qui en fait partie essentielle, sont la propriété exclusive du demandeur ; attendu que le sieur X..., pharmacien, se permet de publier et de vendre un rob sous l'étiquette suivante :

Rob *préparé* d'après la *recette de Laffecteur*.

Ouï Me Schaye pour le demandeur en ses conclusions ;

Le tribunal, jugeant en premier ressort, donne au sieur Giraudeau, le requérant, défaut contre le défendeur, et pour le profit fait défense au défendeur de se servir à l'avenir pour la vente de son sirop, dans ses annonces, étiquettes, adresses, prospectus et enseignes, des mots : *Préparé d'après la recette de Laffecteur* ; ordonne que dans les trois jours, à compter de celui de la signification du présent jugement, il sera tenu de supprimer ces expressions partout et sur toutes les pièces où elles auraient été employées, et pour le préjudice causé, condamne le défendeur, par les mêmes voies, à payer au demandeur deux mille francs de dommages-intérêts.

Ce jugement est devenu définitif par l'acquiescement du défendeur, suivant acte du 16 avril 1850.

COUR D'APPEL.

Contrefaçon du Rob de Boyveau-Laffecteur.—Trois mois de prison, etc. (Audiences des 6, 7, 8, 20, 21 et 22 février.)

Vu par la Cour l'acte d'appel interjeté, le 17 février 1850, par M. le procureur du roi près le tribunal de première instance de Bruxelles ;

Vu également l'acte d'appel interjeté le 20 du même mois par Jean-Népomucène-Adolphe Brunin-Labiniau, âgé de 45 ans ;

Attendu qu'il est constant qu'il a vendu aux parties civiles et autres, du Rob autre que celui prémentionné, et qu'entre ces deux Robs il a été signalé des différences notables par les experts nommés par la justice ;

Attendu que ces faits tombent sous l'application de l'article 423 du Code pénal, qui punit le fait de tromper l'acheteur sur la nature de toutes marchandises ; que c'est en vain que l'on prétend que cet article ne peut être invoqué dans l'espèce ;

Qu'en effet l'art. 423 est général et n'admet, ni dans son texte, ni dans son esprit, la restriction qu'on veut y apporter ;

Par ces motifs et ceux du juge sur les points non réformés, la Cour, statuant, condamne *Brunin-Labiniau*, pharmacien, à *trois mois de prison.*

TRIBUNAL DE COMMERCE DE LA SEINE. PRÉSIDENCE DE M. LUCY SÉDILLOT.
LE ROB BOYVEAU LAFFECTEUR. LA PHARMACIE NORMALE. M. GIRAUDEAU
DE SAINT-GERVAIS CONTRE MM. HUREAUX, CHARPENTIER ET COMPAGNIE.
(Audience du 22 mai 1856.)

Nul pharmacien ne peut vendre un remède secret sans le consentement du propriétaire de ce remède.

Il y a concurrence déloyale dans le fait, par un pharmacien, de vendre des remèdes secrets, sous le nom ou sous les dénominations adoptées par le premier inventeur.

Nous avons déjà eu occasion de parler de la pharmacie dite rationnelle fondée par MM. Hureaux et Charpentier. La pharmacie rationnelle se donne pour but de réduire les prix des produits chimiques et des médicaments : mais elle a donné à ses produits les noms et les dénominations adoptées par les spécialistes. Ceux-ci ont revendiqué la propriété exclusive des noms sous lesquels leurs produits sont connus, et le Tribunal a admis leurs demandes.

Aujourd'hui, M. le docteur Giraudeau de Saint-Gervais, propriétaire du Rob dépuratif de Boyveau-Laffecteur, venait se plaindre, devant le Tribunal de commerce, de ce que MM. Hureaux et Charpentier se servaient de la dénomination de Rob végétal de Boyveau-Laffecteur, et lui faisaient une concurrence déloyale, en vendant leurs préparations à prix réduit.

MM. Hureaux et Charpentier ont répondu que le remède de M. Giraudeau de Saint-Gervais était un remède secret, pour lequel il ne saurait avoir aucune action en justice, et que le nom de Boyveau-Laffecteur était depuis longtemps tombé dans le domaine public.

Ces prétentions ont déjà été repoussées par trois jugements du tribunal de commerce de Paris, du 10 juillet 1847, 10 septembre 1849 et 28 mars 1850.

Sur les plaidoiries de Me Petitjean, agréé de M. le docteur Giraudeau de Saint-Gervais, et de Me Victor Dillais, agréé de MM. Charpentier et Compagnie et de M. Hureaux.

Le tribunal,

Attendu que Giraudeau de Saint-Gervais justifie qu'il est bien propriétaire du nom et du titre de Rob dépuratif de Boyveau-Laffecteur ;

Attendu qu'il est justifié d'un préjudice éprouvé jusqu'à ce jour, dont la réparation, d'après les éléments que possède le Tribunal, doit être fixée à 1,000 fr.

Par ces motifs, fait défense à Charpentier et Compagnie et à Hureaux, de se servir à l'avenir, pour aucun des médicaments qu'ils peuvent préparer, des dénominations : Rob végétal, dépuratif de Boyveau-Laffecteur, ou suivant la formule de Boyveau-Laffecteur, sinon dit, qu'il sera fait droit.

Les condamne solidairement et par corps à payer à Giraudeau de Saint-Gervais la somme de 1,000 francs à titre de dommages-intérêts, dit qu'il n'y a lieu à accorder la publicité requise, et condamne Charpentier et Compagnie et Hureaux aux dépens.

Extrait du Journal le *Droit*, du 25 mai 1856.

ARRÊT DE LA COUR IMPÉRIALE DE METZ.

Un procès avait été intenté à M. Maline, gérant du *Moniteur de la Moselle*, pour avoir annoncé le Rob de Laffecteur, on fit intervenir en même temps M. Havas et le docteur Giraudeau de Saint-Gervais. Sur cette triple instance, est intervenu un arrêt motivé qui consacre d'une manière irrévocable les droits du docteur Giraudeau de Saint-Gervais, d'après les dépêches ministérielles des 1er octobre, 6 novembre et 4 décembre 1855. Dans la lettre du 4 décembre adressée à son excellence le Garde des Sceaux ministre de la justice, M. Rouher, ministre de l'agriculture et du commerce, donne la liste des remèdes autorisés, parmi laquelle se trouve le Rob de Boyveau-Laffecteur.

Extrait des minutes du Greffe de la Cour impériale séant à Metz.

Audience publique du cinq mars mil huit cent cinquante-six, dix heures du matin.

Au fond :

Attendu que le docteur Giraudeau est propriétaire du Rob Laffecteur, en vertu des acquisitions qu'il en a faites en mil huit cent quarante-deux et en mil huit cent quarante-neuf ;

Attendu que ce Rob *a été autorisé* par arrêt du conseil du douze septembre dix-sept cent soixante-dix-huit ;

Attendu que la loi du vingt et un germinal an onze a prohibé d'une manière générale et absolue tous les remèdes secrets,

Mais que le décret du vingt-cinq prairial an treize, a créé une exception à ladite loi, en faveur des remèdes *antérieurement autorisés* et dont *la distribution a été permise par le gouvernement* ;

Attendu que s'il est vrai que le décret du dix-huit août mil huit cent dix, a renouvelé par son article premier, les prohibitions de la loi du vingt-un germinal an onze,

Que par son article deux, il a obligé sans distinction les inventeurs ou propriétaires de remèdes secrets de *communiquer leurs recettes à l'examen d'une commission*, et que par son article six il a donné au gouvernement le droit d'expropriation moyennant une indemnité préalable, il est certain que le décret du vingt-six décembre mil huit cent dix a modifié celui du dix-huit août, en dispensant par son article deux, *les remèdes anciens autorisés*, avant le décret du dix-huit août mil huit cent dix, de l'examen de leurs *recettes*, par une commission qui n'avait plus dans ce cas qu'à s'expliquer sur la bonté desdits remèdes, sur l'effet utile qu'ils procurent, et sur le prix à payer aux propriétaires par le gouvernement pour achat de leurs secrets ;

Attendu que les commissions des remèdes secrets, devant s'expliquer *sur leur bonté ont jugé ne pouvoir remplir cette mission qu'autant que les recettes des remèdes seraient soumises à leur examen ; motif pour lequel elles n'ont pas admis l'exception portée dans l'article deux du décret du vingt-six décembre mil huit cent dix, et se sont toujours refusées à donner leur avis sur les remèdes dont la recette ne leur était pas communiquée*, que ce fait est expressément déclaré par le ministre de l'agriculture, du commerce et des travaux publics dans sa lettre du dix-neuf novembre mil huit cent cinquante-cinq ; que ce fut là une première entrave à l'exécution du décret du vingt-six décembre mil huit cent dix ;

Attendu qu'il a été plaidé que le contraire n'a point été établi, que jamais la seconde *commission* dite de *révision* prescrite par l'article quatre du décret du dix-huit août mil huit cent dix, devant laquelle devait se pourvoir en cas de réclamation, les inventeurs ou propriétaires de remèdes secrets, *n'avait été organisée; que ce fut là une* seconde entrave à l'exécution du décret de mil huit cent dix, pas plus imputable que la première aux propriétaires ou inventeurs desdits remèdes;

Attendu qu'il est énoncé dans les lettres du ministre de l'agriculture et du commerce des vingt-quatre octobre mil huit cent vingt, premier octobre, quatre décembre mil huit cent cinquante-cinq, que *c'est en raison des difficultés qui se sont opposées à l'exécution des décrets de mil huit cent dix,* que l'administration a été amenée *à tolérer exceptionnellement l'annonce et la vente du Rob Laffecteur, en attendant qu'une nouvelle législation intervînt dans cette matière;*

Attendu que cette tolérance n'a pas discontinué depuis trente-six ans: que le Rob Laffecteur est répandu en France, en pays étrangers, que les préfets en ont autorisé le dépôt dans un très-grand nombre de départements; que le treize décembre mil huit cent quarante-sept, le préfet de la Moselle en avait autorisé le dépôt chez Guéret, pharmacien à Metz, que ce Rob est employé dans les hôpitaux;

Attendu que dans un tel état de choses, dans la position particulière et exceptionnelle où Giraudeau a été placé par le gouvernement ou ses ministres, l'annonce du Rob Laffecteur ne saurait être réputée illégale, qu'il suit de tout ce que dessus que Maline, Havas et Giraudeau doivent être déchargés de la condamnation prononcée contre eux par le tribunal correctionnel.

. . . . Par ces motifs, la cour, vu la loi du vingt-neuf pluviôse an treize lue à l'audience par le président.

. . . . Faisant droit aux appels des journalistes de Metz, de Havas, de Maline, de Giraudeau,

Annule à leur égard les jugements des dix octobre et dix-sept décembre mil huit cent cinquante-cinq, les décharge des condamnations prononcées contre eux, les renvoie des poursuites sans frais.

Rejette l'appel du Procureur impérial vis-à-vis des pharmaciens de Paris, ordonne en conséquence l'exécution du jugement du dix octobre qui a acquitté ces inculpés.

Poudre d'irroé. Pommade de Farnier. Dans son audience du 20 novembre 1847, la cour royale de Paris a condamné à la prison M. L..., pharmacien, pour avoir contrefait la poudre d'irroé, remède secret autorisé en 1760, 1768 et 1774, en se fondant, comme la cour impériale de Metz, « sur ce que le décret du 18 août 1810 étant resté sans exécu- « tion, quant au règlement des indemnités dues aux propriétaires des « remèdes secrets, le sieur Monier des Taillades doit jouir des dispositions « du décret du 25 prairial an XIII. »

Des arrêts des cours royales de Paris du 30 mai 1835, de Poitiers du 12 janvier 1841, de Paris du 14 novembre 1844, ont décidé également que la vente de la pommade Farnier, autorisée en 1774, devait être réglementée par le décret du 25 prairial an XIII, puisque les décrets des 18 août et 26 décembre 1810 n'avaient jamais été exécutés par le gouvernement, qui, au contraire, a permis, depuis quarante-six ans, la vente et l'annonce des anciens remèdes secrets légalement autorisés.

Ministère de l'agriculture et du commerce. — Bureau sanitaire.

DÉPÊCHE ENVOYÉE A M. LE PRÉFET DE LA MOSELLE.

Monsieur le préfet, le jury médical désirant connaître exactement les remèdes secrets dont le débit a été autorisé, nous lui en soumettons la liste.

Les remèdes secrets peuvent être divisés en deux classes :

1° Ceux qui ont été approuvés par application des dispositions du décret du 3 mai 1850 ;

2° Ceux qui l'avaient été précédemment.

Les remèdes anciennement approuvés et dont la vente continue d'être tolérée, sont :

Les Pilules de Kunkel.
Les Grains de santé de Franck.
Le Rob Boyveau-Laffecteur.
La Pommade anti-ophthalmique.
La Poudre d'Irroë.

Les remèdes nouveaux auxquels il a été fait application du décret du 3 mai 1850 sont :

Les Pillules de Vallet.
Les Pains ferrugineux de Derouet.
Lactate de Gélis et Conté.
Citrate de magnésie.
La Digitaline de Quevenne, etc., etc.

Je vous prie, M. le préfet, de donner connaissance de ces listes au jury médical.

Paris, 29 novembre 1855.

Le ministre de l'agriculture , du commerce et des travaux publics. Signé : ROUHER.

Dépots du Rob à l'Étranger.

Le **Rob Boyveau-Laffecteur** se trouve en dépôt chez tous les pharmaciens, chimistes et droguistes de la France et de l'étranger. — On peut aussi s'en procurer par l'intermédiaire des négociants et commissionnaires en marchandises en relation avec la France.

Noms des principaux agents à l'étranger.

Alexandrie, Nicolaï, Perini. — Amsterdam, Dehaan, vente en gros chez Kerckhoff. — Athènes, Léonidas Basilio. — Barcelone, Magin Ribalta. — Batavia, De Thoury. — Bilbao, Justo Somonte. — Bombay, Franjée-Nesservan'ée et Cie. — Berlin, Ludwig, Sr Rey, parfumeurs. — Bruxelles, Seutin, Dam. — Bucharest, Steege. — Cadix, Salesse. — Carthagène, Henriques de la Vega. — Caire, Tilche. — Calcutta, Mendes. — Citizen-Office, Delacroix. — Cap de Bonne-Espérance, Scheubel. — Caracas, Guill-Sturup. — Chambéry, Dumas Saluce. — Constantinople, Della Sudda. — Copenhague, Lose et Cie. — Curaçao, Jesurun. — Florence, Pieri. — Francfort-s.-M., Frieschen. — Haas, Wippermann. — Genève, Burkel. — Gênes, Bruzza. — Hambourg, Gotthelf-Voss. — Hanovre, Sneider. — Havane, Luis Leriverend. — Jassy, Lochmann. — Jamaïca, Falmouth, Ch. Delgado. — La Haye, Renesse. — Leipsick, Laurentius, Taschener, apoth. — Lima, Macias. — Livourne, Tuccetti Pietromani. — Londres, Warrich Brothers, general agents ; Hannay. — Lisbonne, Barral, Alvez de Azevedo. — Madrid, Calderon, Simon. — Madras, Barrie and Cie, Oakes and Patridge. — Malaga, Pablo Prolongo. — Manille, Zobel. — Martinique, Carbouères. — Mayence, Dr Galette. — Messine, Verona Messineo — Mexico, Libreria madrillena. — Milan, Rivo'ta, Rive Palazzi. — Montevideo, Lascases. — Moscou, Forbriecher, Lehmann. — Naples, Senes et Bellet. — New-Orléans, Édouard Guillot, Ducongé. — New-York, Fougera ; Milhau ; Gabriel Blondin, 43, John street. — Nice, Dalmas. — Odessa,

Kochler. — Paris, Rue Richer, 12. — Palerme, Florio.— Padoue, Ant. Girardi.— Porto, Nareizo Pereira Duarto. — Prague, Ulrich. — Puerto-Cabello, Sturup. — Puerto-Rico, Teillard. — Rio-Janeiro, C. de Souza Pinto et Filhos.— Rotterdam, V.-S. Kolf, Vorrhoeve, Hulstein. — Saint-Pétersbourg, G. Hauff, Hardy. — Santa-Marta, D.-S. Barros. —San Francisco, Scuilly. — San-Sébastien, Ordozgoiti. — Santiago de Cuba, Adolfo Conte. — Santomas, Riisse. — Séville, Miguel Espinosa. —Tacna, Carla Bassadre. — Trieste, Serravallo, Zuliani. — Trinidad, Jos Molloy. — Trujillo del Peru, Archimbaud. — Turin, Frères Fresia, droghieri. — Varsovie, Sokolowski, Galle. — Valparaiso, Mongiardini. — Venise, Centenari ; Filippo Ungarato. — Vera-Cruz, Juan Carredano. — Verona, Luigi Roza. — Vicence, Dominico Curti. — Vienne, Motzinger — Moll, Steinhauser.

Détails sur le Laboratoire.

Le Rob est fabriqué depuis 1793, rue des Petits-Augustins, n° 9, Petit-Hôtel Persan.

Jusqu'en 1851, le laboratoire contenait quatre chaudières.

Le débit du Rob allant toujours en augmentant, il a fallu multiplier les appareils du laboratoire et recourir à l'emploi de dispositions ingénieuses, qui ont encore amélioré une fabrication déjà si remarquable, et qui, en 1838, 39, 40, 41 et années suivantes, avait été l'objet du sérieux examen de professeurs de l'École de Pharmacie, de l'École de Médecine, et de membres de l'Académie nationale de Médecine.

Des travaux considérables ont donc été exécutés, et le laboratoire offre aujourd'hui un ensemble d'appareils dont la vue seule peut faire apprécier le mérite.

Les dépenses sont montées à près de 20,000 francs.

Il y a six chaudières dans le laboratoire actuel. Trois chaudières contiennent chacune 2,000 litres ; elles servent à la digestion des plantes. L'eau est chauffée non par un foyer placé sous les chaudières, comme avant 1851, mais par la condensation de la vapeur provenant d'une chaudière à basse pression qui marche avec une atmosphère (chaleur de 100 degrés centigrades) à une atmosphère un quart.

Les soupapes de sûreté s'ouvrent à une atmosphère et demie, degré de chaleur qui n'est jamais atteint.

En effet, deux manomètres métalliques de l'invention du sieur Bourdon, mécanicien à Paris, font connaître au chauffeur, avec une exactitude sans égale, la tension de la vapeur et ses moindres variations.

Ce système de manomètres a valu au sieur Bourdon une médaille à l'exposition de l'industrie à Londres.

Une de ces trois chaudières, contenant 2,000 litres, sert à la confection du Rob. La fonte du sucre s'y fait à l'aide d'un foyer particulier.

Trois autres chaudières évaporent au *bain-marie* les liqueurs végétales fournies par les trois chaudières de *digestion*.

1° La grande chaudière ronde contient 600 litres.

2° La moyenne chaudière ronde, 450 litres.

3° La chaudière carrée contient 1,000 litres.

Un système de tuyaux avec robinets conduit la vapeur du *bain-marie* de la grande chaudière ronde :

1° Dans les trois chaudières où digèrent les plantes et en élève l'eau à 70, 75 degrés centigrades ;

2° Dans le *bain-marie* de la moyenne chaudière à évaporation ;

3° Dans le bain-marie de la chaudière carrée.

L'eau de ces bains-marie atteint le même degré de chaleur que celle du bain-marie de la grande chaudière. En effet, les deux manomètres des bains-marie marquent exactement la même pression.

La vapeur passe des bains-marie dans un grand réservoir contenant 1,200 litres d'eau et placé à 2 mètres au-dessus des diverses chaudières. L'eau chauffe à 75 et 80 degrés centigrades ; et, par des tuyaux, elle alimente les trois chaudières à digestion et les trois *bains-marie* des chaudières qui évaporent les liqueurs végétales.

Le grand réservoir est rempli d'eau de la ville au moyen d'un robinet flotteur. Cependant la dilatation de l'eau, en chauffant, en élève le niveau. L'eau alors s'écoule par un trop plein dans un second réservoir placé au-dessous et contenant 450 litres.

La vapeur, par un tuyau, passe du grand réservoir dans le petit et elle le fait bouillir. Enfin, par un dernier tuyau, elle va se perdre dans la cheminée du laboratoire, après avoir chauffé :

1° Les trois chaudières *à digestion* contenant chacune 2,000 litres ;

2° Les trois chaudières à évaporation ;

3° Les deux réservoirs contenant de l'eau à 80 et 100 degrés centigrades.

Toutes ces chaudières marchent *à vase clos*, et un seul foyer *au charbon de terre* suffit pour produire les effets remarquables ci-dessus détaillés.

L'eau de la ville, employée depuis 1851, est filtrée au moyen du système de filtration Souchon, perfectionné par le sieur Renard (1). L'appareil consiste en un tonneau de fer battu contenant les matières filtrantes. L'eau de la ville est amenée par un tuyau fixé à un bout de ce tonneau, et elle en sort *filtrée* par l'autre extrémité, qui se termine en un tuyau conduisant l'eau à un premier, à un second étage même, tant est forte la pression des réservoirs de la ville.

Le Rob de Laffecteur se distingue de tous les produits pharmaceutiques par le soin qui est mis à sa préparation et par l'ensemble des appareils employés pour cet objet.

En effet, la *digestion* des plantes, avec une eau *renouvelée* jusqu'à leur *épuisement complet*, se fait, pendant plusieurs jours, à 70 degrés centigrades et à vases clos, avec attraction des vapeurs, à l'aide d'une longue cheminée d'aspiration.

L'évaporation des liqueurs et leur concentration à 6 degrés de l'aréomètre *Beaumé* se font également à *vases clos*, plus au *bain-marie*.

Il en résulte un produit *parfait* des liqueurs *claires*, nullement *altérées* par l'action de l'*oxygène de l'air*, comme cela arrive toujours avec les procédés généralement suivis, ce qui oblige les praticiens à filtrer trois et quatre fois les liqueurs avant de les amener à la consistance d'extrait. (Voir tous les traités de pharmacie.)

Dans notre système d'appareils, l'évaporation des liqueurs faite à *vases clos* produit un résultat merveilleux. Des masses considérables d'*extractif végétal* à 6 degrés de l'aréomètre *Beaumé*, résultant de la concentration successive et séparée de l'eau employée à l'épuisement des plantes, ces masses d'extractif, dis-je, ont une saveur que le pharmacien instruit sait apprécier ; elles sont d'une *limpidité* parfaite, sans trace de *principe amylacé,* bien que prises dans les chaudières où elles se concentrent.

Le Rob de Laffecteur est le résultat de cet extractif à 6 degrés *Beaumé,* joint à du *sucre blanc* pour sa conservation indéfinie.

Par un moyen particulier, j'évite la *clarification,* qui nuit toujours à un sirop trop *chargé de principes végétaux ;* le Rob marque 36 degrés *Beaumé,* et cependant sa limpidité égale celle d'un sirop d'agrément.

La propriété du Rob de Laffecteur se divisa, en 1793, en deux parts, et, suivant acte passé par-devant M⁰ Laîné, notaire, MM. Boyveau et Hoffmann eurent le droit de fabriquer et vendre concurremment le remède de Laffecteur autorisé en 1778 par lettres patentes de Louis XVI.

M. Giraudeau s'est rendu adjudicataire de la moitié de propriété du Rob possédée par les héritiers Boyveau, ainsi que le constate un acte authentique passé devant M⁰ˢ Dessaignes et Beaufeu, notaires, le 3 octobre 1842.

M. Giraudeau reconnaît qu'il lui a été remis toutes les pièces et le *secret* du remède dont il est parlé, sous la rubrique de l'entrée en jouissance.

Ledit *secret* déposé sous une enveloppe cachetée, sous le nᵒ 11 des papiers appartenant à des tiers, inventoriés au domicile de M⁰ Forqueray, prédécesseur de M⁰ Dessaignes. La formule, remise à M. le docteur Giraudeau de Saint-Gervais, avait été déposée sous enveloppe scellée de trois cachets, et a pour souscription : — Déposé par moi Charles Boyveau soussigné, et en exécution de l'art. 10 de l'acte de société fait entre ma mère et mes cohéritiers dans la succession de Pierre Boyveau, notre père, pour l'exploitation du remède connu sous le nom de Rob antisyphilitique, Paris, le 20 octobre 1828. Signé A.-C. BOYVEAU.

La seconde part de propriété du Rob, possédée par M. Hoffmann, a été cédée au docteur Giraudeau, suivant acte notarié en date du 28 novembre 1849, enregistré le 6 décembre 1849 ; et, dans cet acte, il a été expliqué que M. Giraudeau serait à l'avenir seul et unique propriétaire du Rob dit de Laffecteur.

———◦◦◦◦◦◦———

Après avoir décrit par ordre alphabétique les maladies qui ont pour cause l'altération du sang et des humeurs, nous avons rapporté les observations de guérisons obtenues par l'un des plus puissants dépuratifs que la médecine possède.

Si des praticiens se sont élevés contre le Rob, d'autres,

après avoir étudié avec soin et impartialité ses effets curatifs, le regardent comme un spécifique indispensable et l'emploient comme l'unique ressource dans tous les cas désespérés, et pour le prouver nous nous sommes bornés à citer les observations de guérisons qui nous ont été transmises par un grand nombre de médecins les plus distingués, soit dans l'armée, soit dans les hôpitaux.

Le système dépuratif que nous avons adopté, repose sur un corps de doctrines qui s'appuyent elles-mêmes sur les faits, et qui se relient logiquement aux lois de l'organisme. Malgré les suffrages que ces succès mêmes lui ont conciliés de la part de tous les hommes éclairés du monde médical, nous ne voulons point nous en prévaloir pour nous imposer en quelque sorte; nous tenons, avant tout, à ce que le public juge par lui-même et en parfaite connaissance de cause. C'est une confiance raisonnée, en un mot, que nous sollicitons, et non point une confiance sur parole.

On doit des remerciements aux médecins qui ont attaché leurs noms à leurs méthodes, car de leur efficacité dépendent l'honneur et la réputation des auteurs; d'ailleurs, il est prouvé par l'expérience qu'à égalité de facultés intellectuelles, un individu qui ne s'adonne qu'à une seule branche des sciences médicales doit y acquérir des connaissances spéciales qui manqueront toujours à la généralité; cependant les découvertes ont toujours rencontré des obstacles nombreux à leur apparition, en médecine, en politique, en religion, en législation, etc. Galilée fut condamné à mort pour avoir dit, contrairement à la Genèse, que le soleil était immobile : « Je meurs, disait-il, et cependant la terre tourne. » On peut critiquer le Rob, on peut l'attaquer, et cependant il guérit.

FIN.

TABLE DES MATIÈRES.

MÉDECINE USUELLE.

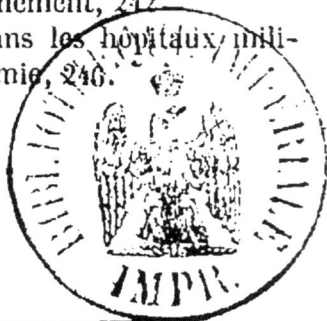

Imp. de W. REMQUET ET Cie, r. Garancière, n° 5.

Chez G. BAILLIÈRE, éditeur, rue de l'École-de-Médecine, 17.

ÉTUDE ET TRAITEMENT

DES MALADIES DE LA PEAU

PAR

M. GIRAUDEAU-DE-SAINT-GERVAIS,

Chevalier de la Légion-d'Honneur,

Docteur-Médecin de la Faculté de Paris, ex-interne des hôpitaux,
ancien Membre de l'École pratique.

1 volume in-8° de 700 pages, avec Portrait et 5 planches gravées sur acier,
REPRÉSENTANT TRENTE-DEUX SUJETS COLORIÉS.

Prix : 6 fr.; 8 fr. FRANCO, sous bandes, par la poste.

TRAITÉ COMPLET

DES MALADIES SYPHILITIQUES

ou

*Étude comparée de toutes les méthodes qui ont été mises en
usage pour guérir ces affections.*

1 vol. de 800 pages, avec le portrait de l'auteur, par Vigneron, et 25 gravures coloriées.
2e édition.—Prix : 6 fr.; par la poste, franco, 8 fr.

PAR

M. GIRAUDEAU DE SAINT-GERVAIS,

Chevalier de la Légion-d'Honneur, Docteur en médecine.

www.ingramcontent.com/pod-product-compliance
Lightning Source LLC
Chambersburg PA
CBHW060339200326
41519CB00011BA/1984